Approche Thérapeutique de l'Ayurvéda

EIVS GmbH

Compilé par Vaidya Ātreya Smith
Couverture : www.theresabarzyk.com
Photographie de l'auteur : Girijā

Sūtra de la couverture :
« Le Jivatman est dépourvu de toute pathologie. Il est la cause de la conscience dans le corps et anime les cinq éléments, les cinq organes moteurs et les cinq sens ; il est éternel et observe toutes les actions. » Caraka Samhitā, Sūtrasthāna, 1.56

Vaidya Ātreya Smith, B.Sc., MA(ayu)
www.atreya.com
www.eivs.org

Publié par :

Éditions Turiya
EIVS GmbH
Dietikon, Suisse

ISBN-13 : 978-1505451672

Certaines parties de ce livre sont parues la première fois dans :

Ayurvedic Medicine for Westerners, Vol. 2, Pathology and Diagnosis in Ayurveda
Copyright © 2014 EIVS GmbH ISBN-13: 978-1491043943

Pañcakarma - Shodhana Chikitsā
Copyright © 2003 Éditions Turiya, pour l'édition française. ISBN : 978-2-9520802-4-8

Guide Thérapeutique des Formules d'Atreya
Copyright © 2010 Vaidya Atreya Smith ISBN : 978-2-918508-01-4

Méthodes de Traitements Avancés en Ayurvéda
Copyright © 2003 Éditions Turiya, pour l'édition française. ISBN : 2-9518019-8-X

Livres de Vaidya Atreya Smith

Prana the Secret of Yogic Healing, Samuel Weiser, 1996
Practical Ayurveda, Samuel Weiser, 1998
Ayurvedic Healing for Women, Samuel Weiser, 1999
Secrets of Ayurvedic Massage, Lotus Press, 2000
Perfect Balance, Avery Publishing, 2001
Ayurvedic Nutrition Course Textbook, Editions Turiya, 2001
Pañcakarma - Shodhana Chikitsā Textbook, Editions Turiya, 2003
Dravyaguna for Westerners, Editions Turiya, 2009
Ayurvedic Nutrition, CreateSpace, 2010
The Psychology of Transformation in Yoga, CreateSpace, 2013
Ayurvedic Medicine for Westerners, Vol. 1; 2013
Ayurvedic Medicine for Westerners, Vol. 2; 2014
Ayurvedic Medicine for Westerners, Vol. 3; 2015
Ayurvedic Medicine for Westerners, Vol. 4; 2013
Ayurvedic Medicine for Westerners, Vol. 5; 2016
Ayur-Vidya Therapeutic Guide, CreateSpace, 2017

Livres traduits en français

Psychologie de la Transformation en Yoga, Editions Turiya, 2002
Pañcakarma - Shodhana Chikitsā, Editions Turiya, 2003
Traité de Diététique Ayurvédique, Editions Turiya, 2004
L'Ayurvéda pour les Femmes, Editions Turiya, 2007
Ayurvéda et Nutrition, Editions Turiya, 2011
Dravyaguna pour les Occidentaux, Editions Turiya, 2013
Anatomie et Physiologie Ayurvédiques, Editions Turiya, 2014
Pathologie et Diagnostic Ayurvédiques, Editions Turiya, 2014
Approche Thérapeutique de l'Āyurvéda, Editions Turiya, 2015
Traité de Diététique Ayurvédique, Editions Turiya, 2004 et 2016
Astrologie Védique : Vedāṅga Jyotiṣa, vol. 1, Editions Turiya, 2018
Application des traitements āyurvédiques, Editions Turiya, 2020

Avertissement

Ce guide thérapeutique est un ouvrage pédagogique pour les praticiens de santé dûment formés et il n'est pas destiné à du personnel non médical. L'objectif de ce livre n'est pas de traiter, de diagnostiquer ni de prescrire. Les informations contenues dans ce manuel ne doivent en aucun cas remplacer l'avis d'un médecin. Ce matériel éducatif selon la médecine traditionnelle de l'Inde est destiné aux praticiens de santé. L'auteur et l'éditeur déclinent toute responsabilité concernant d'éventuels emplois corrects ou erronés de cette information ou plaintes concernant ce texte.

Clé de lecture des citations :

CS = Caraka Samhitā
AH = Astānga Hrdayam
SS = Suśruta Samhitā

Sthāna :
SU = Sutra Sthana
NS = Nidana Sthana
VS = Vimana Sthana
SS = Sarira Sthana
CS = Chikitsa Sthana
KS = Kalpasiddhi Sthana
SI = Siddhi Sthana

Chapitre
1 = Chapitre 1

Pada
1-2 = Chapitre 1, 2ème Pada

AH.SU.1.11 = Astanga Hrdayam, Sutrasthana, Chapitre 1, Sutra 11
CS.CS.2-1.4 = Caraka Samhitâ, Chikitsa Sthana, Chapitre 2, 1er Pada, Sutra 4

Table des Matières

Introduction

Un nouveau système de santé parvenu en Europe est en train de s'intégrer dans notre vie. Cette nouvelle méthode, utilisée en réalité depuis plus de 5000 ans, est le système médical le plus ancien continuellement pratiqué. Son nom, *Ayurveda*, nous explique pourquoi ce système est devenu si populaire depuis dix ans.

La première partie du mot « ayur » signifie « vie » en sanskrit. Par association, nous savons que la vie n'est pas statique ni fixe, mais qu'en réalité elle est en mouvement ou en changement. La deuxième partie « veda » signifie « connaissance ». Nous déduisons que pour posséder une véritable connaissance sur un sujet, nous devons tout d'abord le comprendre. Par conséquent, l'Ayurvéda implique un système ayant une compréhension de la vie et comme la vie n'est pas statique mais qu'elle est en constante évolution, l'Ayurvéda l'est également. Bien que ce système soit ancien, il a changé et évolué constamment pour répondre à l'évolution humaine. L'Ayurvéda est une méthode pratique qui nous aide à vivre en harmonie avec la Terre, le cosmos et avec nous-mêmes.

On se réfère souvent à l'Ayurvéda en tant que « système de médecine énergétique » parce qu'elle respecte et comprend la qualité fondamentale de la vie, qui est l'énergie intelligente ou le *Prâna*. Le fondement de ce système est la théorie tridoshique, ou les trois formes de l'énergie vitale intelligente. Les trois Doshas ayurvédiques ; Vata (le mouvement), Pitta (la transformation) et Kapha (la cohésion) gouvernent les fonctions psychophysiologiques de l'être humain. Le but de l'Ayurvéda est de soutenir la fonction naturelle des Doshas afin de maintenir la santé et le bonheur. C'est le mélange unique de ces trois Doshas qui détermine notre individualité ou notre constitution. Lorsque nous connaissons notre constitution, nous pouvons utiliser le système ayurvédique.

L'Ayurvéda n'est pas une méthode unique ni des types d'aliments en particulier. Elle est la compréhension de la nature et tout d'abord de la nôtre. Lorsque nous comprenons notre propre nature, nous sommes à même de comprendre les plantes, les herbes, les climats et les thérapies conformément à leur nature et à leur action sur notre métabolisme. En choisissant des aliments qui soutiennent notre nature, nous favorisons le maintien de notre santé. Toutefois, choisir ses aliments au hasard provoque de la fatigue et des maladies. Il n'existe pas d'aliments qui soient « bons » ni « mauvais », puisque chaque aliment affecte chaque personne différemment. Lorsque nous utilisons la méthodologie ayurvédique, nous savons quels aliments nous confèrent la santé et quels sont ceux qui nous causent des problèmes.

Dans le texte ayurvédique le plus ancien, le Caraka Samhitâ, il est mentionné que nous devons adapter l'Ayurvéda à notre culture, à notre climat, à notre nourriture et à notre médecine locale. Ainsi, l'Ayurvéda doit être adapté aux aliments, au climat et aux plantes de notre propre pays dans le but de nous procurer un maximum de bien-être. Lorsque nous mettons cela en pratique, l'Ayurvéda offre le meilleur système de santé pour prévenir les maladies. Par conséquent, l'Ayurvéda ne concerne pas des aliments ni des plantes spécifiques, mais une nouvelle vision de la vie et du monde qui nous entourent.

Vaidya Ātreya Smith
Janvier 2015

Je profite de cette occasion pour réviser et mettre à jour ce texte avec le matériel que j'utilise actuellement pour enseigner à mes étudiants depuis plusieurs années. Un certain nombre de petites erreurs ont été corrigées pour cette 2ème édition. Le chapitre neuf a été révisé et j'ai ajouté 5 nouvelles formules à la fin de cette section.

Vaidya Ātreya Smith
Août 2020

Chapitre 1
L'Approche Thérapeutique de l'Ayurvéda

L'Ayurvéda a une approche claire et structurée des applications thérapeutiques. Après avoir étudié et compris le fonctionnement de l'anatomie et de la physiologie, l'étudiant doit s'appliquer à apprendre et à mémoriser le concept ayurvédique de pathologie. Il est important de comprendre la pathologie avant de s'embarquer dans l'art du diagnostic qui nécessite de la pratique par-dessus tout. Lorsque ces étapes sont correctement et entièrement suivies – en évitant la tendance de passer outre sur des parties de l'anatomie, de la physiologie et de la pathologie – l'Ayurvéda garde alors une logique précise et parfaite dans le domaine des traitements.

Le Caraka Samhitâ établit clairement les bases de tous les traitements dans le premier chapitre de la première section, Sutrasthana. Dans le premier chapitre, Caraka énonce que :

« Le Jiva est pur conscience et n'entraîne pas de maladie. »
CS.SU.1.56

Puis Caraka continue à énoncer que :

« Les trois Doshas, Vata, Pitta, Kapha, sont les causes des maladies du corps physique et Rajas et Tāmas sont les causes des maladies de l'esprit. »
CS.SU.1.57

Ces deux Sutras sont les plus importants à comprendre pour les traitements car ils établissent que la cause de la maladie du corps provient des Doshas et que la maladie psychologique provient des deux Gunas, Rajas et Tamas. Ainsi, toutes les procédures thérapeutiques pour le corps physique sont basées sur le traitement des Doshas Vata, Pitta et Kapha. Une fois cet aspect clairement compris, nous pouvons aborder le sujet des thérapeutiques. Il est très important de comprendre dès à présent cet aspect parce que l'Ayurvéda ne traite pas les symptômes, mais traite les Doshas et la cause de l'aggravation des Doshas qui est le fondement de la maladie.

Dans l'esprit, ou la psychologie, le Sutra 56 établit que le Jiva (la conscience pure individualisée) n'est pas la cause des maladies et le Sutra 57 énonce que le Sattva Guna (l'équilibre) n'est pas non plus responsable des pathologies mentales. Par conséquent, seuls Rajas et Tamas (l'action dispersée et l'obscurité) peuvent provoquer des maladies mentales selon Caraka. Le Jiva, ou la partie de chaque personne qui est conscience pure immortelle, n'est pas considéré comme un facteur de maladie en Ayurvéda. Il fait partie de Purusha ou conscience cosmique pure. Une fois que cette conscience pure est individualisée, elle est appelée Jiva ou Jivatman et a les mêmes qualités que Purusha. Ainsi, elle ne peut pas être un facteur de maladie parce qu'elle est pure et non définie et qu'elle est antérieure à toute création.

C'est ce qui fait la beauté de Caraka. Tout d'abord, il définit les facteurs de l'univers qui NE causent PAS de maladie, et ensuite, il nous indique que TOUT LE RESTE est potentiellement facteur de cause des maladies ; puisque tout, dans une situation appropriée, est à même d'augmenter l'un des trois Doshas par l'intermédiaire des vingt attributs. Ainsi, tout l'univers est potentiellement cause de maladie à travers son potentiel d'augmentation des trois Doshas. De plus, tout facteur entraînant des troubles mentaux est également une cause potentielle de pathologie mentale, étant donné que seul Sattva Guna, ou la réponse appropriée à une situation – souvent définie comme « équilibre » - ne causera pas de pathologie mentale.

Concepts thérapeutiques de base

Le premier concept en thérapeutiques ayurvédiques est que « l'opposé réduit ». Cette loi universelle est fondée sur les vingt Gunas (Gurvadi Gunas) ou attributs et les dix paires qu'ils forment. Tout attribut peut augmenter, ce qui provoque une augmentation de ses

Doshas respectifs, causant la maladie. Le concept premier en Ayurvéda est d'identifier l'attribut (Guna) qui est en train d'augmenter et de le réduire en utilisant son attribut opposé (les opposés réduisent). Cette démarche arrête l'aggravation du Dosha ainsi que le processus de la maladie associé à l'augmentation des attributs. (Voir CS.SU.1.44-45).

Le deuxième concert en Ayurvéda est que la notion « le semblable augmente le semblable » devient important tant pour la prévention des maladies que pour guérir des troubles existants. Si les attributs causant les problèmes peuvent être identifiés, alors ces attributs doivent aussi être dissociés ou supprimés de l'alimentation, de l'hygiène de vie, etc. de la personne concernée. L'utilisation des opposés pour réduire un attribut est souvent insuffisante pour guérir quelqu'un si le patient continue d'utiliser l'attribut problématique. Par exemple, il est difficile de guérir un problème Vata dans les poumons (sec, léger, etc.) si la personne fume des cigarettes (sèches, légères, etc.). Ainsi, réduire ou supprimer l'attribut causant le problème est la première approche thérapeutique en Ayurvéda qui accompagne généralement toute autre approche. On l'appelle : « supprimer la cause ».

Il est important de comprendre que si les facteurs causaux qui provoquent une augmentation des Vingt Gunas ne sont pas éliminés (le semblable augmente le semblable), il sera alors impossible de restaurer les Doshas à un niveau adéquat pour retrouver une bonne santé. En d'autres termes, il sera impossible de guérir le patient. Il est toutefois généralement possible de faciliter la réduction des symptômes. Ce traitement est palliatif et s'avère parfois la seule solution possible dans certains cas. Il ne faut cependant pas confondre les traitements palliatifs avec la guérison.

Tous les traitements (*chikitsā*) sont divisés en deux catégories principales :

Brimhana	Langhana
« Alourdir »	« Alléger »

Les thérapies **Brimhana** tonifient et sont divisées en deux catégories principales :

Rasāyana	**Vājikarana**
Thérapies rajeunissantes	Thérapies de fécondité (aphrodisiaque)

Les thérapies **Langhana** réduisent ou maintiennent et sont divisées en deux catégories :

Shamana	**Shodhana**
Palliation	Purification

Les thérapies qui réduisent ou maintiennent les Doshas et les Dhatus sont appelées « thérapies de palliation » ou *Shamana Chikitsā.*

Les thérapies qui éliminent le Dosha vicié (Dosha Vriddhi) de son emplacement et le ramène à son état normal et à son emplacement originel sont appelées « thérapies de purification » ou *Shodhana Chikitsā.*

Toutes les thérapies mentionnées ci-dessus peuvent à nouveau être divisées en deux catégories – douces ou fortes.

Les thérapies douces sont douces par nature et conviennent aux patients très jeunes ou très âgés. Les thérapies fortes nécessitent que le patient ait suffisamment de force physique pour les supporter. En général, les thérapies fortes sont réservées aux adultes. Les thérapies douces et fortes sont employées également selon la saison et le climat. Les thérapies fortes ne sont pas effectuées en cas de fortes chaleur ou de froid intense. Les thérapies douces sont effectuées au milieu de l'été ou au milieu de l'hiver lorsque les thérapies fortes sont contre-indiquées.

En général, toutes les thérapies qui réduisent ou maintiennent les Doshas à un niveau normal (ou adéquat qui *ne* provoque *pas* le deuxième stade de la maladie, l'aggravation ou Prakopa), sont appelées Langhana. Toutes les thérapies qui renforcent ou régénèrent le corps sont appelées Brimhana. Chaque catégorie possède deux sous-niveaux. Chaque sous-niveau a deux classifications selon les indications mentionnées ci-dessus. Par exemple, pour une personne Pitta Prakriti, jeûner une journée reviendrait à effectuer une thérapie douce Shamana, et jeûner une semaine serait une thérapie forte Shodhana. Toutefois, pour les personnes Vata Prakriti, jeûner une journée serait une thérapie forte Shamana et jeûner trois jours serait une forte thérapie Shodhana.

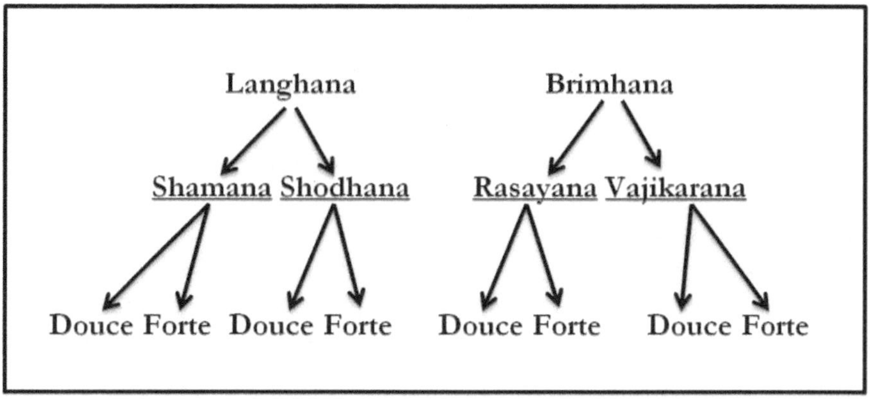

Le texte Astanga Hrdayam, Sutrasthana, Chapitre quatorze nous fournit des indications précises sur la définition et l'utilisation des thérapies Langhana et Brimhana. Selon la pensée ayurvédique, il existe deux problèmes fondamentaux chez les gens : l'excès ou l'insuffisance de Dosha. N'oubliez pas que nous avons défini que la cause de maladie est due au Dosha, soit un excès, soit une insuffisance. Par conséquent, l'Ayurvéda nous fournit deux groupes de traitements fondamentaux à partir desquels le médecin ou thérapeute peut choisir d'après les besoins exacts du patient.

Brimhana (renforce, construit)	**Langhana (réduit, fait maigrir)**
Santarpana (nourrissant)	**Apartarpana** (réduisant)
Prthivi / Apo Bhutas (terre et eau)	**Agni / Vāyu / Akāsha Bhutas** (feu, vent, éther)
Rasāyana – rajeunissant, régénérant général	**Shamana** – calme, pacifie les Doshas
Vājīkarana – aphrodisiaque	**Shodhana** – purifie Dhatu et Dosha
Snehana (lubrification, huileux)	**Rūksana** (sécheresse)
Sthambhana (rétention)	**Svedana** (sudation, transpiration)
Augmente Āma	**Elimine Āma**

Langhana Chikitsa

L'Astanga Hrdayam nous fournit les indications suivantes pour *Dvividhopakramaniya* (deux types de traitements) dans le chapitre quatorze.

Deux types de thérapies Langhana :

Shamana – restaure les Doshas déséquilibrés à un niveau normal, n'expulse pas ni ne stimule les Doshas.
Shodhana – expulse de force les Doshas hors du corps.

Shamana Chikitsa
Sept types de thérapies Shamana (Astanga Hrdayam)
1. Pachana (digestif, carminatif, digère Āma sans stimuler Agni)
2. Dipana (augmente l'appétit, stimule Agni sans digérer Āma)
3. Ksut (jeûne d'aliments durant de courtes périodes)
4. Trit (jeûne d'eau durant de courtes périodes)
5. Vyayama (exercices quotidiens)
6. Atapa (exposition à la lumière du soleil)
7. Maruta (exposition au vent et à l'air)

Caraka énonce qu'il y a six types de traitements Shamana
1. Pipasa (augmentation de la soif en réduisant la prise d'eau)
2. Maruta (exposition à l'air pur et aux éléments)
3. Atapa (exposition au soleil et à la chaleur)
4. Pachana (carminatifs digestifs, digère Āma sans stimuler Agni)
5. Upavasa (jeûne ou réduction de la consommation des aliments)
6. Vyayama (exercices quotidiens)

Les thérapies diététiques tout au long de la vie pour Vata, Pitta et Kapha sont les thérapies Shamana. Étant donné que le maintien d'Agni forme un pilier central dans les thérapies ayurvédiques, nous remarquons que les thérapies Shamana sont des « thérapies d'hygiène de vie » ou ce que nous effectuons au quotidien pour nous maintenir en bonne santé (Dinacharya). Est aussi inclus dans cette catégorie tout traitement médical spécifique pour tous les troubles ou désordres.

Toutes les thérapies Shamana doivent être ajustées au Prakriti / Vikriti du patient. En général, si le patient commence à perdre de la masse de tissu (Dhatu), alors la thérapie n'est plus Shamana, mais devient purifiante ou Shodhana. Le concept des traitements Shamana est que tout le monde les utilise durant toute sa vie pour maintenir et empêcher les Doshas d'augmenter et de développer la force nécessaire entraînant les pathologies. L'idée est que si nous suivons les thérapies Shamana qui sont appropriées à notre Prakriti, nous ne développerons pas de maladie ou si nous tombons malades, nous serons plus à même de nous rétablir car l'équilibre fondamental des Doshas est stable.

En tant qu'Occidentaux (ou pour ceux conditionnés par la pensée occidentale), nous sommes habitués au concept de « taille unique », ou au fait qu'il y ait une même approche thérapeutique pour tous quelle que soit notre individualité. C'est sûrement le plus évident lors de l'application des thérapies Shamana. Celles-ci varient radicalement d'une Prakriti à l'autre et nécessitent de nombreux ajustements pour les types mixtes. Cette question sera traitée en détail dans un autre chapitre. Les méthodes de traitements Shamana forment les bases de l'hygiène de vie et de diététique ayurvédiques. Elles sont également les fondements de tous les autres traitements. Elles sont ainsi les plus importantes en Ayurvéda pour la prévention des maladies et pour maintenir un état de bonne santé.

Shodhana Chikitsa

Cinq types de thérapies Shodhana

Shodhana Chikitsa est divisée en cinq thérapies dont l'ensemble s'appelle *Pancha Karma* ou les cinq actions (thérapies).

Selon Caraka :

1. Vamana (vomissements)
2. Virechana (purgation)
3. Niruha Basti (lavements à base de décoction de plantes)
4. Anuvasana Basti (lavements à base d'huile nourrissante)
5. Nashya (purgation de la tête)

Selon Sushruta :

1. Niruha Basti (lavements à base de décoction de plantes)
2. Vamana (vomissements)
3. Virechana (purgation)
4. Nasya (purgation de la tête)
5. Raktamoksha (saignée)

Il n'y a que cinq principales catégories de thérapies purifiantes (Shodhana) selon les principaux commentaires écrits par *Cakrapanidatta* sur le Caraka Samhitâ. Il affirme que le mot « Karma » dans le contexte de Shodhana Chikitsa signifie « une action étendue et puissante pour éliminer les impuretés du corps ». Ainsi, seules ces cinq thérapies peuvent être considérées comme de véritables « Karmas » tandis que d'autres thérapies de purification telles que Svedana ne sont pas aussi étendues ni aussi puissantes que les cinq principaux Karmas. Selon l'école de Sushruta, les deux types de Basti sont considérés comme étant un seul « Karma » et un cinquième Karma est ajouté, la « saignée » ou Rakta-Mokshana. Souvenez-vous que Sushruta était chirurgien et était ainsi amené à percer et découper le corps de diverses façons. Cette classification est également suivie par Vagbhata dans le texte Astanga Hrdayam. On appelle l'ensemble de ces cinq thérapies purifiantes Pancha (cinq) Karma (actions thérapeutiques).

En pratique, voici les cinq thérapies utilisées de nos jours en Pancha Karma :

Karma	**Traduction**	**Dosha**
Vamana	Vomissement	Kapha Dosha
Virechana	Purgation	Pitta Dosha
Basti (anuvasana)	Lavement à l'huile	Vata Dosha
Basti (niruha)	Lavement nettoyant	Vata Dosha
Nasya	Nettoyage du nez	Vata Dosha

Certains Karmas peuvent s'utiliser individuellement chez soi avec un peu de préparation. Toutefois, pour que les Karmas soient utilisés correctement, ils doivent être exécutés dans un environnement clinique et doivent suivre les lignes directrices des textes classiques. Il y a trois étapes pour les thérapies Shodhana du Pancha Karma :

1. Purva Karma (les thérapies préparatoires)
2. Pradhana Karma (les thérapies principales)
3. Paschata Karma (les thérapies faisant suite au Panchakarma ou thérapies de réanimation)

Chacune des trois étapes doit être appliquée correctement pour obtenir un résultat satisfaisant des thérapies Shodhana. Si l'une de ces étapes n'est pas appliquée correctement, le patient peut subir des dommages. Il existe un véritable danger concernant la mauvaise pratique du Pancha Karma et ces thérapies sont devenues très impopulaires dans le Nord de l'Inde à cause des difficultés inhérentes à cette méthode. L'un des principaux problèmes pour effectuer correctement un Pancha Karma est d'avoir suffisamment de temps pour effectuer toutes les étapes. Plus ces thérapies prennent du temps, plus le prix augmente pour les frais cliniques et l'hébergement. Caraka affirme que le « Pancha karma est une thérapie pour les personnes les plus riches ». Dans notre époque contemporaine, une des indications principales de richesse est la possibilité d'avoir du temps, le Pancha Karma ne peut pas être effectué moins de quatre semaines, suivies par trois ou quatre semaines de repos et bien-sûr, précédées de trois ou quatre semaines de préparation avant l'arrivée à la clinique. Ainsi, un Pancha Karma normal prend presque trois mois, tant pour recevoir les traitements correctement que pour bénéficier pleinement du traitement.

Avant l'administration de ces puissantes thérapies de purification, le corps et l'esprit doivent être préparés et traités. Si cela n'est pas effectué, il y a un risque que le corps et l'esprit rejettent les cinq thérapies principales. Cette préparation implique plusieurs types de thérapies différentes dont l'ensemble s'appelle « *Purva Karma* ». De plus, après avoir achevé ces cinq principales thérapies purifiantes, on doit poursuivre avec les thérapies postopératoires ou thérapies de réanimation. Celles-ci se nomment « *Paschata Karma* ». En cas de non application de ce suivi, l'homéostasie du corps peut ne pas se réanimer – entraînant la maladie.

Il est important de noter que Shodhana Chikitsa (Pancha Karma) suit la sagesse naturelle et la fonction corporelle. Ces thérapies purifiantes n'ont pas été conçues pour entrer en conflit avec le mouvement naturel des Doshas et Srotas. Au contraire, le système du Pancha Karma, lorsqu'il est effectué correctement, utilise toutes les fonctions naturelles pour nettoyer le corps. Il est important de garder en mémoire le fait que si les thérapies ne suivent pas le mouvement naturel du corps, les cinq Vayus deviendront viciés – ce qui entraînera les autres Doshas à devenir pollués, entraînant la maladie. L'Ayurvéda est une médecine naturelle qui suit et respecte le *Prâna* (la force vitale intelligente) du corps. C'est la raison pour laquelle, pour le Pancha Karma, on attend dans la plupart des cas que les Doshas soient en état d'aggravation avant de les éliminer. On pratique aussi le Pancha Karma de manière saisonnière, à la fin de la période d'aggravation plutôt qu'au commencement – ce qui assure une élimination complète du Mala / Dosha.

Essayer d'aller à l'encontre des rythmes naturels du corps s'avère difficile. C'est le principal problème qu'on rencontre de nos jours chez les personnes recevant ou pratiquant les thérapies du Pancha Karma. Par exemple, pratiquer Vamana en décembre ne sera pas efficace parce que Kapha ne sera pas liquéfié par la chaleur environnementale du début du printemps. Effectuer Vamana en mars permettra de s'assurer que tout le Kapha / Mala soit éliminé des Srotas, Dhatus et organes Kapha. Effectué trop tôt, cela fera subir au corps un travail plus laborieux pour éliminer ce qui n'est pas encore « mûr ».

Le but du Pancha Karma est de :

1. Favoriser la santé à l'aide du Dinacharya (régime quotidien) et du Rutacharya (régime saisonnier) dont l'ensemble s'appelle Svastha Vrtta.
2. Préparer le corps pour les thérapies de régénération / rajeunissement (Rasayana) et de fertilité (Vajikarana).
3. Traiter les maladies en éliminant les Malas corporels (déchets naturels du métabolisme).
4. Traiter les maladies en éliminant les Doshas du corps (avec ou sans toxines – *Āma*).
5. D'effectuer la prévention des maladies en empêchant la réapparition de l'aggravation des Doshas.

Le Pancha Karma est efficace pour les huit branches de l'Ayurvéda. C'est une thérapie versatile et efficace pour tous types de problèmes. La principale préoccupation du Pancha Karma est d'éliminer les Doshas et Malas viciés. Mala est le résultat normal du métabolisme d'*Agni*. Pour chaque Agni du corps, il existe un Mala. Lorsque le niveau de Mala augmente au-delà de la capacité du corps à l'éliminer, il s'accumule et déséquilibre le mouvement et la fonction des Doshas. C'est la fonction déséquilibrée et aggravée des Doshas qui est la cause de maladie. De plus, d'autres facteurs qui déséquilibrent la fonction d'Agni entraînent *Āma* (les toxines) qui se mélangent soit avec Mala ou

Dosha. Dans les deux cas, l'accumulation restreint le mouvement des Doshas dans les *Srotas* entraînant ainsi un affaiblissement dans les Dhatus – ce qui cause la maladie. Veuillez noter que Kapha et Pitta Doshas sont aussi les Malas de *Rasa Dhatu* et de *Rakta Dhatu.* Par conséquent, une augmentation de Dosha équivaut à une augmentation de Mala.

La théorie du Pancha Karma affirme que les Doshas et les Malas viciés doivent être éliminés totalement du corps avant d'effectuer les thérapies palliatives (*Shamana*). Les thérapies palliatives (atténuant les symptômes) comprennent l'alimentation, l'hygiène de vie et les remèdes de plantes. Ainsi, les thérapies à base de plantes médicinales ou diététiques peuvent ne pas s'avérer efficaces à moins que les Srotas n'aient été nettoyés et les Doshas et Malas viciés n'aient été éliminés du corps. Ce concept est unique à l'Ayurvéda et est un protocole principal dans tous les traitements.

Lorsque Mala, Dosha et Agni sont équilibrés (état de bonne santé), ils s'appellent *Dhatu* (soutien) dans le *Caraka Samhitâ,* ce qui signifie une action positive pour soutenir une homéostasie correcte. C'est seulement lorsque les Doshas et les Malas deviennent viciés ou aggravés qu'ils entraînent la maladie. Le Pancha Karma peut s'employer pour maintenir les Doshas, Malas et Dhatus (tissus) pour prévenir la maladie et favoriser la résistance aux pathogènes externes (*Vyadhikshamatva*).

Langhaniya (Indications pour Langhana)

La liste suivante indique quels sont les personnes et les désordres qui répondent le mieux aux thérapies Langhana. En général, cette liste indique la branche Shodhana (Panchakarma) des thérapies Langhana et n'est pas exhaustive mais plutôt indicative :

- Conditions Āma
- Diabètes
- Troubles digestifs
- Excès de mucus ou d'eau
- Problèmes cutanés
- Herpès ou troubles viraux
- Abcès

- Troubles de la rate
- Troubles hépatiques
- Troubles de la gorge
- Troubles des yeux
- Surpoids
- Trouble saisonnier
- Prévention des maladies
- Personnes fortes
- Personnes de Prakriti Pitta ou Kapha

Tout le monde peut bénéficier des thérapies Shamana décrites en détail dans le chapitre sur le *Dinacharya* ou lignes directrices d'hygiène de vie.

Vous trouverez un guide d'étude sur le Pancha Karma dans le chapitre suivant. Veuillez noter que ce texte regroupe les informations des trois textes classiques décrivant le *Panchakarma.* **Ce n'est pas un guide « d'auto traitement » sur le Panchakarma.** Il a pour but de vous fournir une compréhension claire sur les thérapies Shodhana décrites dans les textes classiques. Ce texte est davantage une traduction que j'ai faite à partir des textes classiques plutôt qu'une description de mon expérience en Panchakarma en tant que praticien clinique. Par conséquent, cette information reste théorique et pas vraiment clinique. En d'autres mots, vous rencontrerez des problèmes si vous utilisez les informations du chapitre suivant en tant que guide pour vos patients.

Veuillez noter que la seule et unique façon d'apprendre l'aspect clinique du Pancha Karma est de travailler directement avec un professeur au sein d'un environnement clinique. Il n'existe pas d'autre façon. La raison principale est que les cinq Karmas ou thérapies principales doivent être *adaptées différemment pour chaque patient.* Par exemple, j'ai effectué moi-même six long Pancha Karma se déroulant sur trois à six semaines chaque fois. Durant ces thérapies, on ne m'a jamais fait faire les thérapies de Vamana parce que je n'ai pas d'excès de Kapha. Par conséquent, veuillez lire le matériel de cours suivant en gardant à l'esprit que cette information *doit être adaptée au patient* et qu'elle ne peut en aucun cas être appliquée telle qu'elle est écrite ; ces informations forment les règles générales qui doivent être appliquées à la réalité du patient.

Chapitre 1 – Questions d'étude

1. Quelles sont les deux catégories générales de traitements en Ayurvéda ?
2. Comment le thérapeute peut-il définir qu'un traitement Shamana devient Shodhana ?
3. Dans quel cas un thérapeute doit-il effectuer les thérapies Shamana ?
4. Dans quel cas un thérapeute doit-il effectuer les thérapies Shodhana ?
5. Que signifie Pancha karma ?
6. Quelles sont les raisons pour lesquelles le Panchakarma doit être utilisé de façon thérapeutique ?
7. Virechana est utilisé principalement pour éliminer quel Dosha ?

Chapitre 2
Shodhana Chikitsa

Le Pancha Karma (*Pañcakarma*) tel qu'il est présenté dans ce manuel suit les lignes directrices énoncées dans le *Caraka-Samhitā*. La structure et les informations de ce cours respectent les directives du Ministère de la Santé du Gouvernement de l'Inde présentées à l'Organisation Mondiale de la Santé (OMS).

En premier lieu, il est intéressant de noter la différence existant entre le Pancha Karma classique décrit dans le *Caraka-Samhitā* et le Pancha Karma pratiqué dans l'état du Kérala, en Inde. Le Pancha Karma a cessé d'être pratiqué régulièrement en Inde du Nord pour diverses raisons. La principale constitue la peur qui s'est développée et associée avec l'application incorrecte des thérapies primaires. Lorsque le Pancha Karma est appliqué correctement, ce système est la préparation médicale la plus efficace qui soit ; appliqué de façon incorrecte, il entraîne des maladies. Cette peur est à l'origine de l'utilisation d'autres méthodes de purification plus lentes dans le nord de l'Inde.

Le système du Pancha Karma est resté vivant dans le sud de l'Inde, principalement au Kérala, notamment par son emploi traditionnel dans une forme simplifiée. Le Pancha Karma pratiqué au Kérala est plus ou moins une forme de Pūrva Karma, ou thérapies préliminaires, selon le Prof. R.H. Singh. Il est sans risque, efficace et assez populaire. Les méthodes classiques de Pancha Karma décrites par Caraka ont une action plus radicale et profonde pour éliminer les déchets corporels, *Mala* (voir tableau p. 82-83).

Concepts d'Etudes du Pancha Karma

Cikitsā Traitement
Kāya Amasser (emmagasiner des aliments et les métaboliser)
Kāyacikitsā Traitement du métabolisme digestif (3 Doshas et Agni)

Vyādhi Maladie – résultant du déséquilibre doshique
Vyādhi consiste en trois types selon *Caraka* :

1. Adhyātmika maladies psychosomatiques
2. Adibhoutika maladies externes ou de l'environnement
3. Adidaivika maladies divines ou karmiques

Vyādhi consiste en sept types selon *Sushruta* :

1. Adibalapravrtta défauts génétiques
2. Janmabalapravrtta défauts congénitaux
3. Doshabalapravrtta maladies psychosomatiques
4. Sanghātabalapravrtta maladies externes ou de l'environnement
5. Kālabalapravrtta maladies provenant du temps ou des saisons
6. Daivabalapravrtta maladies divines
7. Svabhāvabalapravrtta maladies provenant des changements naturels

Le Pancha Karma est la méthode de purification inversant les Kiryākalas et permettant aux Doshas de retourner dans leurs emplacements principaux et de fonctionner normalement.

Caraka classe toutes les thérapies en six catégories (Sad-Upakarmas)		
Langhana	laghu guna	thérapies allégeant (jeûne, etc.)
Brimhana	guru guna	thérapies tonifiantes (s'alimenter, etc.)
Rūksana	rūksha guna	thérapies déshydratantes, asséchantes (pour réduire Kapha)
Snehana	snīghdha guna	Application d'huile et thérapies d'huiles (pour réduire Vata)
Svedana	usna guna	sudation, thérapies échauffantes (pour dissoudre āma)
Stambhana	sīta guna	thérapies pour retenir, rafraîchissantes (pour réduire Pitta)

Toutes les thérapies et physiothérapies internes utilisent ces six catégories, seules les méthodes chirurgicales n'entrent pas dans ces catégories.

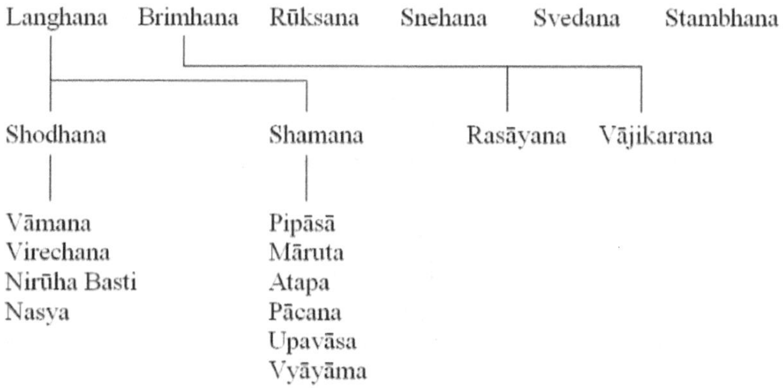

Trois raisons d'administrer le Pancha Karma :

1. Svastha Vrtta -
2. Thérapies Rasāyana -
3. Ojabala -

1. Svastha Vrtta - Pancha Karma selon les rythmes ou cycles saisonniers

Europe	Sancaya	Prakopa	Prashaman
	Accumulation	Aggravation	Allègement
1er fév. – 1er juin	Pitta	Kapha	Vata
1er juin – 1er oct.	Vata	Pitta	Kapha
1er oct. – 1er fév.	Kapha	Vata	Pitta

Le Pancha Karma est **indiqué uniquement pendant la période de l'année Prakopa !** Ce genre de Pancha Karma est appelé *Samsodhana Karma* car il est appliqué de façon saisonnière.

Saison	Mois	Sancaya	Prakopa	Prashaman	Karma
Fin de l'hiver Début du printemps	1er fév. - 1er juin	Pitta	**Kapha**	Vata	**Vāmana**
Fin du printemps Eté	1er juin - 1er oct.	Vata	**Pitta**	Kapha	**Virechana**
Automne Début de l'hiver	1er oct. - 1er fév.	Kapha	**Vata**	Pitta	**Snehana Svedana Basti**

Durant la période de l'année **Sancaya,** il faut appliquer les **thérapies Shamana.**

Il y a six types de traitements Shamana :

1. **Pipāsā** soif, réduire l'absorption d'eau
2. **Māruta** exposition à l'air pur et aux éléments purs
3. **Atapa** exposition au soleil et à la chaleur
4. **Pāchana** améliorer la digestion par Agni
5. **Upavāsa** jeûner ou réduire les aliments
6. **Vyāyāma** exercices quotidiens

2. Thérapies Rasāyana -thérapies de Pancha Karma dans le but de donner des remèdes Rasāyana afin de régénérer le corps.

Les thérapies Rasāyana sont divisées en deux parties selon le but thérapeutique :

Kāmya Rasāyana pour favoriser la santé et la longévité des personnes en bonne santé
Naimittika Rasāyana pour aider un patient à combattre et à se remettre d'une maladie spécifique

Le Pancha Karma dont le but est d'administrer des remèdes de Rasāyana est appelé Kāyākalpa ou Kutiprāvesika Rasāyana dans les Samhitās classiques.

3. Ojabala - Troubles chroniques résultant d'une perte de force (Bala) immunitaire (Ojas).

Pour traiter les troubles chroniques, il est nécessaire d'associer les thérapies de Pancha Karma, Rasāyana et Shamana.

Résumé des Thérapies Shodhana

Shodhana Cikitsā

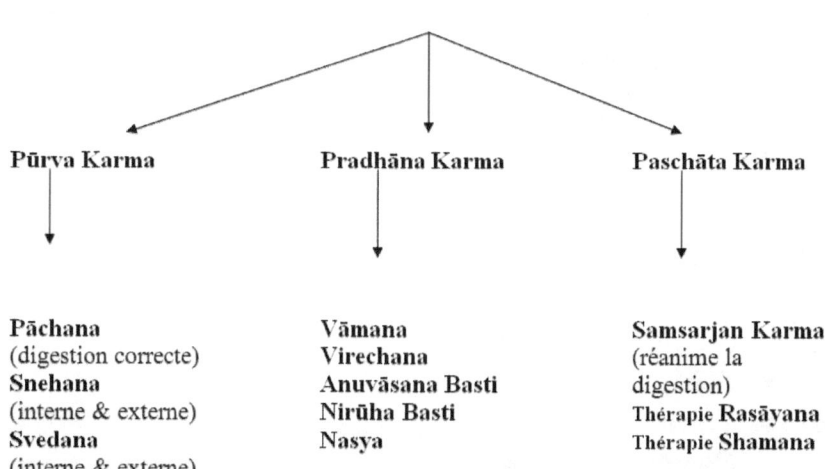

Pūrva Karma

- **Pāchana** (digestion correcte)
- **Snehana** (interne & externe)
- **Svedana** (interne & externe)

Pradhāna Karma

- **Vāmana**
- **Virechana**
- **Anuvāsana Basti**
- **Nirūha Basti**
- **Nasya**

Paschāta Karma

- **Samsarjan Karma** (réanime la digestion)
- Thérapie **Rasāyana**
- Thérapie **Shamana**

Pūrva Karma (La première étape)

Pāchana - *Caraka-Samhitā,* SU. Ch. 13, *Ashtāñga Hrdayam,* SU. Ch. 16

La première étape du Pancha Karma est de rétablir la digestion en régulant la fonction de Jātharāgni. Donnez une diète légère à la personne selon son Prakriti. Il faut utiliser suffisamment d'épices pour conserver un Agni puissant, mais pas trop pour ne générer ni sensation de brûlure ni acidité. Respectez le Prakritisatmya de la personne pour le régime alimentaire et les épices.

La soupe de riz et les légumes bouillis constituent la meilleure diète détoxifiante. Certaines céréales peuvent être administrées selon Prakriti. Il faut limiter ou arrêter les aliments crus selon Prakriti ou la saison – suivez les règles diététiques standard.

Epices considérées les meilleures à cet effet :

- Racine de gingembre (sec)
- Poivre noir
- Poivre long (pippali)

Ces épices peuvent être adoucies par l'utilisation d'épices douces selon la constitution :

- Cumin
- Fenouil
- Cannelle
- Fenugrec
- Cardamome

On peut utiliser le Kichari pour les thérapies Pāchana, il faut toutefois garder à l'esprit que de nombreux occidentaux sont incapables de consommer une diète unique de Kichari assez longtemps (c'est à dire plus de quelques jours). D'autre part, je n'ai jamais vu un occidental ne pouvant pas suivre une diète de légumes bouillis pendant une semaine sans effets défavorables. Les avantages du Kichari sont qu'il est sattvique et qu'il favorise l'élimination de Āma du système. Si la personne peut le digérer, utilisez-le comme premier choix. Souvenez-vous que le Kichari doit rester très liquide pour ce genre de diète purifiante, il ressemble davantage à une soupe de riz liquide. Le

Kichari est également tridoshique et peut ainsi être consommé par tous les types de Prakriti en ajustant les épices.

Tant Caraka (CS.SU.13.60) que Asthtāñga Hrdayam (AH.SU.16.25) prescrivent des restrictions alimentaires durant Pāchana. Les aliments liquides, chauds et en quantité limitée sont indiqués. Les aliments collants, lourds, gras et avec des associations conflictuelles sont à éviter ainsi que les grandes quantités d'aliments. Souvenez-vous que le meilleur moyen de réguler et d'augmenter Agni est « d'affamer » la personne, c'est-à-dire de limiter la quantité d'aliments consommés.

La règle principale est que Pāchana doit être effectué entre 3 à 10 jours AVANT de commencer Snehana (interne et externe). Cela peut faire gagner du temps si votre patient commence Pāchana avant de venir faire le traitement. Etant donné l'état de Agni de la plupart des personnes, je suggère de faire une ou deux semaines de Pāchana avant d'effectuer le Pūrva karma.

En fait, Pāchana commence les thérapies Shodhana et est suivi tout au long du processus de Pancha Karma. Il est important d'éviter les aliments suivants durant le traitement :

Les sucreries, les aliments frits, la viande, le poisson, les fruits de mer et les produits laitiers. Les aliments fermentés doivent être entièrement évités, tels que le yaourt, le fromage, le tofu, la sauce de soya, l'alcool, la bière, le pain, etc. Ne prendre qu'en petites quantités le sel, les aliments piquants (ni ail ni piment), les aliments acides. Les stimulants tels que le café et le thé sont à éviter ainsi que les différences de température telles que des aliments ou liquides très chauds ou très froids.

Snehana - *Caraka-Samhitā*, SU. Ch. 13, *Ashtāñga Hrdayam*, SU. Ch. 16

Snehana est la principale thérapie de Pūrva karma. Il y a deux sortes de Snehana ; interne (Abyantar Snehana) et externe (Bahya Snehana). Il y a quatre sortes de graisses utilisées pour Snehana que l'on appelle collectivement :

Huile (*Taila*), Ghī (*Ghrta*), Graisse animale (*Vasā*), Moelle (*Majjā*)

L'huile est plus lourde à digérer que le Ghī ; la moelle est plus lourde à digérer que la graisse, la graisse et la moelle sont tous deux plus lourds à digérer que l'huile. Je suggère d'utiliser l'huile et le Ghī pour les pratiques cliniques effectuées en Occident.

Indications d'application de Snehana (AS.SU.16.5-6) :
Indications Nirama, alcoolisme, sécheresse corporelle, épuisement sexuel, anxiété, exercices physiques quotidiens épuisants, Dhatus Rakta ou Shukra déficients, enfants, personnes âgées, faibles, émaciés, troubles Vata, inflammations des yeux, cécité, réveil difficile, en préparation de Vāmana et virechana. Il est favorable de recevoir Snehana interne ou externe pour toutes ces conditions.

Indications quand NE PAS appliquer Snehana (AS.SU.16.6-8) :
Lorsque Agni est trop faible ou trop puissant ; obésité ; grande faiblesse (par exemple ne peut pas se lever du lit) ; raideur dans les cuisses ; diarrhée ; conditions de āma élevé ; maladies de la gorge ; empoisonnement ; dilatation de l'abdomen ; indigestion ; soif excessive ; évanouissement ; vomissements ; anorexie ; Kapha élevé ou troubles Kapha ; intoxication provenant de l'alcool ou de drogues : grossesse ; après un accouchement non naturel (comme la césarienne) ; avant les thérapies Virechana, Basti ou Nasya (c'est-à-dire sans commencer par Vāmana) ; et après Virechana. Il est défavorable de recevoir Snehana lors de toutes ces conditions.

1. Snehana en usage Interne (Abyantar Snehana) –

Règles pour Snehana en Usage Interne (Abyantar Snehana) -

Snehana (interne) doit être effectué lorsque la température est modérée, sèche et pendant la journée (à savoir tant que le soleil est encore levé). L'huile peut être utilisée dans les cas d'urgence même pendant les mois d'hiver. Le Ghī peut être employé dans les cas d'urgence même durant l'été ou la nuit.

Les maladies Vata / Pitta peuvent être traitées à l'aide du Ghī la nuit pendant l'été (18h à 19h30).

Les maladies Kapha / Vata peuvent être traitées avec du Ghī le matin de bonne heure (5h30).

Les maladies Vata / Kapha se manifesteront si Snehana est effectué la nuit. Les maladies Pitta se manifesteront s'il est effectué la journée en été. Pas plus de sept jours ! Le thérapeute peut modifier ces règles selon la maladie et la personne.

Dosage pour Snehana en usage Interne (Abyantar Snehana) -

Le dosage de Sneha (graisses, etc.) doit être testé sur le patient en premier lieu pour juger de l'efficacité du dosage nécessaire. Le temps de digestion de Sneha dépend de agni ; c'est pourquoi le Pāchana Karma est si important avant de commencer Snehana. Une bonne dose test serait entre 12 à 30 ml de substance grasse (1 à 2.5 tolas). Les textes classiques utilisent des doses plus élevées (voir tableau ci-dessous), mais le Professeur Singh suggère d'utiliser le minimum des doses indiquées (au moins pour tester).

N°	Dosage	Définition	Indications
1.	Hrasiyasi (test)	Dose test (5-10 ml)	Tester Kostha
2.	Hrasva (léger)	Se digère en 6 heures (ou si le ghī ou le jus de raisin produit un effet laxatif)	Mrdu Kosthī
3.	Madhya (modéré)	Se digère en 12 heures (ou si le ghī ou le jus de raisin produit seulement un effet laxatif très léger)	Madhya Kosthī
4.	Uttama (lourd)	Se digère en 24 heures (ou si le ghī ou le jus de raisin ne produit pas d'effet laxatif	Krūra Kosthī

Programme de dosage Snehana

Jour	Mrdu Kosthī	Madhya Kosthī	Krūra Kosthī
1.	10-30 ml	25-50 ml	50-75 ml
2.	30-60 ml	50-75 ml	75-100 ml
3.	60-120 ml	100-150 ml	100-150 ml
4.	*	125-175 ml	150-200 ml
5.	*	200-250 ml	200-250 ml
6.	*	*	275-300 ml
7.	*	*	350-400 ml
Total	100 - 120 ml	500 - 700 ml	1200 - 1500 ml

Comme vous pouvez le remarquer dans le programme ci-dessus, une personne avec un Agni faible (ou ayant moins de temps) reçoit une dose plus faible durant trois jours – Mrdu Kosthī. Une personne avec un Agni moyen (ou ayant une quantité moyenne de temps) peut recevoir une dose modérée pendant cinq jours - Madhya Kosthī. Et une personne avec un Agni puissant (ou une période maximale de temps) peut recevoir un dosage élevé jusqu'à sept jours - Krūra Kosthī. Snehana n'est pas indiqué au-delà de sept jours, Vāmana étant effectué le huitième jour. Lorsque Snehana est effectué pendant plus que sept jours, les Dhatus deviennent saturés entraînant alors une détérioration des Dhatuāgnis, ce qui crée la formation de Āma dans les tissus.

Si on ne peut pas administrer sneha à une personne durant les périodes de temps indiquées plus haut, vous pouvez alors appliquer immédiatement de l'huile (AH.SU.16.39). La recette suivante (*Pancaprasrta*) peut être utilisée pour un Snehana instantané : prendre une part de chaque ingrédient (50 g.) : Ghī, huile de sésame, graisse animale (de viande rouge), huile de coco (en remplacement de la moelle) et riz basmati. En faire une soupe, la mélanger avec 3 grammes de Triphala, 1 gramme de poivre noir, 4 grammes de sel la faire consommer au patient (AH.SU.16.40-45). Cette méthode classique permet de lubrifier rapidement l'intérieur du corps.

Types de Sneha à utiliser -

Il est préférable d'utiliser des huiles et du Ghī ayant été élaborés avec des plantes. Les plantes dans les substances grasses jouent un rôle important car elles facilitent l'élimination de āma des tissus de par leur nature amère. Elles favorisent aussi l'ouverture des Dhatus et la sécrétion de liquides aidant à éliminer le Mala et le Dosha des Dhatus. Lorsqu'il est impossible d'employer des huiles et des Ghī préparés de façon classique, vous pouvez alors les substituer. Toutefois, lorsque ces graisses de substitution sont utilisées, vous DEVEZ alors administrer des plantes amères et piquantes par voie orale pour aider les Dhatus à éliminer Āma !

- Vata : ghī, huile de sésame, huile d'olive
- Pitta : ghī, huile d'olive
- Kapha : ghī, huile de sésame

Préparations classiques d'huiles pour Abyantar Snehana -

Tilia Taila, Ksira Bala Tailla (troubles de la tête et du cerveau)

Préparations classiques pour Abyantar Snehana -
Vāsa Ghrta (pour les poumons et l'Asthme), Pancatikta Ghrta (troubles cutanés), Brāhmi Ghrta (troubles psychosomatiques), Kalyana Ghrta (Vata, épilepsie, etc.), Pancamulādi Ghrta (infections de l'intestin grêle), Pippali Ghrta (diabète), Eranda Taila ou huile de ricin (arthrite Sāma Vata), Dādimādi Ghrta (infections sanguines), Kashmaryādi Ghrta (troubles gynécologiques).

Indications d'un Snehana correct -

- Amélioration de la fonction de Agni
- Intolérance aux graisses
- Selles lâches, huileuses contenant des substances grasses
- Légèreté corporelle
- Sensibilité corporelle
- Douceur à l'intérieur et à l'extérieur du corps
- Peau brillante, huileuse
- Flatulences
- Léthargie

Indications d'un Snehana incorrect -

- Selles dures, sèches
- Agni faible
- Vata élevé ou Vata irrégulier
- Rugosité dans le corps
- Sécheresse dans le corps
- Sensation de brûlure dans la poitrine
- Faiblesse
- Digestion lente et difficile
- Toute indication contraire à un Snehana correct

Complications suite à un Snehana incorrect -

Indigestion	Douleurs abdominales
Soif excessive	Troubles cutanés
Inconscience	Démangeaisons
Apathie	Anémie
Nausée	Oedème
Fièvre	Syndrome de Sprue (coliques)

Raideur
Anorexie
Engourdissement
Hémorroïdes
Difficulté d'élocution

Signes d'un Snehana excessif -

- Couleur jaune dans le corps (foie saturé de graisse)
- Lourdeur et rigidité du corps (suppression de agni)
- Aliments non digérés évacués par les selles (suppression de agni)
- Apathie
- Anorexie (suppression de agni)
- Nausée et vomissements (suppression de agni)

Procédure pour un Snehana en usage Interne (Abyantar Snehana) -

1. Examen du patient pour vérifier force, Prakriti, Vikriti, âge, sexe, saison, etc.
2. Examen du patient pour vérifier Sāma / Nirama – état de agni
3. Déterminer quel chemin (*marga*) est affecté
4. Déterminer la durée de Snehana (3 à 7 jours)
5. Déterminer le dosage de l'huile à utiliser en usage interne à l'aide d'un test
6. Sneha est administré (ghī, huile, etc.) et suivi par l'absorption d'eau chaude
7. Boire de l'eau chaude toutes les heures jusqu'à digestion de Sneha
8. À la réapparition de la sensation de faim, Sneha est alors digéré

2. Snehana en usage Externe (Bahya Snehana)

Règles pour Snehana en Usage Externe (Bahya Snehana)

La température de la salle de soin doit être réglée en fonction du climat et de la saison, selon le Prakriti. La température ambiante doit être chaude, à savoir entre 25° à 28° C. Les règles suivent généralement celles de Abyantar Snehana : troubles Kapha, obésité, faible Agni, fièvre, etc.

Types de Snehana en usage Externe (Bahya Snehana) -

Il y a quatorze types de snehana externes énumérés comme suit :

1. Abhyanga (massage avec de l'huile)
2. Lepa (application de Sneha en pâte)
3. Mardana (massage vigoureux)
4. Udvartana (massage avec de la poudre et huile)
5. Pizichilli (massage douche à l'huile de l'ensemble du corps)
6. Padaghata (massage des pieds vigoureux)
7. Murdha ou Dhara (verser de l'huile sur le corps)
8. Basti (bain d'huile)
9. Gandusha (rétention de l'huile dans la bouche, gargarisme)
10. Karna Purana (verser de l'huile dans les oreilles)
11. Akshi ou Netratrarpana (bain d'huile des yeux)
12. Nasyatarpana (applications de Nasya à l'huile)
13. Shiro-pichu ou Shirodhara (verser de l'huile sur la tête)
14. Snehavagahana (bain d'huile pour le patient)

Types d'Huiles utilisées pour Snehana en usage Externe (Bahya Snehana) -

Le genre d'huile dépend de la maladie du patient, de son âge, de la saison, etc. En règle générale, nous utilisons l'huile en accord à la constitution aussi vous pouvez suivre les conditions suivantes :

- Vata Nārāyana Taila, Mahānārāyana Taila, Balādi Taila, etc.
- Pitta Ksīabalā Taila, Candanādi Taila, Brāhmī Taila, etc.
- Kapha Sahacarādi Taila, Mahānārāyana Taila, etc.
- Massage de la tête Brāhmī Taila, Candanādi Taila, etc.

Comment appliquer l'huile dans un Snehana Externe (Bahya Snehana) -

L'huile de massage doit, dans la plupart des cas, être appliquée de la tête aux pieds dans un mouvement descendant à partir de la tête. En cas d'excès de fatigue, le mouvement peut être inversé pour masser vers le cœur afin d'augmenter l'énergie et la circulation sanguine. Udvartana (massage avec de la poudre sèche) doit également être fait pour la Prakriti Kapha (ou pour Medoroga) en direction du cœur. Toutes les autres méthodes de massage ont un mouvement partant du cœur. Le massage doit être effectué à l'aide de mouvements circulaires dans la région du nombril, du cœur et sur toutes les articulations des bras et des jambes. L'huile doit être plus chaude que le corps.

Dans certaines régions de l'Inde, il est indiqué de commencer Snehana sur l'arrière du corps, au niveau du nombril (sur les lombaires) et de monter ensuite jusqu'à la tête, de revenir à la région du nombril puis d'aller sur les pieds et de revenir à la région du nombril. Demandez au patient de se retourner et répéter les mêmes mouvements et directions en vous souvenant d'effectuer des mouvements circulaires sur les articulations et le nombril. Cette forme de massage snehana agit directement sur les cinq Upa-Vāyus et constitue aussi une option.

Il y a cinq éléments à prendre en considération pour Snehana externe par les massages :

1. La direction par rapport à la circulation sanguine (Vyāna Vāyu)
2. La direction du muscle et sa fonction (Vyāna Vāyu)
3. La circulation lymphatique et sa structure (Vyāna Vāyu)
4. Les organes vitaux, les articulations, etc. (Marmas – tous les Vāyu)
5. La direction du système pileux du corps (Vyāna vāyu)

La pression exercée durant le massage est indiquée par les facteurs précédents et par la Prakriti du patient. Une pression forte peut être appliquée sur les tissus musculaires et adipeux. Une pression légère est exercée sur les organes vitaux et les articulations. Un massage léger est indiqué pour les jeunes enfants et les personnes âgées, les femmes enceintes et les personnes très affaiblies. Suivez le Prakritisatmya de la personne. Il y a sept positions pour masser le patient : la position assise (avant du corps), allongée (avant du corps), allongée sur le côté gauche (arrière du corps), allongée sur le vente, allongée sur le côté droit (avant du corps), assise (arrière du corps). Ce qui signifie que le corps entier doit être recouvert d'huile.

Quantité d'huile à utiliser -

En général, de grandes quantités d'huiles doivent être utilisées pour Snehana. Plus d'un litre d'huile par jour peut être utilisé. Lors d'une période de sept jours de Snehana, il faut utiliser 8 à 10 litres d'huile. Pour traiter certaines maladies, 8 à 10 litres d'huiles sont utilisées chaque jour. Le temps maximum d'utilisation de la même huile est de trois jours (à condition d'avoir une table recyclant l'huile), celle-ci devant ensuite être jetée.

Durée d'application de Snehana en usage Externe (Bahya Snehana) –
Vingt à trente minutes sont indiquées dans la plupart des cas. Le massage Snehana n'est pas un massage thérapeutique, il consiste en application d'huile pour que les Dhatus soient lubrifiés afin d'éliminer Mala / Dosha / Āma. Snehana en usage externe est suivi de Svedana !

Procédure pour Snehana en usage Externe (Bahya Snehana) –

1. Suivre les mêmes directives que pour Abyantar Snehana
2. Snehana externe est effectué aux mêmes intervalles que Snehana interne
3. Choisir une méthode selon Prakriti / Vikriti
4. Choisir l'huile selon Prakriti / Vikriti
5. Adapter la pression exercée selon Prakriti / Vikriti
6. Bahya Snehana / Svedana est effectué 4 fois à 12 h d'intervalle avant Vāmana
7. Bahya Snehana / Svedana est effectué 8 fois à 12 h d'intervalle avant Virechana
8. Bahya Snehana / Svedana est effectué avant chaque Basti et localement pour Nasya

Svedana - *Caraka-Samhitā,* SU. Ch. 14, *Ashtānga Hrdayam,* SU. Ch. 17
Svedana est effectué après Snehana pour ouvrir les Dhatus et les srotas. Svedana favorise la liquéfaction de Mala / Dosha / Āma qui sont emmagasinés dans les Dhatus et srotas. Snehana protège les Dhatus les empêchant d'être endommagés par l'application de chaleur. Ainsi, Snehana **DOIT** précéder les thérapies Svedana. Svedana est l'un des principaux traitements pour les troubles Vata et Kapha en Ayurvéda et peut être effectué indépendamment du Pancha Karma.

Caraka divise Svedana en deux types : avec feu (sagni) et sans feu (niragni). Il y a treize catégories de Sagni Svedana, consistant toutes en méthodes d'application directe de chaleur sur le corps (CS.SU. 16.39-40). Dans la pratique, cependant, nous en utilisons deux types principaux :

- Nadi Svedana (application locale à l'aide d'un tuyau)
- Bashpa Svedana (caisson de sudation)

Il y a dix sortes différentes de Niragni Svedana générant de la chaleur corporelle sans application directe de chaleur provenant de source extérieure (CS. SU. 16.64). Ce sont : les exercices physiques, une chambre chaude, se couvrir avec plusieurs couvertures, la faim, l'absorption d'alcool, la peur, la colère, les cataplasmes, les efforts physiques, la lutte et l'exposition au soleil.

Dans le Pancha Karma, Sāgni Svedana doit être effectué en tant que thérapie principale et soutenu par Niragni Svedana. Niragni svedana peut être appliqué dans les cas où le patient ne supporte pas la chaleur.

Indications d'application de Svedana (AS.SU.17.25-27) :

Les personnes souffrant de difficultés pour : respirer, tousser, ayant un rhume ou le nez qui coule, céphalées, hoquet, constipation, enrouement, troubles Vata, troubles Kapha, conditions Sāma, rigidité, sensation de lourdeur, douleurs corporelles, douleurs au milieu ou dans la partie inférieure du corps, dilatation du scrotum, contractions dans les doigts et orteils, arthrite, tétanos, élongations musculaires, dysurie (miction douloureuse), tumeurs (malignes ou bénignes), obstruction d'urine ou de sperme, obstruction chronique de menstruation et rigidité des cuisses doivent recevoir l'application de svedana. Lors de conditions urgentes, un Svedana léger peut être administré avec l'avis du thérapeute.

Indications quand NE PAS appliquer Svedana (AS.SU.17.21-24) :

Les personnes : obèses, sèches et faibles, inconscientes, blessées à la poitrine, émaciées, alcooliques, aveugles, l'estomac ballonné, souffrant d'herpès, de maladies cutanées, diarrhée, phtisie, goutte, excès alimentaire, après Virechana, prolapsus du rectum, épuisement, colère, chagrin, peur, faim et soif excessives, jaunisse, anémie, diabète, troubles Pitta, hémorragie, femmes enceintes, pendant les menstruations et après l'accouchement ne doivent pas recevoir Svedana. Lors de conditions urgentes, un Svedana léger peut être administré avec l'avis du thérapeute.

Regles pour appliquer Svedana-

- Svedana doit suivre Snehana après un intervalle de 10 minutes
- Svedana doit être adapté selon la saison, le patient, l'endroit du corps et l'âge
- Le patient doit être protégé de l'environnement (à savoir, dans une salle de soin ou une clinique)
- Le patient doit avoir digéré ses aliments (c'est à dire, l'agni doit être stable)
- La chaleur de Svedana est de trois sortes : douce, modérée et forte
- La durée de Svedana doit être adaptée selon la maladie, le patient, les habitudes et la saison
- Seuls les types Kapha peuvent recevoir de courtes périodes de Svedana sans Snehana
- Les yeux, le cœur et les organes sexuels (ainsi que la poitrine) doivent être protégés de Svedana.

Effets d'un excès de Svedana (AH.SU.17.16-17) –

Les signes d'un excès de Svedana sont : aggravation du Dosha Pitta ou rakta Pitta, soif excessive, évanouissement, voix et corps faibles, vertiges, douleurs articulaires, fièvre, sécrétions noires ou bleues, marques rouges sur la peau et vomissements après le Svedana.

Si ces signes se produisent, les thérapies Stambhana sont alors indiquées : le fait de retenir (par ex. les fluides), les thérapies rafraîchissantes réduisant Pitta (voir p. 8).

Effets d'un Svedana correct (CS.SU.14.13) –

Lorsque le corps est chauffé correctement, le patient ressent alors : un soulagement des douleurs, une amélioration du rhume, un soulagement de la raideur, un soulagement de la lourdeur, de l'aisance corporelle, une transpiration adéquate, une rémission de la maladie et l'envie de froid.

Procédure pour Svedana –

En général, les facteurs les plus importants consistent à s'assurer que l'huile et le Ghī du Snehana ont été digérés par la thérapie Svedana. Le seul vrai problème peut provenir du fait d'avoir trop échauffé le patient. La règle générale est qu'il est préférable de ne pas assez échauffer le patient que de l'échauffer de trop parce que cela est plus facile à corriger.

Pour préparer le caisson de sudation, il faut préchauffer le caisson pendant 10 minutes avant de faire entrer le patient dans le caisson. L'autocuiseur doit être rempli aux ¾ d'eau et doit contenir environ 50 grammes de *Dashamula Churna* ajouté à l'eau. Préchauffez l'autocuiseur pendant 5 à 10 minutes pour que la vapeur pénètre dans le caisson environ 10 minutes pour le préchauffer. Pour les types Pitta, il est possible d'utiliser 50/50 de Centella et Dashamula ou Réglisse et Dashamula ensemble. Si le Dashamula n'est pas disponible, utilisez alors les plantes suivantes :

Vata	Réglisse, Vitex
Pitta	Réglisse, Centella asiatica
Kapha	Gingembre (frais), Vitex

Le temps pour Bashpa Svedana (caisson de sudation) est habituellement de 5 à 20 minutes. Le point essentiel est de veiller à ce que la tête ne s'échauffe pas trop car la dilatation des vaisseaux sanguins peut alors apporter une trop grande quantité de sang aux cellules cérébrales et entraîner leur destruction. Ainsi, la tête doit toujours être rafraîchie avec de l'eau froide et le cou doit toujours être enveloppé d'une serviette mouillée pour protéger les Marmas de cette région. Après être chauffée, la personne doit être enveloppée dans une couverture légère et se reposer 10 minutes avant d'aller prendre un bain chaud ou une douche chaude.

Keraliya Pūrva Karma (de l'état du Kerala au sud de l'Inde)

Bien qu'elles ne soient pas mentionnées dans les textes classiques, il existe plusieurs thérapies supplémentaires ou annexes pouvant être utilisées pour préparer le corps aux Pradhāna Karmas. Les thérapies suivantes sont principalement appliquées dans l'état du Kérala, au sud de l'Inde. Comme le Kérala est devenu l'endroit populaire de l'Ayurvéda touristique, nous trouvons désormais ces méthodes dans la plupart des endroits du globe. Malheureusement, celles-ci sont souvent confondues avec les Pradhāna Karmas qui sont les principales thérapies Shodhana. Vous trouverez ci-dessous une brève description de chacune de ces thérapies :

Shirodhara (application d'huile sur la tête)

C'est la méthode la plus populaire du Pūrva Karma du sud de l'Inde et du Sri Lanka. Elle consiste à verser lentement de l'huile sur le front. Cette méthode est utilisée pour pacifier Prāna Vāyu et constitue le traitement principal des troubles psychosomatiques. Elle est administrée de 20 minutes, 2 à 3 fois durant le traitement de sept jours de Pūrva karma.

Nasya (traitement tonique de la tête par les conduits nasaux)

Cette forme de Nasya n'est pas purifiante comme celle effectuée dans les Pradhāma Karmas, mais est plutôt l'application tonique d'huile dans la tête par les narines. On l'emploie en cas de graves troubles des cinq sens et de Prāna Vāyu. Nasya peut être effectué en cas de problèmes chroniques liés aux oreilles, à la bouche, aux yeux, au nez ou à la gorge. Un massage à l'huile tiède précède l'application d'huile dans les narines.

Pishinchhali ou Pizichilli (massage avec pochons de riz aux huiles chaudes)

Ce soin consiste à appliquer de grandes quantité d'huile chaude sur le corps (2 à 10 litres selon la méthode employée). C'est un des soins les plus efficaces pour pacifier les 5 Vayu secondaires en les reconnectant. Le corps du patient est douché d'huile chaude et en même temps massé pendant environ 50 minutes. La tête est protégée et ce traitement doit être effectué plusieurs jours d'affilés pour stabiliser ses effets. Le Pizichilli comprend à la fois l'oléation intense Snehana et la chaleur Svedana. Cette méthode est souvent appliquée en dehors du Purva Karma sous forme de traitement indépendant.

Pindasvedana (ou Navare Kizi – application de tampon chaud)

Pinda Svedana ou Navare Kizi est une forme de svedana local utilisant les tampons de riz pour appliquer de la chaleur sur le corps. Le tampon de riz est cuit dans une décoction de lait avec des herbes spécifiques pacifiant Vata. La chaleur et les herbes sont très efficaces pour diminuer Vata dans les Dhatus Rasa et Mamsa. Cette méthode est généralement effectuée après un bref massage à l'huile pour favoriser la pénétration de l'huile dans la peau et les Dhatus. Ce massage est vigoureux et dure de 10 à 20 minutes.

Programme Général du Pūrva Karma					
	Pāchana	**Snehana -interne**	**Snehana -externe**	**Svedana**	**Temps Total**
Purification Profonde - beaucoup de temps	3-10 jours	7 jours	7 jours	7 jours	10 -17 jours
	Effectué avant	Effectués ensemble			
Purification Modérée - temps moyen	3-10 jours	5 jours	5 jours	5 jours	8 - 15 jours
	Effectué avant	Effectués ensemble			
Purification Légère - peu de temps	3-10 jours	3 jours	3 jours	3 jours	6 - 13 jours
	Effectué avant	Effectués ensemble			

Pradhāna Karma

Pradhāna Karma fait partie du principal groupe de thérapies purifiantes dans le Shodhana Chititsā. Le facteur le plus important est de préparer correctement le corps à l'aide du Pūrva Karma. A l'aide du Pūrva Karma, les Doshas se ramollissent (avec snehana) et deviennent mobiles (avec Svedana). Lorsque le corps est correctement préparé, l'évacuation des Malas et Doshas se fait alors facilement. Si le corps n'est pas préparé correctement, il y aura alors une élimination partielle de l'association du Mala / Dosha. Cela ne guérira pas efficacement la maladie et de plus les thérapies d'élimination risqueront souvent d'être plus difficiles pour le patient. L'utilisation correcte de Snehana et de Svedana conduit les Doshas (mélangés à Mala et Āma) des Dhatus au Kostha (système digestif). C'est seulement lorsque les Doshas sont dans le Kostha qu'il est possible d'administrer les Pradhāna Karmas.

Veuillez noter que pour les cinq Pradhāna Karmas, le *Caraka-Samhitā* mentionne trois niveaux de purification pour Vāmana (vomissements) et Virechana (Purgation). Ces trois niveaux de purification indiquent la durée de tout le processus du Pancha Karma. Il y a deux interprétations possibles en ce qui concerne la durée de la purification. L'une se fait par le temps disponible pour effectuer le traitement et l'autre par l'état de l'aggravation du Dosha. Les trois catégories classiques pour la purification sont :

Jaghanya Shuddhi	purification légère	temps limité	Doshas légèrement aggravés
Madhya Shuddhi	purification modérée	temps moyen	Doshas modérément aggravés
Pradhāna Shuddhi	purification puissante ou maximum	aucune limite de temps	Doshas fortement aggravés

Ainsi, en déterminant le programme du Pancha Karma (thérapies préliminaires, primaires et post thérapies), il faut se souvenir de ces indications. La méthode classique était de déterminer la durée et la puissance de la purification d'après l'état vicié des Doshas. Il est évident que si nous voulons soigner une maladie chronique, il est nécessaire d'appliquer des thérapies plus puissantes et plus longues. Gardez ces éléments à l'esprit lorsque vous consulterez les tableaux de la fin de ce chapitre sur les différents programmes de soin possibles.

Vāmana – *Caraka-Samhitā,* SS. Ch. 1, 2 *Ashtāñga Hrdayam*, SU. Ch. 18

Ce processus par lequel les Doshas Kapha et Pitta sont éliminés de l'estomac par la bouche s'appelle Vāmana. Il constitue la première thérapie en Pradhāna Karma et agit sur les Bhutas terre et eau contrôlés par le Dosha Kapha. Ainsi, Vāmana est la thérapie purifiante la plus spécifique pour le Dosha Kapha, mais agissant aussi bien sur le Dosha Pitta puisque Pitta a une action sur la partie inférieure de l'estomac.

Indications d'application de Vāmana (CS.SS.2.10 & AH.SU.18.1-2)

Vāmana est indiqué pour les personnes présentant les troubles suivants : troubles Kapha, rhumes, maladies cutanées, fièvre, tuberculose, toux, asthme, spasmes dans la gorge, dilatation de la thyroïde, éléphantiasis, diabète, faible Agni, indigestion, choléra, consommation de poissons artificiels ou naturels, mucosité excessive dans la tête ou la salive, hémorroïdes, nausée, anorexie, épilepsie, folie, diarrhée, œdème, anémie, inflammation de la cavité buccale, troubles de lactation, hémorragie anale et de l'urètre, tumeurs, etc.

Indications quand NE PAS appliquer Vāmana (CS.SS.2.8 & AH.SU.18.3-6)

Il n'est pas indiqué d'appliquer Vāmana en cas de conditions suivantes : Troubles ou blessures de la poitrine, phtisie (dégénérescence des tissus), obésité ou maigreur extrême, enfants (moins de 10 ans), personnes âgées (plus de 70 ans), personnes très affaiblies, personnes épuisées, soif intense, faim intense, surmenage, après des grands voyages, épuisement sexuel, après un jeûne, après de puissants entraînements physiques, personnes très anxieuses, femmes enceintes, faible santé chronique, troubles Vata, dominance de Vata dans la digestion, hémorragie de la partie supérieure du corps, boulimie, après Basti, maladies cardiaques, ulcères de l'estomac, affections de la rate, miction impossible, dilatation de la prostate, cataracte, douleur dans la tête, les tempes, les yeux et les oreilles.

Règles pour Vamana –

- Temps chaud dans les climats tempérés
- Après 3 à 7 jours de Snehana et Svedana
- Doit être bien reposé et être en forme physiquement
- Les aliments de la veille doivent être bien digérés avant de se préparer pour Vāmana
- La veille de Vāmana, donner des aliments lourds pour vicier Kapha
- Prendre ½ g de poudre d'Acore vrai avant de dormir
- Vāmana s'effectue tôt le matin (7h – 8h30) après être allé à la selle
- Effectuer un léger massage à l'huile et Svedana avant de commencer la thérapie
- Prendre des remèdes émétiques à jeun
- Ne pas manger ou boire avant Vāmana
- Les vomissements sont poursuivis jusqu'au rejet de la bile (Pitta) puis arrêtés
- Les vomissements doivent continuer jusqu'à apparition de ces éléments :
    - Pitta est présent dans le vomi
    - Rejet de grandes quantités de mucosités
    - Lorsque les rejets sont plus importants que les éléments absorbés
    - En cas d'épuisement du patient
- En cas de non apparition de ces symptômes, redonner des remèdes émétiques
- L'eau salée peut provoquer davantage de vomissements (1 cuillérée à soupe pour 200 ml)
- Ne pas manger jusqu'au retour de la sensation de faim – une soupe est alors autorisée
- Repos et détente pendant 3 à 4 heures.

Indications d'un Vāmana correct (CS.SS.1.15)

Lorsqu'une personne évacue Kapha, Pitta et Vata dans cet ordre, cela indique une évacuation correcte des Doshas. Si une personne ressent de la clarté dans le cœur, sur les côtés de la poitrine, la tête, les organes des sens et une légèreté corporelle, Vāmana a alors été effectué correctement.

Indications d'un Vāmana incorrect (CS.SS.1.6)

Une personne ayant des éruptions cutanées avec pus, des boutons, des démangeaisons, qui ressent un manque de clarté dans son cœur et ses organes des sens, et de la lourdeur dans sa tête n'a pas reçu un Vāmana correct.

Complications résultant d'un Vāmana incorrect (CS.SS.2.9)

En général, si Vāmana est administré aux personnes à qui les vomissements sont contre-indiqués leurs problèmes augmenteront. Udāna Vāyu est perturbé par Vāmana ainsi tout problème de la partie supérieure du corps (y compris la tête) empirera et Udāna risquera alors de perturber Apāna Vayu, etc. Par exemple, les flatulences, la constipation, les douleurs, les malaises cardiaques, la difficulté respiratoire, etc.

REMARQUE : Si vous devez arrêter les vomissements, vous pouvez lui donner du lait chaud avec ½ cuillérée à café de poudre de borax (Tankana Bhasma ou bicarbonate de soude).

Formules classiques pour Vāmana –

Le remède le plus important pour provoquer les vomissements est Mandana phala (*Randia dumetorum, L.A.; Rubiaceae*). Cette substance est utilisée en différentes associations pour provoquer Vāmana – Elle est la plus utilisée et n'a pas d'effets secondaires. Caraka dresse la liste de plusieurs centaines de plantes pouvant être absorbées pour Vāmana, dont voici une formule simple :

2 g - Mandana Phala (*Randia dumetorum*) - Poudre de noix émétique
2 g - Yastimadhu Churna (*Glycyrrhiza glabra*) - Poudre de réglisse
1 g - Vachā Churna (*Acorus calamus*) - Poudre de racine d'Acore vrai
1/2 g - Saindhava Lavana (Chlorure de Sodium) - Poudre de sel de roche
10 ml - Madhu (Miel) - Miel en tant que Anupana

Mélanger ces ingrédients jusqu'à obtention d'une pâte et l'administrer selon les besoins.

Décoction de réglisse standard (tisane) : utiliser 100 g de réglisse pour cinq litres d'eau portée à ébullition et réduite jusqu'à obtention de 2,5 litres (décoction ayurvédique standard).

Formule moderne pour Vāmana –
De nos jours nous pouvons élaborer la formule suivante :

11 g - Réglisse en poudre
11 g - Acore vrai en poudre
11 g - Camomille en poudre
5g - Graines de Fenouil en poudre

A mélanger en décoction standard résultant en 400 ml de tisane – boire les 400 ml

Ou

Eau salée – 10 g par litre d'eau

Dosage de médication pour Vāmana –

N°	Dosage	Quantité	Indications
1.	Hrasva (léger)	1 litre de tisane de réglisse 2 g. de pâte de Mandana phala	Jaghanya Shuddhi
2.	Madhya (modéré)	2 litres de tisane de réglisse 3-4 g. de pâte de Mandana phala	Madhya Shuddhi
3.	Uttama (lourd)	3 litres de tisane de réglisse 5 g. de pâte de Mandana phala	Pradhāna Shuddhi

Procédure pour Vāmana –

Préparez le patient avec Snehana et Svedana en suivant les règles d'application. Une fois le patient prêt pour Vāmana, préparez-le dès la veille avec un repas lourd composé de riz, lentilles noires, yaourt et Ghī pour provoquer Kapha. Vous pouvez favoriser le processus en lui donnant ½ gramme de poudre d'Acore vrai dans de l'eau chaude au coucher. Le lendemain matin, après le lever du soleil et lorsque le patient est allé à la selle, faites-lui un massage doux à l'huile avec un léger Svedana (Nadi ou caisson de sudation) pour qu'il soit chaud et que ses Srotas soient ouverts. Puis donnez-lui à boire 1 à 3 litres de tisane de réglisse. Donnez-en lui le plus possible. Deux ou trois litres constituent une dose normale. Utilisez 100 g de réglisse pour cinq litres d'eau que vous porterez à ébullition et réduirez jusqu'à obtenir 2,5 litres (décoction standard). La décoction est à boire aussi rapidement que possible. Puis donnez-lui la pâte de Mandana Phala et les vomissements commenceront dans les dix minutes suivantes.

Vous devez mesurer la quantité de liquide absorbé et la quantité de liquide rejeté. Si vous faites absorber 3 litres de tisane, généralement 4 litres de liquide seront régurgités. Les deux premiers vomissements ne comptent pas, puisque ce n'est que de la tisane. Les vomissements doivent continuer jusqu'à apparition de la bile (Pitta).

Nombre de Vomissements	Niveau	Quantité de Dosha expulsé
2-4	Minimum - Jaghanya Shuddhi	325 ml.
2-6	Modéré - Madhya Shuddhi	650 ml.
4-8	Maximum - Pradhāna Shuddhi	1.300 ml

Le tableau ci-dessus indique la quantité de Dosha expulsé après l'absorption de la tisane. La quantité totale DOIT ETRE MESURÉE POUR VĀMANA ! Changez la cuvette à chaque fois pour mesurer le volume avec précision. Souvenez-vous que cela reflète aussi l'état aggravé des Doshas ; plus les Doshas sont accumulés, plus les vomissements seront nécessaires.

Nettoyez la personne et laissez-la se reposer pendant 15 minutes. Après 1 ou 2 heures, donnez-lui de l'eau chaude ou de la tisane de fenouil. Elle peut ensuite prendre une douche ou un bain. Ne lui donner qu'une soupe de riz liquide pour le dîner et prendre soin de réanimer agni (Samsarjana Karma) avant qu'elle consomme des repas normaux. Cela prend généralement 3 à 7 jours avant le rétablissement de Agni. Après Vāmana, le patient doit se reposer en restant tranquille et éviter les activités suivantes : parler fort, consommer des aliments lourds, rester assis toute la journée, marcher toute la journée, les émotions fortes, les excès de chaud et de froid, le vent, les voyages, l'activité sexuelle et la répression des 13 besoins naturels.

Samsarjana Karma pour Vāmana (CS.SS.2.10-13)

Jour N°	Repas	Maximum - Pradhāna Shuddhi	Modéré - Madhya Shuddhi	Minimum - Jaghanya Shuddhi
1.	Soir	soupe de riz liquide	soupe de riz liquide	soupe de riz liquide
2.	Midi Soir	soupe de riz liquide soupe de riz liquide	soupe de riz liquide kichari épais	kichari épais soupe de légumes épicée
3.	Midi Soir	kichari épais kichari épais	kichari épais soupe de légumes non épicée	soupe de viande épicée Diète normale
4.	Matin Midi Soir	0 kichari épais Soupe de légumes non épicée	0 Soupe de légumes épicée Soupe de légumes non épicée	Diète normale Diète normale Diète normale
5.	Matin Midi Soir	0 Soupe de légumes épicée Soupe de légumes épicée	0 Soupe de viande épicée Diète normale	Diète normale Diète normale Diète normale
6.	Matin Midi Soir	0 Soupe de viande non épicée Soupe de viande épicée	Diète normale Diète normale Diète normale	Diète normale Diète normale Diète normale
7.	Matin Midi Soir	0 Soupe de viande épicée Diète normale	Diète normale Diète normale Diète normale	Diète normale Diète normale Diète normale

Virechana - *Caraka-Samhitā*, SS. Ch. 1, 2, *Ashtāñga Hrdayam*, SU. Ch. 18

Le processus permettant d'éliminer le Pitta vicié du corps par le canal anal est appelé Virechana Karma. Ce processus élimine les trois Doshas de l'appareil gastro-intestinal, mais est principalement efficace sur le Dosha Pitta et les organes Pitta (foie, vésicule biliaire, etc.) car il agit sur les Bhutas eau et feu. Il suit Vāmana Karma et l'élimination du Dosha Kapha.

Indications d'application de Virechana – (AH.SU.18.8-10 & CS.SS.2.13)

Les personnes ayant les indicaitons suivantes peuvent recevoir Virechana : tumeurs de l'abdomen, hémorroïdes, variole, dépigmentation, jaunisse (troubles hépatiques), fièvres chroniques, dilatation de l'abdomen, empoisonnement, vomissements, troubles de la rate, abcès, cécité, cataracte, conjonctivite, inflammation oculaire, diabète, choléra, céphalées, maladies cardiaques, douleurs dans le côlon, affections vaginales et des testicules, parasites intestinaux, plaies et ulcères (externe), goûte, anémie, anorexie, asthme, toux, épilepsie, démence, indigestion, œdème, hémorragie dans la partie supérieure du corps, maladies sanguines, obstruction des urines et fèces, brûlures de l'urètre ou anus, obstruction de la lactation, troubles Pitta et personnes ayant reçu Vāmana Karma.

Indications quand NE PAS appliquer Virechana – (AH.SU.18.10-12 & CS.SS.2.12)

Les personnes ayant les conditions suivantes NE peuvent PAS recevoir Virechana : fièvre aiguë, personnes se remettant d'une fièvre, blessure à l'anus, faiblesse digestive, pendant un jeûne, stimulées sexuellement, pendant la grossesse, hémorragie interne, blessures internes ou ulcères (estomac, intestin grêle, côlon), diarrhée, pendant ou après Basti, constipation de type dure (fèces Vata), trop lubrifiée (excès de Snehana interne), sécheresse interne excessive, obésité, jeunes enfants et vieillards, personnes très affaiblies, débilité sexuelle, anxiété, certains types de maladies cardiaques, personnes effrayées et troubles consomptifs (maladies dégénératives).

Regles pour Virechana –

- Les patients doivent être choisis en fonction du Dosha (excès, etc.), climat, saison, force, diète, habitudes, psychologie, Prakriti et âge.
- Pour Pitta, la purgation doit être effectuée avec des herbes de saveur astringente et sucrée (douce).
- Pour Kapha, la purgation doit être effectuée avec des herbes de saveur piquante.
- Pour Vata, la purgation doit être effectuée avec des herbes de qualité huileuse, piquante et salée.
- Si la purgation ne commence pas, boire de l'eau salée chaude et appliquer de la chaleur sur l'abdomen.
- Eviter les aliments Kapha et les régimes Kapha.
- Prescrire une alimentation légère et chaude le soir avant Virechana.
- Si Kapha est trop élevé, les remèdes Virechana peuvent alors produire Vāmana.
- L'estomac doit être vide pour Virechana (c'est-à-dire les aliments digérés).
- Virechana doit être effectué aux heures Pitta, le matin (10h30 à 12h).
- Virechana est terminé lorsque Kapha est aperçu dans les selles (mucosités).
- Les matières évacuées doivent être mesurées et soustraites des quantités de médication absorbée.
- Les patients doivent aller au moins 6 à 8 fois à la selle pour éliminer les Doshas.
- Si Virechana entraîne des brûlures et des crampes, absorber alors de petites quantités de Ghī.
- Siroter de l'eau chaude avec du sel de roche après chaque selle.
- Si l'évacuation est incomplète, le recommancer 2 ou 3 heures plus tard (après Snehana et Svedana).
- Eviter les boissons froides, les aliments froids, etc.
- Boire de petites quantités de tisane de réglisse chaude.

Indications de Virechana correct – (CS.SS.2.17)

Les indications suivantes sont présentes lorsque Virechana est administré correctement : diminution du Dosha Pitta, Srotas propres et circulation améliorée, clarté des cinq sens, légèreté dans le corps, amélioration d'Agni, absence de maladies causées par les Doshas, et expulsion par l'anus de Pitta, Kapha et Vata, dans cet ordre.

Indications de Virechana incorrect – (AH.SU.18.40-42)

Incorrect –

Virechana incorrect entraîne les conditions suivantes : malaise dans le cœur ou l'abdomen, ballonnements, anorexie, Kapha ou Pitta sortant de la bouche, démangeaisons, sensations de brûlure, éruptions cutanées, rhinite et constipation.

Excessif –

Virechana entraîne les conditions suivantes : déchets liquides (sans Kapha ou Pitta) de l'anus après purgation ; en cas de déchets blancs, noirs ou rougeâtres, prolapsus du rectum, soif excessive, vertiges, cernes sous les yeux et troubles dus à des vomissements excessifs (à savoir émaciation, boulimie, etc.).

Complications faisant suite à un Virechana incorrect –

Les problèmes suivants peuvent se manifester suite à l'application d'un Virechana incorrect : douleur intestinale vive, inflammation des oreilles, déchets en excès, malaise cardiaque, raideur physique, hémorragies, confusion mentale, raideur interne, névrose et léthargie.

Formules classiques pour Virechana –

Caraka a indiqué 245 formules purgatives dans le Caraka-Samhitā. *Trivrt* est sans danger et efficace et le plus utilisé dans Virechana.

12 g	Aragvadha (*Cassia fistula, Linn.*)	Cassia
12 g	Haritaki (*Terminalia chebula, Retz.*)	Haritaki
6 g	Katuka (*Picrorrhiza kurroa, Royle ex Ben.*)	Katuka
50 ml	Eranda taila (*Ricinus communis, Linn.*)	Huile de ricin
30 ml	Drākshā - (*Vitis vinifera, Linn.*)	Jus de raisin

Préparez une décoction standard dans un litre d'eau et laissez réduire jusqu'à obtention de 500 ml, ajoutez du jus de raisin et de l'huile de ricin à cette décoction et boire de 200 ml à 250 ml seulement !

Ou bien

10 à 15 g deTrivrt (*Operculine terprethum, Linn.*) à prendre dans de l'eau chaude.

Jātiphalādi Churna est l'antidote d'une purgation excessive.

Formules contemporaines pour Virechana –

5 à 10 g de racine de rhubarbe réduite en poudre (*Rheum officinalis, Baill.*)

2 g de racine de gingembre (en poudre)

2 g de graines de fenouil (en poudre)

Dosage des remèdes pour Virechana –

Substituer la rhubarbe pour Trivrt si nécessaire, suivre le même dosage.

Pitta ou K/P 10-15 g de Trivrt Churna dans de l'eau chaude (200ml)

V/K ou V/P 10 g de Trivrt dans 30 ml d'huile de ricin et d'eau chaude (200ml)

Vata 30 ml d'Huile de Ricin dans de l'eau chaude (200 ml)

Jātiphalādi Churna (poudre de Noix de Muscade – *Myristica frangrans, Houtt.*) est l'antidote d'une purgation excessive. Mélangez 1 g dans une petite tasse de lait ou d'eau chaude et le donner au patient pour arrêter la purgation.

Procédure pour Virechana –

Virechana est le Karma le plus facile à accomplir et n'est pas compliqué. Il faut examiner les patients selon Vikriti (Dosha, conditions Sāma, etc.), médication courante, climat, saison, force, régime alimentaire, habitudes, psychologie, Prakriti et âge. Voir liste ci-dessus pour les personnes pour lesquelles il est contre-indiqué d'appliquer Virechana. Durant la procédure, le patient doit être examiné deux fois par jour avec le pouls, les urines, les selles, la langue, la peau, les yeux et l'apparence générale.

Préparez le patient avec Vāmana et rétablissez son Agni avec Samsarjana Karma. Lorsque le patient s'est alimenté normalement pendant 3 jours après Vāmana, vous pouvez alors lui appliquer les thérapies Virechana. Le Pūrva Karma doit se poursuivre de 3 à 7 jours avant le Virechana Karma. Le temps moyen entre Vāmana et Virechana est de 9 à 17 jours. Le Pūrva Karma commence avec snehana interne de Ghī pendant 3 jours (Pancatikta Ghrta étant le plus spécifique). Pendant ce temps, vous pouvez appliquer Snehana et Svedana externe pendant au minimum les 3 derniers jours avant Virechana et jusqu'à 7 jours si nécessaire. Il faut administrer une diète légère et chaude la veille de Virechana.

Virechana doit être appliqué le matin après le moment Kapha et au commencement du moment Pitta (de 10h à 12 h). Si pour une raison ou une autre, le patient ne peut pas avoir une bonne purgation, il peut alors se reposer et répéter le processus 2 ou 3 heures après Snehana et Svedana externe. Dans les cas extrêmes, le patient peut manger légèrement et recommencer Virechana le lendemain.

L'estomac doit avoir digéré le dernier repas et être vide. Suivez la constitution pour le petit-déjeuner (aucun pour Kapha, léger pour Pitta et Vata). Utilisez les doses et remèdes appropriés pour provoquer la purgation. Normalement, l'évacuation doit commencer 1 ou 2 heures après. Il est recommandé de boire lentement de l'eau chaude avec du sel gemme après chaque selle pour prévenir la déshydratation. Il faut mesurer les matières fécales évacuées et les soustraire des quantités de remèdes absorbés pour connaître la quantité de Dosha / mala évacuée du corps. Les patients doivent aller de 3 à 10 fois à la selle afin d'éliminer les Doshas des intestins. Virechana est terminé lorsque Kapha (mucus) est présent dans les selles. Ce qui signifie que Kapha est éliminé de l'estomac.

Quantité de Selles	Niveau de Purification	Quantité Evacuée
3-6	Minimum	500 cc
5-15	Modéré	1000 cc
10-30	Maximum	1600 cc

Si Virechana provoque des brûlures, des crampes, prendre alors un peu de Ghī avec des herbes amères. Il est normalement préférable de ne rien prendre d'autre qu'un peu d'eau chaude. Après Virechana, que la personne prenne un bain chaud ou une douche chaude et se repose. Eviter le froid à tout prix. Les aliments et boissons fraîches ou tièdes sont interdits. Le régime alimentaire doit être contrôlé jusqu'à ce que Agni soit à nouveau puissant. Samsarjana Karma doit être poursuivi entre 3 à 7 jours pour s'assurer que Agni est équilibré.

Samsarjana Karma for Virechana (CS.SS.2.10-13)

Jour N°	Repas	Maximum - Pradhāna Shuddhi	Modéré - Madhya Shuddhi	Minimum - Jaghanya Shuddhi
1.	Soir	Soupe de riz liquide	Soupe de riz liquide	Soupe de riz liquide
2.	Midi Soir	Soupe de riz liquide Soupe de riz liquide	Soupe de riz liquide Kichari épais	Kichari épais Soupe de légumes épicée
3.	Midi Soir	Kichari épais Kichari épais	Kichari épais Soupe de légumes non épicée	Soupe de viande épicée Diète normale
4.	Matin Midi Soir	0 Kichari épais Soupe de légumes non épicée	0 Soupe de légumes épicée Soupe de viande non épicée	Diète normale Diète normale Diète normale
5.	Matin Midi Soir	0 Soupe de légumes épicée Soupe de légumes épicée	0 Soupe de viande épicée Diète normale	Diète normale Diète normale Diète normale
6.	Matin Midi Soir	0 Soupe de légumes non épicée Soupe de viande épicée	Diète normale Diète normale Diète normale	Diète normale Diète normale Diète normale
7.	Matin Midi Soir	0 Soupe de viande épicée Diète normale	Diète normale Diète normale Diète normale	Diète normale Diète normale Diète normale

Basti - *Caraka-Samhitā,* SS. Ch. 1-12, *Ashtāñga Hrdayam*, SU. Ch. 19

Le processus dans lequel des huiles et décoctions médicalisées sont administrées dans le gros intestin s'appelle Basti Karma. Basti est la thérapie primordiale pour le Dosha Vata dans son siège principal, le côlon, qui agit principalement sur le Bhuta air. Caraka énonce que tandis que Vāmana, Virechana et Nasya forment 50 pour cent du Pancha Karma, Basti forme l'autre 50 pour cent. Les sections sur le Siddhi Sthāna dans le Caraka Samhitâ (12 chapitres) traitent essentiellement du Basti Karma. Les effets bénéfiques du Basti sont mentionnés dans tous les textes classiques, car c'est la principale thérapie contrôlant Vata, qui est le Dosha le plus puissant des trois. Basti Karma est le Karma le plus versatile et pouvant avoir un effet thérapeutique sur presque toutes les régions et fonctions corporelles.

Il y a quatre manières de classifier Basti Karma :

1. Selon l'emplacement anatomique où Basti est appliqué –
   - Rectum (Guda) Pakvāsayagata basti
   - Vagin (Yoni) Garbhsayagata basti
   - Vessie (Mūtra) Mūtrāsayagata basti
   - Blessure externe (Vrana) Vranagata basti

2. Selon la substance utilisée (pharmaceutique) –
   - Décoctions nettoyantes (Nirūha) Purifiante
   - Décoctions d'huiles (Anuvāsana) Tonifiante

3. Selon l'action thérapeutique –
   - Shodhana (Purifiante)
   - Lelkhana (Elimine Kapha ou Āma)
   - Snehana (Application d'huile)
   - Brimhana (Tonifiante)
   - Shamana (Palliation)
   - Doshahar (Selon la prédominance du Dosha)

4. Selon le déroulement du traitement –
   - Yoga Basti (3 Nirūha + 5 Anuvāsana = 8 bastis)
   - Kala Basti (6 Nirūha + 10 Anuvāsana = 16 bastis)
   - Karma Basti (12 Nirūha + 18 Anuvāsana = 30 bastis)

Le Pancha Karma utilise essentiellement le basti de deux sortes selon les substances, Nirūha et Anuvāsana. Dans la plupart des cas, ces Bastis sont utilisés conjointement dans un traitement faisant partie des trois traitements : Yoga Basti, Kala Basti et Karma Basti. Anuvāsana Basti est employé pour deux raisons : comme Snehana interne ou application d'huile et pour contrôler Vata. Nirūha basti est uniquement nettoyant et purifiant. Anuvāsana est défini comme contenant uniquement des substances adipeuses. Nirūha est défini comme contenant des substances adipeuses, des décoctions de plantes, du lait, etc.

Indications d'application de Basti

Indications générales pour les deux sortes de Basti –
Maladies affectant le corps entier (*Sarvāngaroga*), maladies localisées (*Ekāngaroga*), troubles abdominaux, rétention de sperme, flatuosité, urine ou selles, atrophie musculaire (*Māmsaksaya*), troubles nerveux (*Vatavyādhi*), déficience doshique (*Doshaksaya*), maladies cardiaques, psychose, hoquet, troubles de Udāna ou Apāna Vāyu, fièvre, maladies vénériennes et stérilité.

Pour Nirūha basti – (AH.SU.19.2-3)

Les personnes souffrant des troubles suivants doivent recevoir Nirūha basti :
Tumeurs abdominales, distension ou douleurs abdominales, goutte, affections de la rate, diarrhée non associée à d'autres maladies, fièvre chronique, refroidissements ou mucus dans les sinus, obstruction du sperme, flatuosité ou constipation, dilatation du scrotum, calculs urinaires, aménorrhée (troubles gynécologiques), troubles Sāma Vata et troubles Vata graves.

Pour Anuvāsana basti – (AH.SU.19.6)

Les personnes souffrant des problèmes suivants doivent recevoir Anuvāsana basti :
Agni puissant, sécheresse (interne ou externe), conditions Nirama Vata et conditions Vata non associées à Pitta ou Kapha (cela inclut la gestion saisonnière de Vata).

Indications quand NE PAS appliquer Basti

Pour Nirūha Basti – (AH.SU.19.4-5)

Les personnes souffrant des problèmes suivants NE doivent PAS recevoir Nirūha Basti :
Thérapie d'application d'huile excessive, blessures à la poitrine, émaciation, diarrhée due à Āma ou autres maladies, vomissements, juste après Virechana, juste après Nasya, difficulté respiratoire, toux, hémorroïdes, flatulence, faiblesse digestive (Agni faible), gonflement du rectum, après les repas, obstruction intestinale (provenant de substances physiques), perforation intestinale, hémorragie interne, troubles cutanés, diabète et femmes enceintes.

Pour Anuvāsana basti – (AH.SU.19.7-8)
Les personnes souffrant des problèmes suivants NE doivent PAS recevoir Anuvāsana Basti :
Toutes les conditions s'appliquant à Nirūha Basti, fièvre aiguë, anémie, troubles hépatiques, diabète, faim, inflammation nasale, maladies de la rate, diarrhée, constipation, dilatation de l'abdomen dû à Kapha, conditions Āma, inflammation des yeux, obésité extrême, parasites intestinaux, empoisonnement, goutte et goitre (troubles thyroïdiens).

Règles pour Basti –

- Considérations générales (Prakriti, Vikriti, âge, saison, climat, etc.)
- Agni doit être stable, pas trop faible et sans trop de Āma avant le Basti
- Basti est généralement appliqué le matin mais suit les indications saisonnières :
  - A la fin du printemps, l'été et l'automne, Anuāsana Basti est administré le matin de bonne heure
  - L'hiver et au début du printemps, Anuvāsana Basti est administré le soir
  - Nirūha est administré tôt le matin durant toute l'année
- Administrez des décoctions et de l'huile selon Vikriti
- N'utilisez que des huiles cuites pour Basti (à savoir, des décoctions d'huile)
- Administrez des doses selon l'âge

- Nirūha Basti a pour but d'éliminer āma et l'aggravation doshique (nettoyant)
- Anuvāsana Basti a pour but de tonifier et de lubrifier
- Commencez et terminez toujours les cycles de Basti Karma avec Anuvāsana Basti
- Les conditions āma peuvent se traiter en premier avec Nirūha Basti mais il est préférable de commencer avec Vāmana
- Les troubles Pitta et Kapha ne se traitent pas avec Anuvāsana Basti
- Après la purgation, Nirūha Basti doit être évité pendant 7 jours (ou 3, 5 jours)
- Nirūha Basti doit être évacué après 15 à 48 minutes
- Anuvāsana Basti peut être gardé entre 1 à 24 heures
- Nirūha Basti est généralement administré l'estomac vide
- Anuvāsana Basti est généralement administré après un repas léger
- Tous les troubles Vata réagissent à la thérapie basti
- N'utilisez jamais de l'eau seule comme médication de Basti (évitez aussi le café, les stimulants, etc.)
- Le patient ne doit jamais faire des efforts pour garder un Basti
- Si un basti est libéré trop tôt, vous pouvez administrer un autre Basti immédiatement

Effets du Nirūha Basti (CS.SS.1.27-28)

- Prévient le vieillissement corporel
- Favorise la joie, la longévité, la force, Agni, l'intellect, améliore la voix et le teint
- Equilibre le métabolisme (nettoie les Dhatus)
- Inoffensif pour les enfants et les personnes âgées
- Favorise la guérison de toutes les maladies
- Favorise l'évacuation des matières fécales, de Kapha, Pitta, Vata
- Favorise un corps robuste

- Enrichit le sperme et les ovules
- Elimine Āma des canaux (Srotas)

Effets du Anuvāsana Basti (CS.SS.1.29-31)

- Soigne tous les troubles Vata
- Favorise la clarté d'esprit et des sens
- Favorise l'énergie, la force, le teint et agni
- Soutient tous les processus métaboliques

Indications d'un Basti correct –

1. Pour Nirūha Basti – (CS.SS.1.41-42)
   a) Elimine correctement les selles, l'urine et les gaz
   b) Développe l'appétit, Agni et le métabolisme
   c) Légèreté des Dhatus (tissus)
   d) Réduit les maladies, Āma, etc.
   e) Restaure la santé naturelle (Prakriti) et la force (Bala)

2. Pour Anuvāsana Basti – (CS.SS.1.44)
   a) Elimine correctement les selles durant l'évacuation du basti
   b) Purifie les Dhatus (plasma, lymphes, sang, etc.)
   c) Clarifie les sens et les fonctions mentales
   d) Favorise un sommeil profond, continu
   e) Allège et tonifie le corps
   f) Rétablie la manifestation des 13 besoins naturels
   g) Restaure la santé naturelle (Prakriti) et la force (Bala)

Indications d'un Basti incorrect –

1. Pour un dosage **insuffisant** de Nirūha Basti – (CS.SS.1.42-43)
   a) Douleur dans la tête et la région du cœur
   b) Douleur dans la région pelvienne (anus, vessie et organes reproducteurs)
   c) Œdème ou mucus dans les sinus
   d) Coliques intestinales et nausée
   e) Rétention d'urine et des selles
   f) Dyspnée (difficultés respiratoires)

2. Pour un dosage **insuffisant** de Anuvāsana Basti –
   a) Douleurs lombaires, abdominales, dans les bras et côtés de la poitrine
   b) Corps sec et rugueux
   c) Obstruction des selles ou de l'urine

3. Pour un dosage **excessif** de Nirūha Basti – (CS.SS.1.43)
   a) Entraîne des effets similaires à la purgation, etc.
   b) Selles liquides (après élimination du Basti)
   c) Prolapsus du rectum
   d) Soif excessive ou absence de sensation de faim (Agni faible)
   e) Vertiges ou cernes sous les yeux
   f) Troubles de vomissements excessifs (à savoir, émaciation, boulimie, etc.)

4. Pour un dosage **excessif** de Anuvāsana Basti –
   a) Nausée
   b) Perte de la connaissance
   c) Fatigue mentale, épuisement, évanouissement
   d) Coliques intestinales, coliques douloureuses

Complications faisant suite à un Basti incorrect –

Dans la plupart des cas, il y a très peu de complications tant pour Nirūha Basti que pour Anuvāsana Basti.

Les problèmes les plus courants pouvant se produire sont :

- Irritation ou brûlures de l'anus
- Sensation générale de malaise provenant du Basti dans le côlon
- Sensation générale de malaise provenant de raisons psychologiques
- Céphalées
- Constipation ou diarrhée

Dans la plupart des cas, ces symptômes sont corrigés par le soin, la communication et un dosage correct.

Formules classiques pour Basti –

Herbes classiques pour Basti : Dashamūla Churna (dix racines), Triphala, Sel de roche, miel

Huiles classiques pour Basti : Dhanvantaram, Keshīrabala, Narayana, Gudūcyādhi, etc.

Les huiles de ricin et de sésame sont les principales huiles utilisées. Le lait est parfois indiqué en cas de troubles Vata et Pitta, tout comme l'urine de la vache pour Kapha. La plupart des herbes sont mélangées afin d'obtenir une pâte qui sera ajoutée à la décoction de plantes. Le miel et le sel de roche sont ajoutés à la fin dans l'ordre suivant : 1 miel , 2 sel, 3 huile, 4 pâte , 5 décoction.

Formules contemporaines pour Basti –

Nirūha basti

100 à 250ml de décoction de Dashamūla (40 g de Dashamūla dans 500 ml d'eau ; porter à ébullition et faire réduire de moitié)
30 ml d'huile de ricin
1 cuillerée à café de miel
½ cuillerée à café de sel de roche (noir si possible)

Au début du miel et du sel de roche sont mélangés puis l'huile est ajoutée et soigneusement mélangée. Ensuite, la pâte appelée Kalka est ajoutée et soigneusement mélangée. Pour finir, la décoction appelée Kashaya est légèrement chauffée (sans dépasser 42°celsius pour ne pas chauffer le miel) avant d'être soigneusement mélangée à l'ensemble. Le mélange est prêt à être administré, il faut vérifier qu'il soit à bonne température (37°celsius). S'il est nécessaire de le réchauffer, il faut le faire tout doucement au bain-marie.

Ou

100 à 250 ml de décoction de Dashamūla
(5 g d'Acore vrai, 5 g de fenouil, 5 g de gingembre (sec) = 15 g au total **ou** remplacer par 15 g de Triphala réduit en poudre)
20 ml d'huile de ricin
1 cuillerée à café de miel
½ cuillérée à café de sel

Au début du miel et du sel de roche sont mélangés puis l'huile est ajoutée et soigneusement mélangée. Ensuite, la pâte appelée Kalka est ajoutée et soigneusement mélangée. Pour finir, la décoction appelée Kashaya est légèrement chauffée (sans dépasser 42°celsius pour ne pas chauffer le miel) avant d'être soigneusement mélangée à l'ensemble. Le mélange est prêt à être administré, il faut vérifier qu'il soit à bonne température (37°celsius). S'il est nécessaire de le réchauffer, il faut le faire tout doucement au bain-marie.

Anuvāsana Basti
100 ml d'huile de sésame
ou
50 ml d'huile de sésame
50 ml de décoction de plantes (15 g d'herbes + 100 ml d'eau)
Mélanger et administrer en tant que basti.

Liste des plantes à utiliser : réglisse, consoude, guimauve, Shatāvari, Ashwagandha, Bala, Guduchi ou tout autre plante Rasayana.

Dosage des remèdes pour Basti –

Voici des indications de dosage pour les formules mentionnées plus haut :

Age	Dosage Moyen	Dosage Maximum de Nirūha Basti
1 - 10 ans	40 ml	50 ml
10 - 15 ans	100 ml	200 ml
15 - 18 ans	150 ml	300 ml
18 - 70 ans	200 ml	500 ml
Plus de 70 ans	150 ml	250 ml

Age	Dosage Moyen	Dosage Maximum de Anuvāsana Basti
1 - 10 ans	30 ml	40 ml
10 - 15 ans	100 ml	150 ml
15 - 18 ans	100 ml	250 ml
18 - 70 ans	200 ml	300 ml
Plus de 70 ans	150 ml	200 ml

Dosage pour Nirūha Basti selon le Dosha (CS.SS 3.30-31)

Ingrédients	Quantité pour Vata	Quantité pour Pitta	Quantité pour Kapha
Miel	90 ml	120 ml	10 ml
Graisse	180 ml	120 ml	90 ml
Pâte à base de plantes	60 g	60 g	60 g
Décoction de plantes	100 ml	100 ml	100 ml
Sel de roche	20 g	30 g	40 g
Avāpa (lait, urine, soupe de viande, etc.)	90 ml	120 ml	90 ml
Totaux	**500 ml**	**500 ml**	**500 ml**

Procédure pour Basti –

Troubles Kapha ou Pitta :	0 Anuvāsana basti	1-3 Nirūha basti
Troubles Kapha/Vata :	1-3 Anuvāsana basti	1-2 Nirūha basti
Troubles Pitta/Vata :	5-7 Anuvāsana basti	2-4 Nirūha basti

Le Basti Karma est facile à effectuer et le plus sûr de tous les karmas. Les patients doivent être examinés en tenant compte du Vikriti (Dosha, conditions Sāma, etc.), de leur médication courante, du climat, saison, force, diète, habitudes, psychologie, Prakriti et âge. Voir plus haut, la liste de contre-indications d'administration de Basti. Lors de la procédure, le patient doit être examiné deux fois par jour avec le pouls, la langue, la peau, les yeux et l'aspect général.

Préparez le patient avec Virechana et rétablissez son Agni avec Samsarjana Karma. Lorsque le patient a suivi une diète normale pendant une journée, vous pouvez alors administrer les thérapies Basti. Le Pūrva Karma doit être administré 3 à 7 jours avant le Basti Karma. Le matin du Basti Karma, le patient doit être massé (Snehana) et chauffé (Svedana). Dans la plupart des cas, il est préférable de toujours commencer avec un petit Anuvāsana Basti car celui-ci équilibre Vata. La plupart des gens ont un déséquilibre Vata et cette thérapie huile le côlon et le prépare au Basti nettoyant qui éliminera Āma, Malas et les Doshas.

Choisissez quel Basti vous appliquerez au patient. Si vous lui administrez un Anuvāsana Basti, ils peuvent alors prendre un repas léger. Si vous lui administrez un Nirūha Basti, il ne faut pas qu'il s'alimente avant le Basti. Préparez la médication pour le Basti et qu'elle soit légèrement plus chaude que votre poignet (comme pour tester le lait d'un biberon de bébé). Que votre espace de travail soit confortable, chaud et propre. Parlez à votre patient pour qu'il se sente confortable et détendu. Veuillez à ce que la médication soit bien mélangée et reste chaude durant tout le processus.

Dès que le patient a évacué selles et urine, qu'il s'allonge sur son côté gauche, la jambe gauche soulevée. Lubrifiez l'anus avec un peu d'huile de sésame. Insérez lentement dans le rectum l'embout du basti sur 8 à 10 cm (4 à 6 Anguli) et versez le fluide à un rythme moyen (ni trop lentement, ni trop rapidement). Demandez au patient de ne pas bailler, tousser ni éternuer pour ne pas entraîner de répercutions. Après l'insertion de la médication, Demandez au patient de s'allonger sur le dos et de se reposer pendant 10 à 20 minutes. Pour un Nirūha Basti, l'évacuation doit s'effectuer de 15 à 60 minutes plus tard. Pour un Anuvāsana Basti, il peut être retenu entre 1 à 24 heures. N'obligez jamais le patient à retenir le basti si le réflexe d'évacuation du fluide se fait fortement sentir.

Prenez note de la qualité et de la quantité des déchets évacués. Cherchez les signes de Āma, Malas, etc. dans les selles. Il est préférable de noter le temps écoulé entre l'administration du Basti et l'évacuation. Après un Anuvasana Basti, le patient peut prendre douche chaude. Mais après un Niruha Basti, le patient ne doit pas prendre de bain chaud, ni de douche chaude pour éviter de chauffer à nouveau le corps (car il y a déjà eu Svedana avant, mais une douche brêve peut être prise après le Svedhana mais avant le Basti). Le patient peut se reposer tranquillement et éviter les choses suivantes : parler fort, consommer des aliments lourds, rester assis toute la journée, marcher toute la journée, les émotions fortes, le chaud ou froid excessif, le vent, les voyages, les relations sexuelles et l'obstruction des 13 besoins naturels. Le patient peut consommer des aliments légers.

Programme d'un Basti Karma –

Chaque jour où le Basti est administré, cela produit un effet sur les Dhatus. Le premier jour de Nirūha Basti, Āma et Mala sont éliminés, le second jour, cela nourrit et nettoie Vata, le troisième jour, cela agit sur Pitta et sur Rasa et Rakta, les quatrième et cinquième jours, sur Kapha, Mamsa et Meda, les sixième et septième jours, cela agit sur Ashti et Majja, et le huitième jour, Shukra est nettoyé et stabilisé. Anuvāsana basti agit après Nirūha basti pour tonifier les Dhatus dans le même ordre. C'est la raison pour laquelle les Basti sont alternés dans le Pancha Karma. Ainsi, de cette façon Vata n'a aucune chance d'être vicié par l'action nettoyante des Nirūha Basti.

Selon Caraka-Samhitā, le programme suivant peut être appliqué pour les Basti suivants, en vous souvenant de toujours commencer et terminer par Anuvāsana Basti :

Yoga Basti (3 Nirūha + 5 Anuvāsana = 8 bastis)
Contrôle le maintien de Vata
1er Anuvāsana / 2ème Nirūha / 3ème Anuvāsana / 4ème Nirūha / 5ème Anuvāsana / 6ème Nirūha / 7ème Anuvāsana / 8ème Anuvāsana

Kala Basti (6 Nirūha + 10 Anuvāsana = 16 bastis)
Contrôle le Vata saisonnier
1er Anuvāsana / 2ème Nirūha / 3ème Anuvāsana / 4ème Nirūha / 5ème Anuvāsana / 6ème Nirūha / 7ème Anuvāsana / 8ème Nirūha / 9ème Anuvāsana / 10ème Nirūha / 11ème Anuvāsana / 12ème Nirūha / 13ème Anuvāsana / 14ème Anuvāsana / 15ème Anuvāsana / 16ème Anuvāsana

Karma Basti (12 Nirūha + 18 Anuvāsana = 30 bastis)
Contrôle de Vata extrême
1er Anuvāsana / 2ème Nirūha / 3ème Anuvāsana / 4ème Nirūha / 5ème Anuvāsana / 6ème Nirūha / 7ème Anuvāsana / 8ème Nirūha / 9ème Anuvāsana / 10ème Nirūha / 11ème Anuvāsana / 12ème Nirūha / 13ème Anuvāsana / 14ème Nirūha / 15ème Anuvāsana / 16ème Nirūha / 17ème Anuvāsana / 18ème Nirūha / 19ème Anuvāsana / 20ème Nirūha / 21ème Anuvāsana / 22ème Nirūha / 23ème Anuvāsana / 24ème Nirūha / 25ème Anuvāsana / 26ème Anuvāsana / 27ème Anuvāsana / 28ème Anuvāsana / 29ème Anuvāsana / 30ème Anuvāsana

Samsarjana Karma for Basti (CS.SS.2.10-13)

Jour N°	Repas	Maximum - Pradhāna Shuddhi	Modéré - Madhya Shuddhi	Minimum - Jaghanya Shuddhi
1.	Soir	Soupe de riz liquide	Soupe de riz liquide	Soupe de riz liquide
2.	Midi Soir	Soupe de riz liquide Soupe de riz liquide	Soupe de riz liquide Kichari épais	Kichari épais Soupe de légumes épicée
3.	Midi Soir	Kichari épais Kichari épais	Kichari épais Soupe de légumes non épicée	Soupe de viande épicée Diète normale
4.	Matin Midi Soir	0 Kichari épais Soupe de légumes non épicée	0 Soupe de légumes épicée Soupe de viande non épicée	Diète normale Diète normale Diète normale
5.	Matin Midi Soir	0 Soupe de légumes épicée Soupe de légumes épicée	0 Soupe de viande épicée Diète normale	Diète normale Diète normale Diète normale
6.	Matin Midi Soir	0 Soupe de légumes non épicée Soupe de viande épicée	Diète normale Diète normale Diète normale	Diète normale Diète normale Diète normale
7.	Matin Midi Soir	0 Soupe de viande épicée Diète normale	Diète normale Diète normale Diète normale	Diète normale Diète normale Diète normale

Nasya - *Caraka-Samhitā*, SS. Ch. 1, 2, *Ashtāñga Hrdayam*, SU. Ch. 20

La procédure consistant à introduire des remèdes dans les conduits nasaux s'appelle Nasya. Nasya est une thérapie facile à appliquer parce qu'elle agit à travers le nez et principalement sur le Bhuta éther. Elle a un effet thérapeutique sur tous les Doshas et Subdoshas car elle pacifie Prāna Vāyu immédiatement. Prāna équilibre alors tous les autres Doshas. Une fois les Doshas contrôlés, ils sont évacués par les narines. Dans le Pancha Karma, Nasya s'appelle aussi *Shirovirechana* de Shiro « tête » + Virechana « purgation ». Le Nasya Karma est indiqué en cas de troubles de la tête, du cou et des épaules.

Il y a deux façons principales de classifier Nasya Karma :

1. Selon l'action des remèdes :
   - a) Purification (Shirovirechana) - pour éliminer les Doshas de la tête
   - b) Palliation (Shamana) - pour maintenir et réduire les Doshas
   - c) Tonifier (Brimhana) - pour tonifier et nourrir le corps

2. Selon la substance utilisée :
   - a) Avapīda - extraits de plantes
   - b) Nāvana - liquides (à savoir, lait, huile, etc.)
   - c) Dhuma - inhalation de fumée
   - d) Dhmāpana - poudres, priser, etc.
   - e) Pratimarsha - application d'huile (Pratimarsha et Marsha)

Dans la partie Pradhāna Karma du Pancha Karma, on utilise Nasya pour purifier la tête et les sinus. Dans le Pūrva Karma, on utilise Nasya en tant que thérapie d'application d'huile ou Snehana. Dans le Paschāta (Uttara) Karma, on utilise Nasya pour tonifier et régénérer les principaux Subdoshas de la tête.

Certains médecins utilisent Nasya à travers le processus du Pancha Karma pour contrôler les Doshas et éviter qu'ils ne deviennent viciés à l'aide du processus de purification. D'autres appliquent Nasya à la fin de Pradhāna Karma et dans le Paschāta Karma.

Indications d'application de Nasya (CS.SS.2.22)

Les personnes ayant les conditions suivantes doivent recevoir Nasya : raideur du cou ou des muscles de la tête, douleur dans les mâchoires, inflammation de la gorge, angine, troubles du système reproducteur, cataracte, maladie des yeux ou des paupières, dépigmentation de la peau du visage, troubles du cou ou des épaules, maladies de la bouche ou des dents, infections des oreilles, infections du nez, céphalées ou migraine, paralysie faciale, hystérie, tétanos, goitre (thyroïde) et troubles d'élocution et des cordes vocales.

Indications quand NE PAS appliquer Nasya (AH.SU.20.11-13 & CS.SS.2.20)

Les personnes ayant les conditions suivantes NE doivent PAS recevoir de Nasya : juste après une thérapie Snehana, si elles commencent Snehana le même jour, après avoir bu de l'eau ou du vin (alcool), juste après avoir mangé, en cas d'indigestion, de faim, d'intoxication, fièvre aiguë, après avoir reçu Rakta Moksha Karma, en cas d'hémorragie, inflammation des sinus, après l'accouchement, difficultés respiratoires, toux, après la thérapie Vāmana, Virechana ou Basti, durant un jeûne, enfants en bas âge ou personnes âgées, et lors des saisons non appropriées (selon Prakriti).

Règles pour Nasya :

- Considérations générales (Prakriti, Vikriti, âge, saison, climat, etc.)
- Nasya doit être appliqué selon le moment de la journée :
    - Pour Kapha Roga : avant midi
    - Pour Pitta Roga : à midi
    - Pour Vata Roga : l'après-midi, le soir
- En cas de sérieux troubles Vata, Nasya peut être appliqué le matin et le soir
- En cas d'aggravation de Dosha extrême, Nasya peut être appliqué 3 fois par jour
- Nasya purifiant doit être évité pour les personnes de moins de 7 ans ou de plus de 80 ans
- Tout le monde peut recevoir un Nasya à l'huile (0 à 100 ans)
- Un léger Snehana et Svedana doivent précéder Nasya Karma
- Nasya doit être appliqué pendant une période allant jusqu'à 7 jours puis arrêté une journée
- Caraka énonce que Siro-Basti peut être effectué avant Nasya au lieu de Snehana/Svedana

- Les médications Nasya DOIVENT suivre Prakriti et être ensuite modifiées selon Vikriti
- Nasya peut être appliqué pendant les trois étapes de Shodhana Cikitsā
- Caraka utilise Nasya comme la dernière étape du Pancha Karma pour nourrir la tête et les Doshas
- Le patient doit s'allonger la tête en arrière en comptant jusqu'à 100 avant de bouger
- Nasya NE doit PAS être appliqué directement après Virechana ou Anuvāsana Basti
- Snehana interne NE doit PAS être appliqué juste avant Nasya

Indications de Nasya correct –

Lorsque Nasya a été appliqué correctement, les indications suivantes sont présentes : légèreté dans le corps, sommeil profond, clarté d'esprit, canaux ouverts et propres, les sens sont clairs et vifs, bonheur.

Indications de Nasya incorrect –

Signes d'un Nasya excessif -

Lorsque Nasya a été appliqué excessivement, les indications suivantes sont présentes : céphalées, confusion, écoulement de salive, évanouissement, perte de l'odorat, perte de la vue et de l'ouïe.

Signes de Nasya inadéquat-

Lorsque Nasya a été effectué de façon inappropriée, les indications suivantes sont présentes : sécheresse dans la tête et les sens, non apaisement des symptômes (à savoir, maux de tête, etc.) démangeaisons, lourdeur dans le corps et l'esprit.

Complications faisant suite à un Nasya incorrect-

Il y a de nombreuses complications pour le Nasya Karma. Le facteur le plus important est de suivre les plantes et les huiles indiquées pour la Prakriti du patient. Les complications principales aggravent ou perturbent les quatre organes de sens situés dans la tête : l'ouïe, l'odorat, la vue et le goût. L'utilisation excessive de poudres sèches aggrave rapidement les organes de sens ; il faut toujours les suivre de préparations de Nasya à l'huile. Les personnes peuvent même perdre la vue en cas de Nasya secs effectués avec des poudres de Trikatu ou d'Acore vrai ; aussi il ne faut jamais en appliquer aux types Vata.

En cas de Nasya sec excessif, utilisez des boissons adoucissantes et du Nasya à l'huile (2 gouttes dans chaque narine). En cas de Nasya à l'huile excessif, appliquez de la chaleur sur le front et le nez et buvez de la tisane de gingembre. En cas de mauvaise application (selon le Dosha ou l'infection, etc.) il faut faire suivre Snehana et Svedana d'un Nasya à l'huile chauffant et pénétrant (à savoir, de l'huile de sésame préparée avec de la racine d'Acore vrai, de la racine de Gingembre et du Poivre Noir).

Formules classiques pour Nasya-

Les herbes courantes pour Nasya sont : Katphala Churna, Trikatu Churna, Marica Churna, Bramhi Churna, Vidanga Churna et Vachā Churna.

Les huiles courantes pour Nasya sont : Bramhi Taila, Anu Taila, Panchanguna Taila, Vachā Taila, Ghī.

Formules contemporaines pour Nasya-

Plantes : Acore vrai, Centella et poivre noir.
Huiles : huile de sésame, Ghī ou huiles médicinales élaborées avec les plantes citées ci-dessus.

Dosage de médication pour Nasya-

Plantes : 50 à 100 mg
Huiles : normalement 2 gouttes par narine.

Type de Nasya	**Purification Légère Jaghanya Shuddhi**	**Purification Modérée Madhya Shuddhi**	**Purification Puissante Pradhāna Shuddhi**
Avapīda	8 Gouttes	16 Gouttes	32 Gouttes
Nāvana	4 Gouttes	6 Gouttes	8 Gouttes
Dhuma	250 mg	275 mg	500 mg
Dhmāpana	6 Gouttes	8 Gouttes	10 Gouttes
Pratimarsha	2 Gouttes	2 Gouttes	2 Gouttes

Procédure pour Nasya –

Nasya Karma est facile à effectuer. Les patients doivent être examinés selon leur Vikriti (Dosha, conditions Sāma, etc.), médication courante, climat, saison, force, alimentation, habitudes, psychologie, Prakriti et âge. Voir plus haut la liste énumérant les personnes ne devant pas recevoir Nasya. Durant le processus, le patient doit être examiné deux fois par jour en ce qui concerne le pouls, les urines, les selles, la langue, la peau, les yeux et l'apparence générale. Le climat doit être doux et chaud.

Préparez le patient à l'aide d'un Basti Karma et restaurez son Agni à l'aide de Samsarjana Karma. Dès que le patient a repris une alimentation normale pendant une journée, administrez alors les thérapies de Nasya. La période s'écoulant entre le Basti Karma et le Nasya peut être de 3 à 35 jours. Le Pūrva Karma doit être administré entre 3 à 7 jours avant le Nasya Karma en accordant une attention particulière à la tête ; le Siro-Basti peut être administré à la place.

Nasya NE doit PAS être administré directement après Virechana ou Anuvāsana Basti. Un léger massage à l'huile de la tête doit être effectué, suivi par l'application de serviettes trempées dans de l'eau chaude. Appliquez les serviettes mouillées et chaudes sur le visage pour ouvrir les Srota. Ceci peut être effectué lorsque le patient reste allongé. Veuillez à ce qu'il renverse la tête en arrière et administrez la médication de Nasya selon Prakriti et Vikriti. Bouchez légèrement la narine ne recevant PAS la médication et demandez au patient d'inspirer doucement. Répétez l'opération avec l'autre narine. Après l'application, effectuez un léger massage de la tête et des Marmas du cou. Si le patient garde un goût déplaisant, il peut se gargariser avec de l'eau chaude et la recracher. Evitez l'eau froide pendant le Nasya Karma. Vous pouvez recommencer l'opération chaque jour ou tous les deux jours, aussi longtemps que ce sera nécessaire, jusqu'à un total de 21 jours. Ne l'effectuez jamais plus de 7 jours en continu sans interruption (selon les indications de Caraka-Samhitā).

En cas d'éternuements après Nasya, il faut l'administrer comme Virechana de la tête et des sinus. Les éternuements sont des signes positifs et très courants avec l'utilisation de poudres sèches (Dhuma Nasya). Un soulagement des symptômes est aussi l'indication d'un Nasya réussi. Après le Nasya, le patient peut se reposer calmement et évitez les activités suivantes : parler fort, consommer des aliments lourds, rester assis toute la journée, marcher toute la journée, les émotions fortes, le chaud et le froid excessifs, le vent, la poussière, les voyages, les relations sexuelles et la répression des 13 besoins naturels. Le patient peut consommer des aliments légers.

Programme pour Nasya –

Son application dépend du programme et de l'approche de Pancha Karma que vous utilisez.

Samsarjana Karma for Nasya (CS.SS.2.10-13)

Jour N°	Repas	Maximum - Pradhāna Shuddhi	Modéré - Madhya Shuddhi	Minimum - Jaghanya Shuddhi
1.	Soir	Soupe de riz liquide	Soupe de riz liquide	Soupe de riz liquide
2.	Midi Soir	Soupe de riz liquide Soupe de riz liquide	Soupe de riz liquide Kichari épais	Kichari épais Soupe de légumes épicée
3.	Midi Soir	Kichari épais Kichari épais	Kichari épais Soupe de légumes non épicée	Soupe de viande épicée Diète normale
4.	Matin Midi Soir	0 Kichari épais Soupe de légumes non épicée	0 Soupe de légumes épicée Soupe de viande non épicée	Diète normale Diète normale Diète normale
5.	Matin Midi Soir	0 Soupe de légumes épicée Soupe de légumes épicée	0 Soupe de viande épicée Diète normale	Diète normale Diète normale Diète normale
6.	Matin Midi Soir	0 Soupe de légumes non épicée Soupe de viande épicée	Diète normale Diète normale Diète normale	Diète normale Diète normale Diète normale
7.	Matin Midi Soir	0 Soupe de viande épicée Diète normale	Diète normale Diète normale Diète normale	Diète normale Diète normale Diète normale

Paschāta Karma (Uttara Karma)

Paschāta Karma ou Uttara Karma est le nom donné aux thérapies collectives suivant les principaux Karmas ou Pradhāna Karmas. Ces thérapies s'intéressent à trois facteurs primordiaux :

1. Réanimer Agni après la purification (Samsarjana Karma)
2. Administrer des remèdes régénérant (Rasāyanadi Prayoga)
3. Maintenir la santé et prévenir les maladies (Shamana Prayoga)

Le concept ayurvédique énonce que le contrôle de Vata constitue la principale prévention de l'aggravation des Doshas et que le contrôle de Agni est la principale prévention de l'accumulation toxique. Pour que les médications et les thérapies de palliation agissent, le Pancha Karma doit être administré en premier. Si toutefois, le Pancha Karma n'inclut pas le Paschāta Karma, il en résultera alors une suppression de Agni, une accumulation toxique (Āma) et la maladie. Si par conséquent, le Paschāta Karma n'est pas effectué pendant ou après le processus du Pancha Karma, il est préférable de ne pas le commencer.

Samsarjana Karma - *Caraka-Samhitā*, SS. Ch. 1

Samsarjana Karma est le nom donné au contrôle de la diète pendant et après les thérapies de purification du Pancha Karma. Comme nous l'avons noté dans ce cours, Samsarjana Karma est suivi après chaque étape de purification. Lorsque Samsarjana Karma n'est pas suivi, Agni n'aura pas assez de temps pour recouvrer son pouvoir. Lorsque Agni est faible ou perturbé, les maladies se manifestent alors puisque Agni constitue notre première défense immunitaire.

Il est évident que la puissance de Agni constitue la clé d'un traitement de Pancha Karma réussi ; quel que soit le programme suivi. Un processus de Pancha Karma court effectué avec Samsarjana Karma sera beaucoup plus réussi qu'un long processus effectué sans Samsarjana Karma ou contrôle diététique. Nous savons parfaitement que Agni non équilibré crée Āma ou une masse toxique d'aliments non digérés. L'Ayurvéda classique énonce que la plupart des maladies proviennent de l'accumulation de Āma et de Mala dans les Srota et les Dhatus. Par conséquent, pour réussir le Pancha Karma, Samsarjana Karma s'avère nécessaire sinon critique.

« De même qu'une petite étincelle de feu se transforme en une grande flamme lorsqu'elle est alimentée progressivement avec de l'herbe sèche, de même Agni ou enzymes corporels, responsable de la digestion et du métabolisme chez une personne détoxifiée devient puissant et stable et capable de digérer tout type d'aliments par la consommation progressive d'une bouillie liquide de riz, etc. » CS.SS.1.12-13

Indications d'application de Samsarjana Karma –

Après toute thérapie de purification ou lorsque Agni est faible, variable ou élevé.

Indications quand NE PAS appliquer Samsarjana Karma –

Aucune – même lorsque Agni est équilibré, il faut l'appliquer pendant 3 jours pour stabiliser l'état d'équilibre.

Règles pour Samsarjana Karma –

- Doit suivre toute thérapie de purification durant un minimum de 3 jours
- Doit suivre l'état de Agni

Indications d'utilisation correcte de Samsarjana Karma –

Agni stable, équilibré.

Indications d'utilisation incorrecte de Samsarjana Karma –

Agni irrégulier, faible ou élevé ; présence de Āma ; manque d'appétit.

Complications provenant d'un Samsarjana Karma incorrect –

Aucune.

Formules Classique pour Samsarjana Karma –

Caraka-Samhitā nous procure des lignes directrices précises pour Samsarjana Karma et nous explique en détail les aliments nécessaires :

- Peyā - Soupe de riz liquide
- Vilepī - Soupe de riz épaisse

- Akrta Yūsa - Soupe de légumes (dal) non épicée
- Krta Yūsa - Soupe de légumes (dal) épicée (+ gras, sel et épices piquantes)
- Akrta Rasa - Soupe de viande non épicée
- Krta Rasa - Soupe de viande épicée (+ gras, sel et épices piquantes)

Recettes pour les termes cités plus haut :
Peyā - Soupe de riz liquide
Prendre 14 parts d'eau pour 1 part de riz Basmati.

Vilepī - Soupe de riz épaisse
Prendre 4 parts d'eau pour 1 part de riz Basmati.

Akrta Yūsa - Soupe de légumes (dal) non épicée
Prendre 4 parts d'eau pour 1 part de riz Basmati et ½ part de haricots Mungo (cassés)

Krta Yūsa - Soupe de légumes (dal) épicée (+ gras, sel et épices piquantes)
Prendre 4 parts d'eau pour 1 part de riz Basmati et ½ part de haricots Mungo (cassés) avec les épices suivantes : poivre, gingembre (sec), Ghī et sel à votre convenance.

Akrta Rasa - Soupe de viande non épicée
Faire cuire un animal sauvage provenant d'un climat chaud et humide (comme d'un marécage, lac, etc.) dans 4 parts d'eau pour 1 part de viande. Nous pouvons prendre un canard par exemple. Retirer la moitié de la viande et servir.

Krta Rasa - Soupe de viande épicée (+ gras, sel et épices piquantes)
Faire cuire un animal sauvage provenant d'un climat chaud et humide (comme d'un marécage, lac, etc.) dans 4 parts d'eau pour 1 part de viande. Nous pouvons prendre un canard par exemple. Ajouter les épices suivantes : poivre, gingembre (sec), Ghī et sel à votre convenance. Retirer la moitié de la viande et servir.

Formules contemporaines pour Samsarjana Karma –

Vous pouvez utilisez les recettes décrites ci-dessus. Pour les végétariens, la soupe de viande peut être remplacée par du Kichari avec davantage de légumes à racines comestibles.

Samsarjana Karma (CS.SS.2.10-13)

Jour N°	Repas	Maximum - Pradhāna Shuddhi	Modéré - Madhya Shuddhi	Minimum - Jaghanya Shuddhi
1.	Soir	Soupe de riz liquide	Soupe de riz liquide	Soupe de riz liquide
2.	Midi Soir	Soupe de riz liquide Soupe de riz liquide	Soupe de riz liquide Soupe de riz liquide	Kichari épais Soupe de légumes épicée
3.	Midi Soir	Kichari épais Kichari épais	Kichari épais Soupe de légumes non épicée	Soupe de viande épicée Diète normale
4.	Matin Midi Soir	0 Kichari épais Soupe de légumes non épicée	0 Soupe de légumes épicée Soupe de viande non épicée	Diète normale Diète normale Diète normale
5.	Matin Midi Soir	0 Soupe de légumes épicée Soupe de légumes épicée	0 Soupe de viande épicée Diète normale	Diète normale Diète normale Diète normale
6.	Matin Midi Soir	0 Soupe de viande non épicée Soupe de viande épicée	Diète normale Diète normale Diète normale	Diète normale Diète normale Diète normale
7.	Matin Midi Soir	0 Soupe de viande épicée Diète normale	Diète normale Diète normale Diète normale	Diète normale Diète normale Diète normale

Dosages de remèdes pour Samsarjana Karma –

Selon Agni et la puissance des thérapies de purification administrées. Le tableau ci-après fournit les programmes selon la puissance de la purification. Il est préférable d'administrer de faibles dosages. Le Samasarjana karma doit être très modéré après les éliminations suivantes : Bastis, Nasyas et Rakta Moksha.

La meilleure façon d'éliminer Āma du corps est de créer la sensation de faim chez votre patient !

Il est par conséquent préférable de consommer de petites quantités d'aliments que de grandes quantités.

Rasāyanadi Prayoga –

Processus consistant à administrer des remèdes et des aliments pour régénérer le patient. Il faut suivre Samsarjana Karma et attendre une journée pour que le patient reprenne une alimentation normale. Dans les textes classiques, les thérapies Rasāyana ne sont jamais administrées avant le Pancha Karma car elles sont alors moins efficaces.

Indications d'application de Rasāyanadi Prayoga

En cas de faiblesse, vieillesse ou convalescence suivant une maladie, les thérapies Rasāyana sont indiquées.

Indications quand NE PAS appliquer Rasāyanadi Prayoga

En cas de présence de Āma ou de Agni faible, les thérapies Rasāyana NE sont PAS indiquées.

Règles pour Rasāyanadi Prayoga –

- Doit être administré après Samsarjana Karma
- Doit être administré lorsque Agni est fort
- Peut être administré à tous les âges
- Préférable de l'administrer pendant la période chaude de l'année
- Préférable pour les types Vata et Pitta
- Favorable pour les convalescents

Indications d'application de Rasāyanadi Prayoga correct –
Vigueur et énergie accrue.

Indications de Rasāyanadi Prayoga incorrect –
Augmentation de Āma, manque d'énergie et de force.

Complications à la suite d'un Rasāyanadi Prayoga incorrect –
La principale complication avec les thérapies Rasāyana est qu'elles sont lourdes à digérer ; elles tendent par conséquent à créer āma lorsque Agni n'est pas fort. Les complications typiques consistent en Kapha élevé ou Āma élevé.

Herbes classiques pour Rasāyanadi Prayoga –
Les herbes Rasāyana classiques sont : Guduchi, Shatāvari, Ashwagandha, Bāla, etc.

Herbes contemporaines pour Rasāyanadi Prayoga –
Les herbes occidentales sont : la consoude, la guimauve, la Centella, etc.

Dosages des remèdes pour Rasāyanadi Prayoga –
Voir les manuels de cours d'Atreya pour les dosages et indications.

Procédure pour Rasāyanadi Prayoga –
La procédure suit les conditions classiques indiquées dans le livre « Dravyaguna pour les Occidentaux », dans les textes classiques, etc. Les règles standard suivent la prédominance du Dosha, la saison, l'âge, etc.

Programme pour Rasāyanadi Prayoga –
Le Caraka-Samhitā et le Ashtāñga Hrdayam fournissent des programmes pour l'administration des remèdes Rasāyana. Cette forme d'administration de remède s'appelle un *Kalpa.* Les Kalpas consistent en augmentation graduelle du dosage jusqu'à obtention du dosage désiré, et on procède à la même diminution de dosage jusqu'au retour de la dose originelle.

Par exemple, Caraka suggère de commencer avec un fruit et d'ajouter un autre fruit sur une période de 21 jours jusqu'à obtention de la dose maximum. Cette dose est alors maintenue durant 7 jours et ensuite diminuée sur une période de 21 jours jusqu'à obtention de la quantité de fruits originelle. Voir graphique ci-dessous :

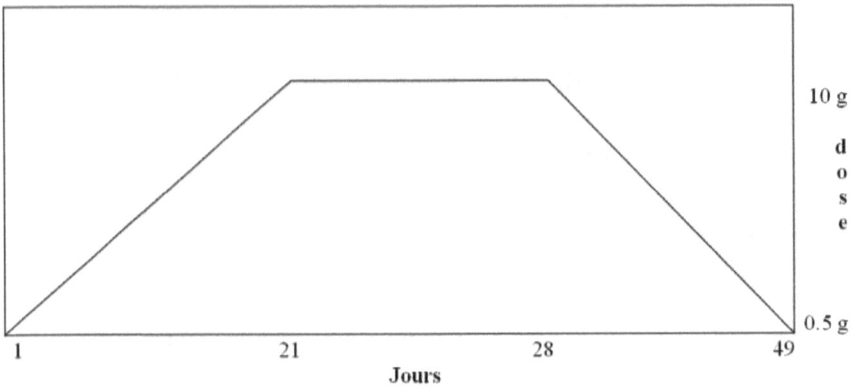

Par exemple, une dose de Ashwagandha peut commencer avec 0,5 g le premier jour et être augmentée chaque jour de 0,5 g jusqu'à obtention de la dose maximum de 10 g le 21ème jour. La dose de 10 g est ensuite maintenue pendant 7 jours et le 28ème jour, elle sera réduite de 0,5 g par jour jusqu'à obtention de la dose originelle de 0,5 g le 49ème jour.

Ceci s'appelle un Kalpa est constitué la méthode standard d'administration de remèdes ou aliments Rasāyana. Pour les doses de commencement, consultez le manuel de cours de Vaidya Atreya Smith, « Dravyaguna pour les Occidentaux ».

Shamana Prayoga –

Ce processus consiste à maintenir et préserver le corps. Les thérapies Shamana sont généralement traduites par thérapies de palliation. En d'autres termes, ces thérapies ne soignent pas seulement les maladies mais favorisent la préservation et le maintien de la santé. En Ayurvéda, il existe six formes de Shamana :

1. **Pipāsā** Soif, réduire l'absorption d'eau (Dinacharya)
2. **Māruta** Exposition à l'air pur et aux éléments (environnement)
3. **Atapa** Exposition au soleil et à la chaleur (environnement)
4. **Pāchana** Augmentation de la digestion par Agni (Dinacharya)
5. **Upavāsa** Jeûne ou réguler l'alimentation (Dinacharya)
6. **Vyāyāma** Exercices quotidiens (Dinacharya)

Les points 1 et 5 s'intéressent directement à l'absorption d'aliments et de liquide. Ce qui signifie que les thérapies diététiques à vie de Vata, Pitta et Kapha doivent *uniquement* être suivies *après* les thérapies du Pancha Karma ! Pāchana, le point 4, fait partie du Pūrva Karma et aussi de toute la méthodologie du Pancha Karma. Puisque le maintient de Agni constitue le pilier des thérapies ayurvédiques, nous constatons que les thérapies Shamana sont des « thérapies à vie » ou constituent ce que nous effectuons au quotidien pour rester en bonne santé (Dinacharya). Par conséquent, après le Pancha Karma, il est préférable de suivre les thérapies de vie indiquées pour notre constitution.

Dans cette catégorie est aussi inclus le traitement médical spécifique pour tous les troubles. Par exemple, prenons un patient souffrant d'arthrite. Lui administrer en premier le Pancha Karma puis continuer par les thérapies Shamana traitant l'arthrite spécifiquement, comme un régime alimentaire Vata avec le remède Maha Yog Raj Guggulu, etc.

Indications d'application de Shamana Prayoga

Après le Pancha Karma, pour traiter une maladie ou pour le maintien de la santé.

Règles pour Shamana Prayoga –

Suivre les règles standard selon Prakriti.

Indications d'application correcte de Shamana Prayoga –

Etat de bonne santé, à savoir le fonctionnement correct des Doshas.

Indications d'application incorrecte de Shamana Prayoga –

Maladies, c'est à dire, l'aggravation des Doshas.

Procédure d'application de Shamana Prayoga –
Pour Vata Dosha

1. Massages avec une bonne quantité d'huile. De préférence, utiliser des formes d'huiles traitantes de sésame, préparées avec des plantes douces telles que : Ashwagandha, Bala et Shatavari et associées à des épices réduisant Vata telles que la cannelle ou le gingembre. Les huiles

d'abricot ou d'amande sont également efficaces. Le toucher doit être chaud, doux et ferme

2. Légère thérapie de Svedhana avec bains chauds ou bains de vapeur. Nous pouvons utiliser de douces plantes sudorifiques telles que la cannelle et le gingembre, ou des toniques tels que bala, racine de consoude ou Dashamula (combinaison de dix racines ayurvédiques). Les saunas et les sudations sèches peuvent aggraver Vata. Veuillez à faire absorber des liquides adéquats lors de la sudation qui doit être suivi par une période de repos. Il faut faire attention de ne pas trop faire transpirer le patient. Les signes d'une trop forte sudation comprennent une soif excessive, des évanouissements, des vertiges, des malaises ou des convulsions.

3. Utiliser des plantes toniques et revigorantes comme l'ail, Ashwagandha, Bala, racines de consoude et ginseng avec des épices telles que le gingembre, le fenouil et la cannelle ainsi que de vin rouge. Il est recommandé d'administrer les plantes toniques avec précaution et non en grandes quantités, en particulier lorsque le revêtement de la langue est prononcé ou s'il se produit une distension abdominale et de la constipation.

4. Boire de l'huile de sésame médicinale et en appliquer sur la peau ou faire de même avec du Ghī (1 c.c. X 2 par jour). L'absorption d'huiles ne doit pas non plus être faite en grandes quantités en cas de faiblesse du feu digestif ou de dilatation abdominale.

5. Faire des exercices doux comprenant des postures de yoga calmantes (positions assises, couchées, Mahamudra, etc.) ou du tai chi, prendre de légers bains de soleil mais en évitant l'exposition au vent et au froid. Des exercices doux améliorant la respiration sont efficaces (comme alterner le Pranayama par les narines ou le Pranayama. Tout effort physique intense est à éviter.

6. Avoir un régime alimentaire adéquat, généralement un régime anti-Vata. Cela inclut les produits laitiers, les noix, les céréales telles que le riz, du blé complet ou de l'avoine, des légumes à racines comestibles, des fruits tonifiant ou de la viande, accompagnés d'épices douces comme le gingembre, la cumin, ou le fenouil. Il faut essayer de manger

davantage et d'améliorer sa nutrition. Cependant, la suralimentation est à éviter. On peut faire de courts jeûnes, allant de un jour, accompagnés d'infusions épicées telles que de gingembre et de cannelle.

7. Avoir chaud, des vêtements et un environnement chauds, porter des couleurs chaudes telles que le rouge, l'orange et l'or avec des couleurs humides comme le blanc. Il est bon d'avoir du confort physique, un lit moelleux, et un environnement plaisant et de prendre bien soin de soi.

8. Il faut du repos mental et de la relaxation mentale. Cela veut dire éviter les excès de voyages, de bruits ou de distractions, s'autorisant à dormir la journée en cas de fatigue, avoir un style de vie tranquille et stable, rempli de bonheur et de satisfaction.

9. Pratiquer des méditations calmantes et apaisantes, rester silencieux, vider son esprit et laisser tomber les soucis, la peur et l'anxiété.

Le Shamana pour Vata comprend un côté nutritif et tonifiant qui n'est pas trop réducteur. Elle diffère des thérapies pour tonifier Vata parce que l'on suit un régime plus léger avec davantage d'épices jusqu'à ce qu'on soit débarrassé de Āma. De plus, les plantes tonifiantes ne sont prises qu'en petites quantités.

Pour Pitta Dosha

1. De légers massages avec des quantités modérées d'huile. De préférence des huiles rafraîchissantes telles que la noix de coco, l'olive ou le Ghī doivent être prises avec des plantes amères rafraîchissantes ainsi que des plantes douces telles que le Centella, le Bhringaraj, le bois de santal, la réglisse ou le Shatavari. L'huile de Brahmi est excellente. Le toucher doit être doux, apaisant et un peu frais.

2. Prendre des douches ou des bains rafraîchissants ou faire de légères sudations, de préférence avec des plantes rafraîchissantes et dispersantes telles que la menthe, l'achillée ou la bardane et suivies d'une douche fraîche. Une trop grande transpiration peut provoquer de la soif, des sensations de brûlure, des vertiges ou de la fièvre.

3. Prendre des plantes rafraîchissantes ou amères et de nature astringente. Ce sont le gel d'aloès, le berbéris, le pissenlit, la bardane, le consoude et le coriandre pour nettoyer le sang et la bile et drainer l'excès de chaleur du système, ce sont principalement des plantes régénérantes.

4. Prendre du Ghī par voie orale (1 c.c. X 2 par jour) et en utiliser en usage externe, en particulier sur les yeux.

5. Faire des exercices physiques modérés dans l'air frais et le vent, se promener la nuit (en particulier sous la lumière de la lune) ainsi que pratiquer d'autres activités douces. On peut faire des postures de yoga qui rafraîchissent, comme se tenir sur les épaules et le Pranayama (tel que le Shitali ou le Pranayama de la lune). On doit éviter les exercices d'aérobic énergiques ainsi que les efforts intenses, surtout au soleil. Les exercices physiques ne doivent pas provoquer de fortes sueurs.

6. Suivre un régime alimentaire modéré et rafraîchissant, généralement un régime anti-Pitta tel que des fruits doux, des légumes, des jus de légumes crus, des céréales rafraîchissantes telles que le riz et le blé, les haricots Mungo (soja vert), les épices rafraîchissantes telles que la coriandre et le fenouil, tout en évitant les épices relevées, le sel et le poivre. Vous pouvez faire des jeûnes modérés avec des plantes rafraîchissantes, telles que le pissenlit ou la bardane, des jus de légumes verts ou des jus de fruits tels que d'ananas ou de pamplemousse. En cas de faiblesse, vous pouvez prendre un peu de produits laitiers.

7. Appliquer ou inhaler des parfums rafraîchissants tels que le bois de santal, le vétiver ou la rose, porter des vêtements frais et vivre dans un environnement plaisant, entouré de couleurs fraîches telles que le bleu, le vert et le blanc, s'exposer à des brises fraîches, à la lumière de la lune et éviter le soleil, la chaleur et le feu.

8. Se relaxer, de divertir, s'amuser et jouer, avoir des émotions douces et affectueuses, de l'amour et de l'amitié, et fréquenter l'eau et les jardins. Eviter les conflits, les discussions, l'agression, l'ambition, une trop grande pression, l'acharnement, le travail et l'effort.

9. Pratiquer des méditations impliquant la réalisation d'énergie positive, la paix, l'amour, le pardon. Les visualisations, l'expression créatrice et artistique sont souvent efficaces.

La thérapie Shamana pour Pitta est rafraîchissante et apaisante et ne tonifie ni ne réduit de trop. Elle diffère des méthodes pour tonifier parce que ces dernières sont beaucoup plus nutritives.

Pour Kapha Dosha

1. Faire des massages vigoureux et secs ou un travail profond sur le corps causant parfois de légères douleurs. Vous pouvez utiliser des huiles légères comme l'huile de moutarde ou des plantes chaudes dans de l'huile légère comme la cannelle, le gingembre ou le camphre.

2. Pratiquer des thérapies de sudation intense avec une chaleur sèche et utiliser des plantes sudorifiques et expectorantes comme le gingembre, la sauge, le thym ou la cannelle. La sudation peut aller jusqu'à l'inconfort mais pas jusqu'à l'épuisement.

3. Absorber des plantes sèches, chaudes et relevées telles que le gingembre, le piment de Cayenne, l'aunée, la myrrhe, l'ail et le Trikatu. Les plantes amères telles que le gel d'aloès, le curcuma ou le berbéris peuvent aussi s'utiliser pour réduire les graisses. Ces plantes sont plus efficaces prises avec du miel et réduites en poudre.

4. Prendre du miel âgé non traité (de plus d'un an d'âge), en particulier provenant de fleurs épicées telles que la sauge et utiliser des huiles sèches telles que l'huile de moutarde ou de lin, pour détacher le flegme.

5. Pratiquer des exercices d'aérobic énergiques tels que le jogging en plein vent et au soleil ainsi que des travaux physiques difficiles. Il faut faire attention à ce que la personne ait la force physique nécessaire pour un tel effort mais généralement les types Kapha doivent pratiquer de nombreux exercices. Les exercices physiques doivent entraîner une forte suée et fatiguer l'individu.

6. Manger une alimentation légère, généralement anti-Kapha, comprenant des légumes cuits à la vapeur, des céréales diurétiques et

des légumineuses accompagnées d'épices relevées telles que le piment de Cayenne ou de gingembre et réduire l'absorption d'eau et de jus de fruits. Si possible, jeûner (si possible sans liquide) pendant une période allant de un jour par semaine. Pendant cette période vous pouvez prendre des épices. En général, il faut éviter le sucre et les aliments doux, les produits laitiers, les huiles, la viande, etc.

7. Porter des vêtements et vivre dans un environnement sec et rudimentaire, caractéristique d'un style de vie essentiellement austère. Il faut éviter de s'exposer au froid et à l'humidité mais il faut s'exposer à la chaleur sèche, au soleil et au feu ainsi qu'aux vents chauds. Utiliser des couleurs chaudes et sèches telles que le rouge, l'orange et le jaune.

8. Faire des efforts et du travail physiques, se coucher tard et ne pas dormir la journée. Psychologiquement il est nécessaire de rompre les attachements et les habitudes et de laisser tomber le passé. Il faut se séparer des biens superflus. Les types Kapha doivent remettre en question leur besoin de confort et essayer de vivre de manière plus rudimentaire.

9. Pratiquer des méditations actives qui impliquent l'étude, la réflexion et l'interrogation, lire des textes spirituels et Sacrés ou bien psalmodier à voix haute, danser et chanter. L'intellect doit être stimulé, activé et bien exercé, jusqu'à l'inconfort.

La thérapie Shamana pour Kapha est stimulante et réductrice. Elle ne doit pas être appliquée de manière excessive parce que Kapha peut avoir besoin d'être tonifié.

Programme de Pancha Karma du Caraka Samhitâ

Nom de la Thérapie	**Purification Puissante *(Pradhāna Shuddhi)***	**N° de jours**	**Purification Modérée *(Madhya Shuddhi)***	**N° de jours**	**Purification Légère *(Hīna Shuddhi)***	**N° de jours**
Pāchana	Effectué avant	3-10	Effectué avant	3-10	Effectué avant	3-10
Snehana Interne	Jours 1 à 7	7	Jours 1 à 5	5	Jours 1 à 3	3
Abhyanga et Svedana	Jours 1 à 7	7	Jours 1 à 5	5	Jours 1 à 3	3
Nasya	Jours 1 à 7	7	Jours 1 à 5	5	Jours 1 à 3	3
Vāmana	8ème matin	1	6ème matin	1	4ème matin	1
Samsarjana Karma	9ème à 15ème jour	7	7ème à 11ème jour	5	5ème à 7ème jour	3
Repos	16ème jour	1	12ème jour	1	8ème jour	1
Snehana Interne	17ème à 23ème jour	7	13ème à 17ème jour	5	9ème à 11ème jour	3
Abhyanga et Svedana	17ème à 23ème jour	7	13ème à 17ème jour	5	9ème à 11ème jour	3
Nasya (huile)	17ème à 23ème jour	7	13ème à 17ème jour	5	9ème à 11ème jour	3
Virechana	24ème matin	1	18ème matin	1	12ème matin	1
Samsarjana Karma	25ème à 31ème jour	7	19ème à 23ème jour	5	13ème à 15ème jour	3
Repos	32ème jour	1	24ème jour	1	16ème jour	1
Abhyanga et Svedana	33ème à 63ème jour	30	25ème à 40ème jour	15	17ème à 24ème jour	8
Basti	33ème à 63ème jour	30	25ème à 40ème jour	15	17ème à 24ème jour	8
Nasya (nettoyant & nourrissant)	33ème à 63ème jour	30	25ème à 40ème jour	15	17ème à 24ème jour	8
Samsarjana Karma	64ème à 70ème jour	7	41ème à 45ème jour	5	25ème à 27ème jour	3
Total de jours	**70 jours**		**45 jours**		**27 jours**	

Total de jours en clinique	2 jours		2 jours		2 jours	
Total de visites à la clinique	46 visites		27 visites		16 visites	
Total de jours à la maison	68 jours		43 jours		25 jours	

Comparaison entre le Pancha Karma Classique et le Keralīya

	Pancha Karma Classique		**Pancha Karma Keralīya**
Composants	Snehana Svedana	Pūrva Karma	Dhāra Karma Pindasveda Kāyaseka Anna Lepa Siro Lepa
	Vāmana Virechana Anuvāsana basti Nirūha basti Nasya	Pradhāna Karma	
Bienfaits principaux	Purifiant, c'est à dire, **Shodhana Chikitsā** (trad : purification de la membrane)		Essentiellement Palliation, à savoir, **Shamana Chikitsā** (trad : purification cutanée)
Bienfaits secondaires	Palliation des maladies		- purification externe (trad : purification cutanée) - réhabilitation - physiothérapie
Autres effets	Produit de la légèreté (Langhana)		Nourrit les tissus (Brimhana)
Moyens d'élimination des Doshas / Toxines	Par les intestins (Appareil gastro-intestinal ou Kostha)		Par la Peau (Shākhā Māmsa)

Application d'huile & Fomentation (Snehana & Svedana)	Ce sont des procédures **préparatoires**	Ce sont des procédures **principales**
Attributs spécifiques	1. régime saisonnier pour la prévention des maladies 2. thérapie préparatoire pour Rasāyana 3. soigne les maladies	Non spécifique
Considérations de procédure	**Basé sur les Doshas** Troubles Vata - Basti Troubles Pitta - Virechana Troubles Kapha - Vāmana	**Basé sur les maladies** Sirodhāra – troubles mentaux Pindasveda – problèmes aux articulations, etc Kāyaseka – troubles neurologiques, etc.
Procédures préparatoires	Dipan, Pāchana, Snehana & Svedana	Dipan & Pāchana
Complications	Peuvent résulter d'erreurs	Aucune
Risques / Efficacité	Relativement sans risque / très efficace	Sans aucun risque / modérément efficace
Bienfaits	- De longue durée - Cure spécifique - Accroît l'immunité	- A court terme - Bienfaits Immédiats - Rétablit
Effets principalement notés :	en tant qu'effet de procédure	En tant qu'effet médical et de procédure
Potentiel thérapeutique	Très étendu	Limité

Tableau reproduit du livre *Pañca Karma Therapy,* par le Prof. R.H. Singh, p. 371

Chapitre 2 – Questions d'étude

1. Que sont les procédures préparatoires ?
2. Qu'est-ce que la thérapie de réduction ?
3. Qu'est-ce que le Nasya ?
4. Qu'est-ce que la thérapie d'application d'huile ?
5. Qu'est-ce que la thérapie de sudation ?
6. Pourquoi faut-il être prudent lorsque nous pratiquons les vomissements thérapeutiques ?
7. Pourquoi la purgation est-elle vraisemblablement la thérapie la plus utile dans le Pancha Karma ?
8. Comment les Basti sont-ils utilisés en tant que méthode de nettoyage dans le Pancha Karma ?
9. Décrivez la thérapie de palliation pour Kapha.
10. Comment la thérapie de purification pour Pitta diffère-t-elle de la thérapie de palliation ?

Chapitre 3
Brimhana Chikitsa

En Ayurvéda, toutes les thérapies ou traitements peuvent être divisés en deux catégories générales : celles qui réduisent ou allègent (*Langhana*) et celles qui augmentent ou fortifient. Dans la section précédente, nous avons expliqué les thérapies. Dans cette section-ci, nous allons traiter des thérapies qui fortifient ou augmentent, « Brimhana », signifiant littéralement « alourdir ». En Ayurvéda, toutes les thérapies qui développent la force ou régénérer le corps s'appellent Brimhana, soit réduisent les Doshas à l'aide des méthodes Langhana.

Comme dit le proverbe en Ayurvéda :

« *Madhava excelle en Nidama (diagnostic). Vagbhata excelle en Sutrasthana (exposition des principes fondamentaux). Sushruta excelle en Sarirasthana (anatomie et physiologie) et Caraka excelle en Chikitsa (traitements thérapeutiques).* »

Caraka classifie toutes les thérapies en six catégories ou Sad-Upakarmas. Toutes les thérapies internes et physiothérapies utilisent ces six catégories, seules les méthodes chirurgicales n'appartiennent pas à ces catégories.

Caraka classifie les thérapies en six catégories ou Sad-Upakarmas

N°	Thérapie	Gurvadi Guna	Action
1	Langhana	(Laghu guna)	Thérapies qui allègent (jeûne, etc.)
2	Brimhana	(Guru guna)	Thérapies qui fortifient et construisent (alimentation, etc.)
3	Ruksana	(Ruksha guna)	Thérapies déshydratantes, asséchantes (pour réduire Kapha)
4	Snehana	(Snighdha guna)	Massage à l'huile, thérapies à base d'huile (pour réduire Vata)
5	Svedana	(Ushna guna)	Sudation, thérapies chauffantes (pour brûler Āma)
6	Stambhana	(Sita guna)	Thérapies qui retiennent et rafraîchissent (pour réduire Pitta)

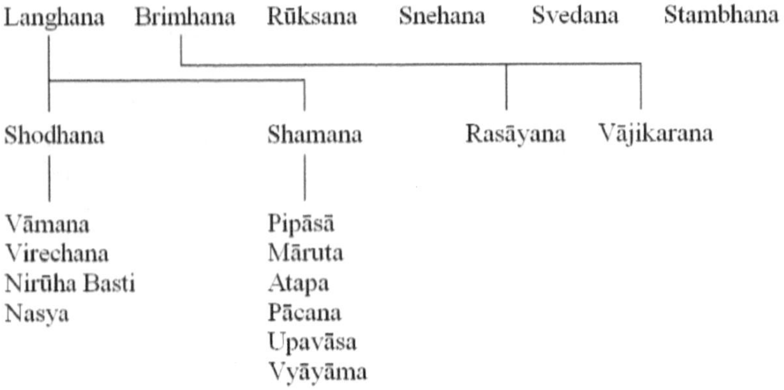

Le Caraka Samhitâ est divisé en huit sections ou « Sthana ». La sixième section est *Cikitsa* ou Chikitsa. La racine de ce mot est « kit », qui signifie « enlever, retirer ». Aussi le mot Chikitsa signifie littéralement « ce qui enlève la maladie ». C'est le cœur du Caraka Samhitâ et c'est à cet endroit que Caraka excelle dans son exposition du traitement des maladies. Le tout premier chapitre du Chikitsa Sthana (la section sur les traitements) concerne les thérapies de Rasayana. Le premier chapitre est si important qu'il est divisé en quatre parties ou *Padas.* Le second chapitre traite de Vajikarana et est aussi divisé en quatre *Padas.* Ces deux chapitres forment ensemble plus de 400 Sutras ou versets. Le fait que Caraka commence la section des traitements par les thérapies Brimhana est extrêmement important. Cela indique que si un patient n'a pas suffisamment de force pour être traité, le médecin doit alors commencer par des thérapies de rajeunissement (qui régénèrent). Cela indique aussi que parmi toutes les thérapies, celles du rajeunissement, sont les plus importantes parce qu'elles permettent une longue vie en bonne santé aux patients. Parmi toutes les thérapies, les thérapies de rajeunissement sont les plus utiles parce qu'elles confèrent une longue vie, une bonne santé, du bonheur, du plaisir sexuel et des enfants.

Les thérapies Brimhana sont aussi employées pour fortifier ou pour se remettre d'une maladie. On les utilise aussi pour les jeunes et les personnes âgées pour les fortifier. Il est classique en Inde de donner aux enfants des préparations Brimhana lorsqu'ils sont en âge scolaire, surtout avant les examens. Les thérapies Brimhana sont également utilisées pour augmenter la fertilité et la force générale des adultes en bonne santé. Les méthodes Brimhana sont importantes d'être effectuées après les thérapies Langhana telles que Shodhana Chikitsa (Panchakarma). Il existe deux catégories principales de thérapies Brimhana : *Rasayana* (régénérer) et *Vajikarana* (fertilité). Ces deux catégories sont les catégories principales qui sont subdivisées en branches spécifiques.

Les thérapies Brimhana sont fortifiantes et divisées en deux catégories principales :

Rasayana	Vajikarana
Thérapies rajeunissantes (régénérer)	Thérapies de fécondité (aphrodisiaque)

Gardez en mémoire que les thérapies **Brimhana** peuvent être de nature douce ou forte.

Les thérapies Rasayana

La définition de Rasayana est : « Les thérapies qui augmentent le Rasa du corps. » Cela signifie l'augmentation du Rasa Dhatu et une augmentation de *l'habilité de circulation* du Rasa dans le corps entier à travers les Srotamsi. Si le Rasa est augmenté, mais qu'il est congestionné dans les Srotas ou les Dhatus, il entraînera des pathologies. Par conséquent, il est important de comprendre que les thérapies de Rasayana ont une double signification. Bien qu'elles soient lourdes et fortifiantes, elles sont aussi souvent piquantes et stimulantes afin de permettre au Rasa de circuler dans le corps.

Un concept en Ayurvéda considère que les Dhatus (plus spécifiquement la structure des cellules) sont altérés ou endommagés par la fonction du Dhatu Agni. Le processus métabolique constant exécuté par Agni détériore aussi les mêmes tissus qu'il nourrit et maintient. Ainsi, l'objectif des thérapies Rasayana est de neutraliser cette détérioration naturelle des tissus en fournissant au corps des nutriments supplémentaires sous forme de remèdes concentrés. Lorsque ces remèdes sont pris sur plusieurs années, ils ralentissent considérablement le processus de vieillissement.

Caraka nous fournit ces définitions de Rasayana dès le premier Pada du Chapitre Un :

« Une personne effectuant une thérapie de rajeunissement obtient la longévité, une bonne mémoire, un intellect puissant, l'absence de maladie, la jeunesse, le teint et un lustre excellents, une voix mélodieuse, un corps vigoureux, des organes de sens puissants, une parole juste, du respect et de l'intelligence. La façon d'obtenir les bénéfices de Rasa est connue comme Rasayana ou thérapies de rajeunissement. »
CS.SU.1.1.7-8

D'un point de vue administratif, les thérapies de Rasayana sont divisées en deux sortes :

1. Kutipravesika (environnement protégé)
2. Vatatapika (environnement non protégé)

Le premier, *Kutipravesika*, est une méthodologie complexe qui consiste à construire une petite maison dans la forêt avec une orientation et une taille spécifiques. On demande au patient de rester six mois à un an dans cette maison, selon le but thérapeutique. Pendant cette période, il est protégé du soleil et du vent (l'environnement) et est servi par un attendant (infirmière) tout au long de cette période de rajeunissement. Cette méthode est considérée comme étant la meilleure, mais reste aussi limitée aux personnes aisées ayant les moyens de faire construire une maison, de régler les frais d'infirmière, des médications et des consultations du médecin. Sans mentionner le luxe d'avoir devant soi six à douze mois de libres !

Le deuxième type de thérapies de Rasayana, *Vatatapika*, est une méthodologie plus facile pouvant être effectuée n'importe où. Dans l'ensemble, il recouvre toutes les autres formes de thérapies de rajeunissement pouvant être effectuées sans structure spéciale ni système de soutien. En d'autres termes, ces thérapies peuvent être administrées à tous dans un contexte de vie normal. Le mot Vatatapika signifie littéralement les traitements pouvant être « effectués dans le vent et au soleil ». Ce que nous traitons dans ce cours tombe sous la deuxième catégorie de Rasayana.

Les thérapies de Rasayana sont divisées en trois catégories selon l'objectif thérapeutique :

1. Kamya Rasayana pour favoriser la santé et la longévité des personnes normales
2. Naimittika Rasayana pour aider le patient à lutter et à se remettre d'une maladie
3. Kutipravesika Rasayana, thérapies spécifiques effectuées durant et après un Panchakarma

Kamya Rasayana, ce sont des thérapies administrées aux personnes en bonne santé qui continuent leur style de vies normales et leur travail. Elles peuvent consister en aliments, plantes médicinales et préparations spécifiques. Il n'y a généralement aucune restriction pour ces thérapies.

Naimittika Rasayana, ce sont des thérapies ayant pour but d'aider une personne à se remettre d'une maladie spécifique. Ces thérapies sont utilisées lorsque le patient n'a pas assez de force pour recevoir les thérapies Shodhana (purifiantes). Elles sont aussi utilisées en cas de troubles chroniques et lorsque le patient continue à perdre Bala (de la force). Cette forme de thérapie de Rasayana est également administrée après la guérison d'une maladie sérieuse – rendant un patient faible avec peu de Bala.

Kutipravesika Rasayana est également appelé *Kayakalpa* et consiste en une forme spéciale de rajeunissement effectuée de pair avec un

Panchakarma. Le Panchakarma est effectué avec l'objectif spécifique d'administrer des remèdes de Rasayana et des préparations au patient. Ce Rasayana est supposé être une version plus courte que celle de la méthode Kutipravesika expliquée plus haut (celle nécessitant une maison spéciale).

Comme pour tous les traitements, il est important de connaître notre objectif et celui du patient. Les trois catégories mentionnées ci-dessus sont effectuées selon l'objectif thérapeutique. Le but doit être précis afin de décider quelle approche sera la mieux appropriée au patient.

Dans le Chapitre Un, deuxième Pada, Sutra 3, Caraka nous fournit les conseils suivants :

« Tous les désordres corporels sont causés par les éléments suivants :

1. La consommation d'une alimentation médiocre ; la surconsommation d'aliments acide, salés, piquants.
2. La surconsommation de légumes secs, de viande, de graines de sésame et de pâtisseries.
3. La surconsommation de céréales germées et de légumineuses, les associations conflictuelles de plusieurs aliments, les aliments raffinés, les aliments gras entraînant une obstruction dans les canaux.
4. La consommation d'aliments mous, lourds, putrides, rassis ou vieux.

D'autres désordres sont causés par les différents types de personnes :

1. Les personnes qui prennent leur repas à des heures irrégulières, ou celles prenant un repas avant d'avoir digéré le précédent repas.
2. Les personnes ne pouvant pas se passer de dormir durant la journée, ou qui pratiquent trop d'activités sexuelles / ou abusent d'alcool.
3. Les personnes qui font trop d'exercices physiques ou qui fatiguent trop leur corps par de trop grands efforts physiques (travail).
4. Les personnes sujettes aux excès de colère, de peur, de chagrin, d'avidité et de surmenage. »

CS.CS.1-2.3

Caraka nous fournit une liste des principales causes d'aggravation des Doshas provenant de l'alimentation et du mode de vie. Les huit facteurs mentionnés ci-dessus entraînent l'accumulation des Doshas, Āma, un excès de Mala, des troubles d'Agni et une faiblesse corporelle générale. Ces facteurs créent par conséquent la nécessité de faire des thérapies Rasayana.

Toutefois, il est aussi indiqué que si ces facteurs ne sont *pas corrigés*, les thérapies Rasayana ne seront pas efficaces pour traiter le patient. Ainsi, alors que toutes ces causes entraînent la maladie et le besoin de traitements Rasayana, elles empêchent les traitements Rasayana d'accomplir leur but lorsqu'elles ne sont pas corrigées ou éliminées de l'alimentation et du style de vie du patient. D'où le concept « d'éliminer la cause » des désordres en Ayurvéda.

« Les personnes nécessitant des thérapies Rasayana sont celles qui souffrent de maladies qui rongent, de tuberculose, d'émaciation, de vieillesse, de faiblesse, de surmenage, de longs voyages ou celles abusant de sexe et d'alcool. »
CS.SS.22.26

Dans le quatrième Pada du Chapitre Un, Caraka nous décrit longuement le besoin de retenue et de moralité du patient. Au fond, le texte nous explique que les thérapies Rasayana augmenteront la force du patient et cette énergie risque d'être gaspillée par un excès d'activité sexuelle ou par de mauvaises habitudes telles que faire la fête et prendre des drogues ou même trop travailler. Ainsi, Caraka nous déconseille de donner des traitements de Rasayana aux personnes « immorales » ou à celles avec peu ou pas de retenue.

Caraka fournit aux étudiants une liste de thérapies et de remèdes Rasayana possibles dans les Sutras ci-dessus. Il commence par affirmer que si la viande ou le poisson est utilisé, elle doit provenir de source sauvage ou d'animaux provenant de leur propre environnement – en d'autres mots, des animaux qui ne sont pas élevés en batteries et élevages intensifs. Il dit ensuite que les personnes très malades ou très faibles doivent consommer la soupe à la viande et non la viande elle-même. Il affirme aussi que la viande d'animaux carnivores est plus nourrissante que celle des herbivores. Cela ne veut pas dire qu'on ne doit pas utiliser les animaux herbivores, on peut le faire. Ils sont simplement considérés moins nourrissants que les animaux carnivores.

Caraka termine cette explication avec une liste de thérapies et de substances ayant des propriétés de Rasayana. La première consiste à prendre une douche ou un bain incluant toutes formes d'hygiène. Cela signifie que la première étape du rajeunissement est la propreté et une bonne hygiène. Cela réduit évidemment les infections bactériennes et virales. L'étape suivante consiste en Abhyanga, l'automassage à l'huile. C'est la thérapie la plus importante pour contrôler Vata Dosha et celle qui forme les bases des thérapies Rasayana. Le sommeil est probablement la meilleure forme de thérapie Rasayana car il nous reconnecte à notre source. Ensuite, Caraka mentionne un *Anuvasana Basti* – un Basti préparé avec de l'huile et des herbes médicinales douces et nourrissantes. Encore une fois, l'objectif de cette thérapie est de contrôler Vata Dosha et de nourrir les tissus. Ensuite, Caraka dresse une liste d'aliments sous forme de sucre complet, de lait entier et de ghī ou beurre clarifié. Ces aliments sont des indications de groupes d'aliments et de la forme pure d'aliments très nourrissants. Il déclare que ces thérapies sont universelles, existant partout et utilisées par tous.

Les principaux remèdes de Rasayana utilisés en Ayurvéda sont les confitures ou *Prasha*, élaborées à partir de fruits et cuites avec des plantes médicinales. Ces préparations de Rasayana sont expliquées en détail dans le Chapitre Un du Cikitsasthana. Les plus importantes de ces préparations sont appelées « Brahma Rasayana » et « Cyavana Prasha ». Toutes deux sont élaborées à base du fruit frais Amalaki (*Emblica officinalis*) qui fait partie, entre autre, de la formule du *Triphala.* Amla ou Amalaki est de loin le remède de Rasayana le plus utilisé dans le Caraka Samhitâ. Voici une liste des plantes de Rasayana les plus célèbres en Ayurvéda :

- Asparagus racemosa (Shatavari)
- Commiphora mukul (Guggulu)
- Emblica officinalis (Amalaki)
- Mucuna pruriens (Kapikacchu)
- Terminalia bellirica (Bibhitaki)
- Terminalia chebula (Haritaki)
- Tinospora cordifolia (Guduchi)
- Whithania somnifera (Ashwagandha)

Les thérapies Vajikarana

La définition de Vajikarana est : « Ces thérapies qui augmentent Shukra et favorisent la procréation ». Cela signifie que Vajikarana se concentre principalement sur la fertilité et sur l'aptitude à procréer. Bien que nous traduisions le mot Vajikarana par « aphrodisiaque », il doit être compris qu'il ne signifie pas aphrodisiaque dans le sens de stimulation de l'esprit et des sens. Dans ce contexte-ci, aphrodisiaque signifie les substances qui augmentent la force ou la puissance du Shukra Dhatu. Bien sûr, cela signifie que les fluides reproducteurs tant pour l'homme que la femme sont augmentés parce que c'est Shukra. Il est important de comprendre que l'augmentation de Shukra signifie aussi des spermatozoïdes et des ovules plus sains chez l'homme et chez la femme. L'un des principaux objectifs de Vajikarana est de s'assurer d'avoir des enfants en bonne santé.

Naturellement, tant les hommes que les femmes faisant des thérapies de Vajikarana auront une augmentation de force et de résistance. Par extension, cela signifie une augmentation de plaisir lors des relations sexuelles, même si ce n'est pas l'objectif principal de la thérapie. C'est la raison pour laquelle Caraka nous met en garde contre l'abus possible des personnes immorales pratiquant ces thérapies. De nos jours, la question d'immoralité est discutable car presque tout le monde est immoral d'après le point de vue de Caraka. Cependant, cela ne signifie pas qu'on puisse utiliser ces thérapies pour abuser davantage de notre corps parce que ces thérapies augmentent aussi la puissance générale.

Cette branche d'Ayurvéda s'est développée à partir des besoins politiques et sociaux de stabilité dans tous les royaumes. L'Inde ancienne était constituée de centaines de petits royaumes. Si le roi ou la reine ne pouvait pas avoir d'enfants, cela entraînait le chaos dans la société et des troubles politiques dans la région. Ainsi, il était important qu'il y ait un héritier et que celui-ci soit en bonne santé et fort.

Caraka énonce que ce qui suit est le résultat des thérapies Vajikarana :

> « La thérapie qui crée le potentiel d'engendrer et d'assurer une descendance, qui provoque une excitation sexuelle instantanée à un tel degré que l'on devient capable de se livrer à des actes sexuels ininterrompus tel un étalon puissant, qui incite les femmes à nous aimer, qui nourrit les tissus, qui maintient les spermatozoïdes

jusque dans la vieillesse, qui nous permet de rester aussi ferme qu'un arbre, qui nous confère le respect des autres en vertu du fait d'avoir des enfants, qui nous confère de la joie, de la richesse, du bonheur et de la beauté par le fait d'avoir des enfants et des petits-enfants – cette thérapie est connue en tant que Vajikarana (thérapie aphrodisiaque). »
CS.CS.1-1.9-13

Caraka énonce qu'une fois l'homme et la femme commencent à vivre ensemble et à avoir des relations sexuelles, ils doivent prendre des remèdes Vajikarana afin de protéger leur santé. L'idée est qu'il est important de garder un Shukra Dhatu puissant afin qu'Ojas reste fort. En fait, à partir de l'âge adulte jusqu'à cinquante ans, les hommes et les femmes doivent prendre des remèdes Vajikarana à moins de vivre seul et de ne pas avoir de vie sexuelle. Après l'âge de cinquante ans, tant les hommes que les femmes doivent changer leur médication pour des Rasayana généraux. De nombreuses plantes médicinales qui sont des Rasayana sont aussi Vajikarana, ainsi un mélange de ces plantes peut être utilisé comme médication après la cinquantaine.

Voici une brève liste de célèbres herbes aphrodisiaques utilisées en Ayurvéda. En général, il est préférable de les prendre associées à d'autres plantes que de les prendre seules. On les prend généralement avec de l'eau chaude, du lait entier, du ghī et du sucre complet non raffiné. Ces substances ont une affinité avec Shukra et favorisent le transport des herbes jusqu'à ce niveau du corps.

Les herbes aphrodisiaques :

- Asparagus racemosus (Shatavari)
- Cyperus rotundus (Mustaka)
- Mucuna pruriens (Kapikacchu)
- Withania somnifera (Ashwagandha)

Méthodologie pour les thérapies de Rasayana et de Vajikarana

Voici les lignes directrices fondamentales sur la façon de mettre en œuvre les thérapies Brimhana :

1. Agni doit être stable
2. Āma doit être au minimum ou non présent dans le corps
3. La préparation doit être digeste pour le patient

4. Des doses faibles sur une longue période sont préférables aux doses fortes sur de courtes périodes
5. L'alimentation et le mode de vie doivent soutenir ces médications

1. La règle de base consiste à ne pas donner des remèdes Brimhana à moins d'avoir un Agni stable et fort. Le mieux est qu'Agni soit équilibré et parfait, toutefois, c'est rarement le cas au cours des pratiques cliniques. Si Agni est soit trop élevé, soit trop faible ou trop variable, il est contre-indiqué d'administrer des médications Brimhana parce qu'elles ne seront pas digérées et se transformeront en Āma. Gardez à l'esprit que les plantes et les aliments Brimhana sont tous lourds et forment facilement Āma lorsqu'Agni n'est pas assez puissant pour les digérer.

2. La règle suivante concerne Āma. S'il y a trop d'Āma dans le corps, les herbes et aliments Brimhana augmenteront seulement Āma et NON le Bala ou la force du corps. Aussi, la règle est de réduire Āma avant de donner des substances Brimhana. Si Āma est présent dans les tissus profonds et non dans le système digestif (en d'autres mots, la langue est propre sans Āma) alors on peut donner des substances Brimhana en petites quantités. Évitez de fortes doses si Āma est présent dans le système. Certaines herbes aideront à éliminer Āma et sont aussi Rasayana, telle que *Tinospora cordifolia* (Guduchi).

3. Cette partie est un peu une répétition mais est importante. La préparation donnée doit être adaptée à l'état d'Agni du patient. Vous pouvez administrer le meilleur remède mais si le patient ne le digère pas, il n'aura aucun effet thérapeutique. Cela signifie aussi que nous devons ajouter des herbes stimulant Agni aux remèdes – c'est la raison pour laquelle la plupart des médications de Rasayana en Inde sont piquantes.

4. La règle de base pour les remèdes Brimhana est qu'il est préférable de donner de faibles doses sur une longue période. Cela est dû à la nature lourde des thérapies Brimhana. Dès que la dose devient plus forte, Agni aura du mal à la digérer au quotidien.

5. Il est évident que l'alimentation et le style de vie doivent soutenir le traitement. A nouveau, même si le meilleur remède est prescrit, il ne marchera pas si le régime alimentaire ou le mode de vie ne soutient pas l'objectif. De nombreuses thérapies Brimhana sont basées sur l'alimentation et l'hygiène de vie, comme travailler moins et effectuer davantage d'activités physiques. Aussi ces deux facteurs sont importants à être prescrits en même temps que les herbes ou autres substances.

Le facteur le plus important concernant les thérapies Brimhana est de s'assurer que Vata est stable. Ainsi, certaines des thérapies Shamana qui incluent Snehana doivent être effectuées avec les thérapies Brimhana. Cela inclut les automassages à l'huile et l'application d'huile dans le nez (Nasya). Si Vata n'est pas stable, il sera alors impossible de contrôler Pitta ou Kapha.

Par conséquent, nous constatons que lorsque nous administrons des thérapies Brimhana, nous devons toujours conserver les thérapies Shamana formant les fondements du Dinacharya ou l'hygiène de vie. Nous devons aussi suivre une nutrition clinique selon Prakriti ou Vikriti, dépendant de quel genre de méthode de Rasayana nous utilisons. Les thérapies Brimhana peuvent être données soit pour Prakriti ou Vikriti, selon le but thérapeutique du thérapeute et du patient.

Gardez en mémoire que les principales médications Rasayana et Vajikarana sont l'alimentation !!! Aussi faites en sorte de pouvoir digérer vos aliments et vous aurez une longue vie !

Chapitre 3 – Questions d'étude

1. Quel est le but des thérapies Brimhana ?
2. Qu'est-ce qu'une thérapie Rasayana et comment fonctionne-t-elle ?
3. Sous quelles conditions les thérapies Rasayana ne donnent pas de résultat ?
4. Quels sont les meilleurs aliments Rasayana pour les personnes émaciées ?
5. A quelle médication Caraka se réfère-t-il le plus dans son Samhitâ ?
6. Qu'est-ce que la thérapie Vajikarana et comment fonctionne-t-elle ?
7. A quel âge Caraka conseille-t-il à tous d'effectuer des thérapies Vajikarana ?
8. Quand est-ce possible d'effectuer des thérapies Rasayana même si Āma est présent dans le corps ?

Chapitre 4
Les Thérapies d'Hygiène de Vie
Dinacharya & Rutacharya

Dianacharya (routine quotidienne)

Cette partie introduit des mesures clé du mode de vie que l'Ayurvéda appelle *Dinâcharya* (littéralement : routine / régime, *charya*, de la journée, *dina*, ou routines quotidiennes). Ce chapitre sur le Dinacharya dans les textes classiques ayurvédiques présente des informations sur le régime alimentaire et l'hygiène de vie. Les instructions sont souvent très détaillées et incluent des éléments qui peuvent nous paraître étranges de nos jours.

Le but du Dinacharya est de favoriser la santé au quotidien et la longévité en maintenant les Doshas dans un cycle normal et en évitant l'étape Prakopa d'augmentation aggravée ou Vriddhi. Comme nous l'avons expliqué auparavant, les conseils d'hygiène de vie sont basés sur les thérapies Shamana. En ce qui concerne les Doshas, de nombreuses thérapies se concentrent sur Vata étant donné que Vata contrôle toutes les fonctions corporelles incluant Pitta et Kapha. Une grande partie de cette section nous fournit des citations directes sur la plupart des sujets de Dinacharya provenant du *Bhavaprakasha*, Chapitre Cinq (*dina caryadi prakarna*).

Les citations suivantes nous donnent une bonne idée de l'essentiel du Dinacharya et nous montrent la façon dont les textes ayurvédiques tendent à utiliser une terminologie extrême. Les textes tendent à parler des extrêmes et le font dans le but d'indiquer tout ce qui se trouve entre chaque extrême. Cela est dû à la structure du sanskrit ; ce n'est pas une quelconque idiosyncrasie de la culture indienne. Par exemple, s'ils mentionnent qu'une herbe traite la lèpre – qui est l'affection cutanée la plus difficile à traiter – ils veulent signifier en fait que cette herbe est utile pour traiter toutes formes d'affections cutanées. Dans le Dinacharya on peut comprendre que vous perdrez la vue si vous ne mangez pas, mais en fait cela veut dire que si vous déséquilibrez continuellement Agni en ne consommant pas une alimentation équilibrée, cela déséquilibrera Pitta, particulièrement Alochaka Pitta, et votre vision sera réduite avec le temps. Le chapitre suivant doit être interprété de cette façon et ne doit pas être pris au premier degré ou de façon trop littérale.

« Quatre sortes de désir prennent naissance chez les hommes (*et les femmes*) au quotidien ; celui de consommer des aliments (la faim), celui de boire de l'eau (la soif), celui de dormir (la fatigue) et celui du plaisir sexuel (la copulation). »

1. Réprimer le désir de manger (la faim) entraîne des douleurs corporelles, la perte de goût / d'appétit, la fatigue, la stupeur, la faiblesse oculaire (vision), la consommation (la réduction) des tissus et la perte des forces.
2. La répression de la soif va engendrer la sécheresse de la bouche et de la gorge, la gêne auditive (la surdité), la diminution de sang et entraîne des douleurs cardiaques.
3. La répression du sommeil engendre le bâillement, la sensation de lourdeur de la tête et des yeux, les douleurs corporelles, la stupeur et l'indigestion.
4. La répression de la copulation entraîne le diabète, l'augmentation de la graisse (l'obésité) et le relâchement / la faiblesse du corps.

Maintenant, nous allons examiner tous les aspects de la vie quotidienne telle qu'elle est présentée dans les textes classiques d'Ayurvéda. Ce chapitre suit la présentation traditionnelle des règles du Dinacharya.

Prataruithana (le lever)

« La personne désireuse de se maintenir en bonne santé doit se lever pendant le Brahmamuhurta (entre 3 heures et 6 heures du matin) et psalmodier les noms de Madhusudana (Vishnu) qui retirent tous les péchés ; voir et toucher du lait caillé, du Ghī, un miroir, des graines de moutarde, le fruit du Bilva et des guirlandes, puisque tous ces éléments confèrent bonne fortune et prospérité et longue vie. »

L'Ayurvéda croit au bienfait de se lever tôt et de commencer la journée sur une note positive. Les types Vata ont les plus besoin de modération et de régularité, bien que tous les types de Prakriti bénéficient d'une régularité dans leur mode de vie. Cette régularité est mieux construite dans un emploi du temps où les heures pour manger et pour dormir restent constantes toute la semaine. Aller se coucher tôt est un composant essentiel pour se réveiller tôt.

Toutes les constitutions doivent essayer de se lever avant le lever du soleil. Cela aidera votre métabolisme à se synchroniser avec la nature. Pour les types Kapha, se lever tôt évite de commencer la journée de façon paresseuse ou léthargique. A partir du lever du soleil jusqu'au milieu de la matinée, Kapha se trouve dans son stade Prakopa et doit être réduit, ou au moins empêché d'augmenter davantage. La pire chose qu'un type Kapha puisse faire est de se lever tard le matin car cela maintient Kapha dans un état d'aggravation toute la journée. Pour les types Pitta, se lever tôt empêchera Pitta de s'accumuler à un niveau excessif. Pour les types Vata, se lever tôt est bénéfique parce que Vata entame une phase de réduction de son cycle et ce moment est positif pour de nombreuses activités.

Mala Visarjana (éliminer les excréments)

L'Ayurvéda suggère que nous prenions l'habitude d'aller à la selle dès que possible le matin. Ne pas le faire peut entraîner de nombreux problèmes d'origine Vata étant donné qu'Apana Vayu gouverne l'élimination et une rétention des selles favorise l'accumulation d'Āma dans le corps.

Si une personne a besoin d'éliminer ses selles après le petit-déjeuner ou tard dans la journée, alors Agni a besoin d'une assistance. Si elle laisse passer un jour de temps à autre, l'Ayurvéda traitera ce problème comme de la constipation et traitera la personne en conséquence. Nombreuses sont les personnes qui considèrent comme « normal » de ne pas évacuer ses selles chaque jour. C'est une cause principale d'accumulation d'Āma et de pathologie.

« Évacuer les excréments tôt le matin prolonge la vie, dissipe le bruit des intestins, la flatulence et la sensation de lourdeur de l'abdomen. La répression des fèces entraîne des gazouillis intestinaux, de la colique, une douleur cinglante dans le rectum / anus, l'obstruction des fèces, un mouvement ascendant ou éructation (gaz) provenant des fèces et ressortant par la bouche. La répression de l'éructation entraîne l'obstruction de l'éructation, de l'urine et des fèces, de la flatulence, de l'épuisement, de la douleur (dans les parties du corps) et d'autres maladies causées par Vata à l'intérieur de l'abdomen. La répression de la miction entraîne des douleurs dans la vessie et l'urètre, une miction difficile, des maux de tête, une torsion / courbure du corps, des douleurs dans l'aine ou les testicules. Il est donc important de ne pas s'engager dans d'autres activités lorsque l'envie se fait sentir. »

Dantadhavana (se nettoyer les dents)

« Le bâton dental qui mesure douze Anguli de long (environ 24 cm), de la grosseur de la pointe de l'annulaire, droit, sans jointures ni coupures doit être mâché (pour en faire une petite brosse) et chaque dent doit être nettoyée individuellement, ou à l'aide d'une poudre dentaire, sans blesser les gencives. La poudre de *Trikatu*, mélangée avec du miel peut être employée pour un nettoyage quotidien des dents. Une brindille de *Madhuka* est préférable parmi les plantes de saveur douce, de *Karanja* parmi celles de saveur piquante, de *Nimba* parmi celles de saveur amère, de *Khadira* parmi celles de saveur astringente. On doit sélectionner une brindille appropriée au temps (la saison), au Dosha et à la Prakriti (constitution de la personne) en respectant la saveur et l'efficacité, ainsi par cette pratique on évite le développement d'une mauvaise haleine et des maladies des dents, de la langue et de la bouche et on obtient une bonne perception de la saveur, une bouche propre et un sentiment de légèreté. »

« Les brosses à dent ne doivent pas s'utiliser lors de maladies de la gorge, du palais, des lèvres, de la langue, des dents, d'ulcères et gonflement dans la bouche, de dyspnée, de toux et de vomissements. Les personnes faibles, n'ayant pas digéré leur repas, souffrant de hoquet, d'évanouissement, de toxicité, de maux de tête, de soif, d'épuisement, de paralysie faciale, de maladies des yeux, de début de fièvre et de maladies cardiaques doivent éviter d'utiliser des brosses à dent. Ne pas utiliser de brosse à dent ne signifie pas éviter de se nettoyer les dents car le nettoyage doit être effectué chaque jour avec des poudres de plantes douces. »

L'avantage avec l'approche ayurvédique est que les brosses (les brindilles) elles-mêmes ainsi que les poudres ont des propriétés antibactériennes et anti-inflammatoires, améliorant l'hygiène orale et dentaire.

Voici la procédure :

1. Utilisez une brosse à dent douce et un dentifrice naturel doux ou des poudres dentaires
2. Brossez-vous doucement, lentement et minutieusement
3. Frottez délicatement vos gencives durant plusieurs minutes à l'aide d'un mélange de parts égales de poudre de racine de réglisse (*Glycyrrhiza glabra*) et de feuilles d'arbre à suif (*Myrica cerifera* ou *Myrica nagi*), ajoutez un peu d'huile de sésame pour obtenir une consistance facile à appliquer sur les gencives. Ou bien utilisez une poudre ayurvédique commerciale déjà préparée. Si aucune préparation similaire n'est disponible, utilisez seulement de l'huile de sésame pour masser les gencives.

Jihva Nirlekhana (se gratter la langue)

« Une fois vos dents brossées, grattez doucement votre langue avec un grattoir pour langue ; le grattoir pour langue doit être en or, argent ou cuivre ou prenez une brindille douce pour se brosser les dents ou faite de feuilles ; elle doit être longue de dix Anguli, douce et onctueuse, la langue devant être grattée délicatement et confortablement. Cela élimine les impuretés de la langue, la mauvaise haleine et le mauvais goût dans la bouche et la paresse. »

Il est normal d'avoir un léger film ou revêtement sur la langue dès le matin. Ce dépôt est fait de bactéries mortes, parmi les trois à quatre cent bactéries vivant en harmonie dans votre bouche. Ainsi, tout dépôt plus important qu'une fine couche est considéré en Ayurvéda comme un signe d'accumulation d'Āma dans le système digestif et doit être enlevé pour prévenir la réabsorption.

Il existe divers types de grattoirs pour la langue. Ceux en métal vendus dans les boutiques diététiques sont efficaces. Vous pouvez aussi utiliser une cuillère à l'envers pour vous nettoyer la langue bien que ce soit moins efficace car elles peuvent être abrasives.

Gandusa (gargarisme de la bouche)

« Gandusa (les gargarismes de la bouche) doivent être effectués fréquemment, en utilisant de l'eau fraîche ; cela élimine Pitta, la soif, les impurités et nettoie l'intérieur de la bouche. Faire des gargarismes avec de l'eau chaude élimine Kapha, la perte de goût, les impuretés, les maladies dentaires et confère de la légèreté dans la bouche. Ce traitement est déconseillé aux personnes souffrant d'empoisonnement, d'évanouissement, d'alcoolisme, de tuberculose, d'hémorragies, d'inflammation des yeux, de faiblesse et qui ont une sécheresse interne. »

De nombreuses affections de la bouche, des dents et de la tête peuvent être évitées par des gargarismes réguliers. En plus de gargarisme à l'eau simple, il existe une habitude quotidienne efficace pour tous les types, particulièrement les types Vata et Pitta, qui s'appelle Gandusa Snehana (lavage de bouche à l'huile). Ce traitement facilite la prévention des caries, les maladies des gencives et maintient la bouche et les mâchoires propres et nourries. Utilisé en prévention, il maintient tous les Doshas équilibrés et permet d'éliminer Āma (les toxines) de la tête et de la garder propre.

Voici la procédure :

1. Mettez une cuillère à soupe d'huile de sésame pressée à froid dans votre bouche.
2. Gardez-la dans votre bouche sans l'avaler !
3. Faites circuler cette huile constamment dans votre bouche.
4. Recrachez ce liquide après 5 minutes, ou dès que vous constatez une augmentation de sécrétions de salive.
5. Rincez votre bouche avec un peu d'eau chaude.

Mukhapraksalana (se laver le visage)

Ensuite, vous devez vous laver le visage. Il est préférables que les personnes Vata et Kapha utilisent de l'eau chaude, surtout durant les mois plus froids, tandis que les personnes Pitta peuvent utiliser de l'eau fraîche.

« Mukhapraksalana (se laver le visage) avec de l'eau froide soigne les maladies hémorragiques, les boutons, l'émaciation, les tâches colorées, la pigmentation du visage, etc. Il peut se faire avec de l'eau tiède qui nettoie la bouche, atténue Kapha, Vata et la peau grasse et soigne la sécheresse de la bouche. »

Jela Neti (nettoyage du nez à l'eau salée)

Se nettoyer la cavité nasale avec de l'eau salée tiède est un autre traitement excellent pour gérer les Doshas de la tête et des sinus. Jala Neti élimine le mucus et facilite l'ouverture du nez de manière agréable. Toute la région nasale se détend et est nettoyée de l'intérieur : le mucus, les poussières et les saletés, même le pollen et les particules provoquant des allergies sont débarrassées par ce rinçage. Cette méthode simple permet aussi de soigner des affections et maladies telles que les rhumes, le dessèchement des muqueuses, les allergies et l'asthme. Le Bravaprakasha énonce :

« Celui qui au lever lorsque l'obscurité disparaît aspire de l'eau par ses narines, devient doté d'une grande intelligence, avec des yeux semblables à ceux de l'aigle, avec une peau dénuée de rides et sans cheveux gris et est libéré de toutes les maladies. Trois *Prasrti* (environ 280 ml ou 1 tasse) d'eau doit être utilisée pour le rinçage du nez au quotidien. Aspirer de l'eau tiède par le nez soigne les taches brunes du visage, les rides de la peau, les cheveux gris, le catarrhe nasal, la voix rauque, la toux et la tuberculose, agit comme rajeunissant et confère une bonne vision. »

Voici la procédure :

1. Utilisez un pot Neti, petit récipient avec un bec verseur qui s'adapte aux narines et les bouche. Remplissez le pot avec 280 ml (1 tasse) d'eau tiède et ajoutez-y une demi-cuillère à café de sel ordinaire. Le sel de mer ne convient pas pour se nettoyer le nez – ne l'utilisez pas. L'Ayurvéda utilise le sel de roche ou les sels minéraux pour cet usage parce qu'il est plus sec que le sel de mer et qu'il élimine mieux le mucus, Āma et Kapha. Le sel de la source Epson (sulfate de magnésium) est un sel minéral communément utilisé en Occident et s'avère être la meilleure forme de sel pour Jala Neti.
2. Faites le Neti au-dessus d'un évier ou lavabos. Maintenez le pot dans une main et placez le bec verseur contre une narine afin

qu'il s'emboîte parfaitement. Penchez-vous en avant, respirez tranquillement par la bouche et tournez la tête d'un côté. Maintenant, l'eau va couler d'elle-même, rentrant par une narine et sortant par l'autre.

3. Lorsque la moitié du liquide a coulé par une narine, expulsez en expirant de la narine doucement toute eau restante et toute mucosité du nez. Puis répétez le processus dans l'autre narine.
4. Si un côté reste bloqué et que l'eau ne s'écoule pas, attendez simplement, ne forcez pas l'eau à s'écouler. Dans la plupart des cas, après plusieurs minutes, l'eau coulera ; sinon la narine se débloquera 5 à 10 minutes après avoir effectué le Jala Neti.
5. À la fin, le nez doit être sec. Penchez-vous en avant et laissez pendre votre tête en la relâchant pour que le reste de l'eau puisse s'évacuer de votre nez. Fermez une narine à l'aide de l'index et tournez la tête en alternant de chaque côté. Evacuez en soufflant doucement à l'expiration (sans forcer) par une narine à la fois – jusqu'à ce que le nez soit sec. Cet exercice pour sécher le nez est une phase importante dans le processus du nettoyage du nez.

Il existe des contre-indications pour Jala Neti. Lorsqu'une personne souffre d'hypertension, de migraine, de saignements du nez, d'inflammations chroniques des sinus ou si elle a des antécédents de prise de cortisone dans les narines, il ne faut pas pratiquer Jala Neti. Il est important de garder en mémoire que c'est une thérapie Shodhana pour Vata Prakriti et Vata Vikriti. L'Ayurvéda considère que cette méthode est une thérapie Shamana tant pour Pitta que pour Kapha.

Selon l'Ayurvéda, Jala Neti doit toujours être suivi par Snehana Nasya parce que cela empêchera de développer une aggravation du Prâna Vayu. Malheureusement, la plupart des « professeurs de Yoga » ne connaissent pas la tradition et prescrivent régulièrement Jala Neti sans Nasya à l'huile, ce qui entraîne des déséquilibres chroniques de Prâna Vayu, du Vata Dosha en général et crée souvent une inflammation chronique des sinus.

Snehana Nasya (gouttes d'huile nasales)

« Nasya doit être cultivé comme une habitude quotidienne en utilisant *Katu Taila,* (des épices piquantes dans une préparation d'huile) ; Nasya doit être effectué le matin lorsque prédomine Shlesma

(Kapha) pour l'apaiser, à midi pour Pitta et le soir pour Vata. Les personnes habituées aux gouttes nasales développent une bouche ayant une bonne haleine, une voix douce et plaisante, des organes des sens propres et un corps dénué de rides et de cheveux gris. »

Pour Dinacharya comme objectif, tous les types de personnes peuvent utiliser sans problème pour Nasya de l'huile de sésame pressée à froid ou du Ghī. Des huiles médicinales Anu Taila, Katu Taila ou Shad Bindu Taila (parfois vendues simplement comme des huiles pour Nasya) peuvent être utilisées pour obtenir un effet plus nettoyant. Bramhi grtta ou Taila (une sorte de Ghī ou huile médicinale) peut aussi être utilisée à cet effet en cas d'excès de Pitta ou d'augmentation de travail intellectuel.

Voici la procédure :

1. Inclinez votre tête en arrière.
2. Placez 1 à 2 gouttes d'huile ou de Ghī dans chaque narine.
3. Bouchez une narine et inspirez pour faire pénétrer l'huile ou le Ghī dans la cavité nasale supérieure.
4. Répétez l'opération pour l'autre narine.
5. Cela doit être effectué chaque jour matin et soir. Immédiatement le matin est nécessaire pour tout le monde.

Ce Nasya empêche le dessèchement des muqueuses, aidant à son tour la prévention des rhumes et allergies. En plus, le fin revêtement de substance huileuse dans le nez agit comme capteur de pollen et autres particules présentes dans l'air. Cela diminue la quantité d'allergènes potentiels pénétrant dans le système et diminuant ainsi le risque de souffrir d'allergies respiratoires. Snehana Nasya est considéré comme une thérapie Shamana pour toutes les constitutions car elle régule la fonction de Prâna Vayu. Lorsque nous utilisons des huiles Nasya médicinales provenant d'Inde, cela devient alors une légère forme de Shodhana.

Sauviranjana (baume ou collyre pour les yeux)

Le collyre est un terme antique désignant une lotion ou un liquide pour lavage utilisé pour nettoyer les yeux. Une application quotidienne d'un baume pour les yeux est recommandée en Ayurvéda et fait partie du Dinacharya.

« Sauviranjana est bon pour les yeux et doit être administré dans les yeux au quotidien ; cela confère de beaux yeux et une vision précise. Il est dit que Srotanjana, né dans la rivière Sindhu est pur, élimine les irritations, les impuretés, les sensations de brûlure, confère la beauté, la capacité de résister aux effets de la brise et de la lumière du soleil et prévient les maladies. Aussi, appliquer du collyre doit être fait chaque jour. L'application de collyre ne doit pas être effectué : la nuit par une personne n'ayant pas dormi, épuisée, souffrant de vomissements, juste après les repas, souffrant de fièvre et qui vient de se laver la tête. »

Des alternatives pratiques à ces substances décrites plus haut sont la tisane de camomille ou le Ghī. En mettant une goutte de Ghī fondu ou mou dans chaque œil, Vata et Pitta seront pacifiés, évitant la sécheresse et l'inflammation.

Voici la procédure :

1. Utilisez un doigt propre et appliquez une goutte de ghī dans le coin de chaque œil (la tête inclinée en arrière).
2. Puis ouvrez les yeux et laissez pénétrer le ghī.
3. Maintenant, fermez les yeux et tournez vos yeux en cercle pour que le ghī pénètre partout.
4. Détendez vos yeux en les gardant fermés. Si Alochaka Pitta est augmenté, alors le Ghī produira une légère sensation de picotements.
5. Après une minute, ouvrez les yeux et retirez l'excès de Ghī si nécessaire à l'aide d'un tissu propre.

Usah Pana (boisson tôt le matin)

« Celui qui boit huit Prasrti (environ 750 ml) d'eau au lever du soleil, vivra une centaine d'années et évitera les maladies et la vieillesse. Les hémorroïdes, l'hydropisie, les maladies duodénales, la fièvre, la distension abdominale, la vieillesse, la lèpre, les maladies des tissus adipeux, la suppression de l'urine, les maladies hémorragiques, les douleurs aux oreilles, à la gorge, à la tête et au bassin, les maladies des yeux et autres maladies produites par Vata, Pitta, Kapha et Rakta – toutes ces affections et maladies seront guéries en prenant l'habitude de consommer de l'eau à la fin de la nuit. »

Cette habitude est l'une des façons les plus efficaces pour contrôler Vata et Kapha tout au long de la journée. Si Vata est hydraté dès le matin – avant le lever du soleil – à la fin de son stade Prakopa, il est immédiatement réduit. Les types Vata peuvent retourner se coucher si nécessaire, mais ils doivent se réveiller et boire de l'eau tiède avant le lever du soleil pour obtenir une action thérapeutique complète. Les types Kapha nécessitent de l'eau plus chaude en quantité plus petite pour liquéfier l'augmentation de Kapha et favoriser son élimination avant le stade Prakopa. Par conséquent, l'eau doit être bue avant le lever du soleil et les types Kapha ne doivent pas retourner se coucher. Cette thérapie est efficace pour les types Pitta pour éliminer l'excès d'acidité et d'Āma. Ils doivent aussi le faire avant le lever du soleil et commencer ensuite leurs activités de la journée.

Les types Vata doivent boire de l'eau tiède; les types Kapha doivent boire de l'eau chaude ; et les types Pitta peuvent boire de l'eau à température ambiante. Vata peut utiliser un gobelet en or ou en cuivre ; Pitta un gobelet en argent et Kapha, un gobelet en cuivre. Veuillez noter que l'eau devient toxique si elle est conservée dans un récipient en cuivre plus de 10 à 12 heures. Vata peut boire jusqu'à 1000 ml ; Pitta jusqu'à 500 ml et Kapha ne doit pas boire plus de 300 ml d'eau le matin.

Nakhadi Kartana (se couper les ongles, etc.)

« Les ongles, la moustache et la barbe, les cheveux et les poils doivent être coupés et éliminés tous les cinq jours, cela confère une belle apparence, tonifie le corps, est de bonne augure, favorise une longue vie, élimine les impuretés et confère du resplendissement. Les poils du nez ne doivent pas être arrachés de force, car cela entraîne rapidement des troubles de la vue. Les cheveux doivent être peignés à l'aide d'un Prasadhani (un peigne), ce qui est bon pour les cheveux et élimine la saleté et les poux, etc. Se regarder dans un miroir est de bon augure, cela confère un beau teint, de la félicité, de la force, une longue vie, et écarte les péchés et les sinistres présages. »

C'est fondamentalement une bonne hygiène pour les cheveux et les poils. L'Ayurvéda préconise qu'il est préférable de ne pas arracher de force les poils. Cela signifie que l'épilation des jambes à la cire risque de créer des problèmes aux jambes – peut-être circulatoires étant donné que Vyana est le Vayu dominant de cette région. Arracher les poils du visage peut perturber Prâna Vayu et du nez peut perturber Alochaka Pitta.

Vyayama (l'activité physique)

L'Ayurvéda conseille fortement à tout le monde d'effectuer des exercices physiques au quotidien adaptés à l'âge, à la Prakriti et à la santé. Le Bhavaprakasha énonce :

« La légèreté du corps, la capacité de travail, des muscles et un corps bien formés et forts, l'atténuation des Doshas et l'augmentation de la capacité digestive, tout s'accroit en pratiquant des exercices physiques. Une personne effectuant des exercices physiques a ainsi un corps robuste et ne développera pas de maladie. Les aliments incompatibles ou mal cuits, bien que consommés, seront digérés rapidement ; le relâchement (des articulations, etc.) ne se développera pas, et la vieillesse ne s'installera pas rapidement ; il n'y a rien de plus efficace que les exercices pour éliminer l'obésité, cela convient bien aux personnes fortes et qui consomment des aliments lourds. »

« Les exercices physiques sont particulièrement bénéfiques durant Vasanta (le printemps) et Shita (l'hiver), même durant les autres saisons, ils doivent être effectués à la moitié de votre capacité. »

« Lorsque le Vayu présent dans le Hrdaya (poitrine) remonte jusqu'à la bouche rapidement, et que la bouche devient sèche, ou lorsque de la sueur se forme (en plus grande quantité) sur le front, le nez, les articulations, les aisselles, etc., ce sont les symptômes indiquant que la force est diminuée de moitié (d'une personne). »

« Une personne venant de manger, qui vient de se livrer à la copulation, qui souffre de toux, de dyspnée, d'émaciation, de tuberculose, de consomption, de maladie hémorragique, de blessure aux poumons, ou de tuberculose ne doit pratiquer d'exercices physiques. »

« L'excès d'exercices entraîne la toux, la fièvre, les vomissements, la faiblesse, la fatigue, la soif, la consomption, l'asthme bronchique et les maladies hémorragiques. »

Marcher 30 minutes par jour est indiqué pour toutes les constitutions. Une fois cette routine établie dans votre régime matinal, recherchez des conseils sur une routine ayurvédique d'exercices correspondant à votre Prakriti, votre âge et à votre santé. En général,

30 à 60 minutes d'exercices quotidiens sont adéquates pour se maintenir en bonne santé. Vous trouverez une explication détaillée d'exercices pour chaque constitution à la fin de cette section.

Abhyanga (application d'huile)

Abhyanga consiste à appliquer de l'huile chaude sur tout le corps et à attendre qu'elle ait pénétré dans votre peau. Le mot « Abhyanga » signifie « application d'huile », mais signifie en fait s'appliquer de l'huile (à soi-même) ou automassage. Pour certaines raisons, Abhyanga signifie désormais massage à l'huile en général alors qu'il signifie en fait l'automassage à l'huile. C'est d'ailleurs plus une application d'huile sur notre corps qu'un automassage, ou la thérapie Snehana. Abhyanga est classifié comme une thérapie Shamana. L'application d'huile chaude sur le corps équilibre instantanément Vata Dosha puisque l'un des sièges de Vata est *Sparsha Jnanendriyani* (l'organe de sens du toucher), et l'huile chaude est l'opposée de Vata qui est sec (Ruksha), froid (Shita), mobile (Chala), rugueux (Khara), dur (Kathina). L'application d'huile sur la peau agit directement sur Vyana Vayu et à travers la polarité du Vayu, elle affecte Samana Vayu et la digestion. Selon l'Ayurvéda, les bienfaits de cette méthode sont décrits ainsi :

« Abhyanga, s'appliquer de l'huile, doit être fait sur tout le corps chaque jour, surtout sur la tête, les oreilles et les pieds ; cela est nourrissant. Sarsapa Taila (l'huile de moutarde), Gandha Taila (l'huile parfumée) ou l'huile préparée avec des fleurs ou autres substances (des remèdes qui sentent bon, etc.) ne fera jamais de mal à personne. L'application d'huile apaise Vata, la fatigue, confère la paix (le repos), la force, la joie, un bon sommeil, un bon teint / couleur, de la douceur, la longévité et un corps nourri. L'application d'huile sur la tête soutient tous les organes des sens, renforce la vision, guérit des maladies du cuir chevelu, confère des cheveux abondants, fermes et doux, longs et un beau lustre. »

Selon l'Astanga Hrdayam :

« L'Abhyanga (l'application d'huile suivie d'un bain ou douche chaude) doit être pratiqué au quotidien, elle repousse la vieillesse, l'épuisement et l'aggravation de Vata ; elle confère une bonne vue, nourrit le corps, favorise une longue vie, un bon sommeil et une peau saine. »

Pour le Dinacharya, l'Abhyanga peut être effectué au quotidien le matin avant ou après avoir effectué ses exercices physiques. Il est important que l'huile chaude soit appliquée sur tout le corps chaque jour et d'attendre 20 minutes avant de prendre un bain ou une douche chaude pour permettre aux pores de se dilater, et à l'huile de pénétrer profondément. Il faut prendre soin d'appliquer l'huile adaptée à votre Prakriti. La quantité d'huile à appliquer suit aussi le type de Prakriti.

Certaines personnes préfèrent prendre un bain ou une douche chaude, s'essuyer minutieusement, et s'appliquer ensuite de l'huile. Cette méthode peut s'avérer utile sous des climats plus froids car elle permet à la peau d'absorber l'huile de façon plus efficace parce que le corps est désormais chaud. Certaines personnes aussi préfèrent garder l'huile après l'application, se rhabillant dans des vêtements chauds ou se couchant dans un lit chaud. Abhyanga peut s'appliquer soit le matin, soit le soir ou les deux. Pratiquer Abhyanga le matin est plus efficace parce que l'application d'huile stabilise Vata pour toute la journée. Pratiquer Abhyanga le soir est indiqué lorsque Vata entraîne l'insomnie ou un le sommeil agité ; c'est aussi utile en cas de professions stressantes.

Ces variations d'Abhyanga sont acceptables tant que la personne n'attrape pas froid pendant ou après l'application. Avoir froid referme les pores de la peau et empêche l'absorption de l'huile dans les tissus. Lorsque cela se produit, l'huile n'est pas digérée et crée Āma. Cela entraînera la pathologie au lieu de la prévenir. Il arrive souvent, lors de l'application d'huile ou de massage à l'huile que les personnes n'ont pas assez chaud et qu'ensuite, un rhume se déclare. Cela prend deux à trois jours pour qu'un rhume se manifeste et on ne fait pas toujours la corrélation entre l'application d'huile, avoir eu froid pendant l'application d'huile et le rhume qui en résulte. Par conséquent, le facteur le plus important dans l'application d'huile au quotidien est de s'assurer d'avoir assez chaud et de ne pas se refroidir jusqu'à l'absorption de l'huile ou jusqu'au bain ou douche chaude pour enlever l'huile.

Pour effectuer Abhyanga, les considérations suivantes sont importantes : la pièce doit être bien chaude (idéalement, plus de 22°), et l'huile doit être chaude. L'huile peut être chauffée dans un chauffe-biberon. Cet appareil se branche sur une prise de courant, utilisant peu d'électricité, et réchauffe l'huile à une température parfaite. Il ne présente aucun danger dans une salle de bain. L'huile peut aussi être chauffée en plongeant votre flacon dans un récipient d'eau bouillante pendant 5 minutes. Il est important de ne chauffer que des petites quantités d'huile à la fois. Un Abhyanga utilise généralement entre 5 à 10 ml d'huile, selon votre Prakriti. Ne réchauffez jamais un litre d'huile pour n'utiliser que 10 ml car cela oxyde l'huile et l'application de cette huile crée Āma dans votre corps.

Gardez en mémoire que l'huile tache et que vous devrez peut-être protéger votre sol. Un autre point aussi, le massage ne doit pas être un fardeau sinon vous ne le ferez pas ! Vous devez donc vous organiser afin que ce soit le plus simple possible pour vous. Dans l'idéal, vous devriez prendre 5 minutes pour Abhyanga. Le but est l'application d'huile. Suivie par une douche chaude, l'huile pénétra et fera son travail ; ce n'est pas un « massage ».

Utilisez de l'huile bio qui correspond à votre Prakrit :

- Les types Vata peuvent utiliser de l'huile de sésame, ou une huile de massage pour Vata.
- Les types Pitta peuvent utiliser de l'huile de tournesol ou de l'huile de noix de coco ou une huile de massage Pitta.
- Les types Kapha peuvent utiliser de l'huile de moutarde ou une huile de massage pour Kapha.

Notez que l'Abhyanga ne doit pas être effectué en cas de rhume ou de grippe, de fièvre, d'indigestion aigüe et en cas de la plupart des affections cutanées inflammatoires. Ce sont des problèmes principalement Pitta et Kapha.

Karna Purana (application d'huile dans les oreilles)

« Les maladies des oreilles, l'accumulation d'excrétions, le cou et les mâchoires raides ou douloureuses, ne pas entendre les sons graves et la perte de l'audition – tous ces désordres seront évités en mettant de l'huile dans les oreilles au quotidien. »

Ce traitement peut s'effectuer durant Abhyanga. Insérez 1 à 2 gouttes d'huile de sésame pure et tiède dans chaque oreille. À ne pas effectuer en cas d'infection des oreilles.

Padabhyanga (application d'huile sur les pieds)

« Appliquer de l'huile sur les pieds leur donnera de la force, favorisera un bon sommeil et une bonne vision, soulagera la perte de sensation, l'épuisement, la perte de mouvements, les crampes et les craquements. »

Ce traitement n'est généralement pas effectué le matin durant l'Abhyanga parce qu'il calme et est sédatif. Il est généralement effectué le soir avant le coucher afin de réduire l'insomnie ou l'agitation durant le sommeil. Il est également préférable de ne pas appliquer d'huile sous la plante des pieds le matin parce qu'il est facile de glisser. Faites-le la nuit avant de vous mettre au lit et mettez des socquettes jusqu'à l'absorption de l'huile.

Avangaha (le bain)

Comme nous l'avons mentionné plus avant, il est préférable de prendre un bain ou une douche chaude après l'Abhyanga.

« Plonger le corps couvert d'huile dans un bain chaud nourrit les follicules des cheveux et poils, le réseau des Siras (les veines) et Dhamanis (les artères et les nerfs) et confère de la force. L'eau dans laquelle les racines et les feuilles tendres des arbres ont trempé, développent les tissus du corps lubrifié. »

Snana (se baigner en général)

Qu'il soit associé ou non avec Abhyanga, un bain quotidien est une autre activité dont l'Ayurvéda vante les bienfaits et pas seulement dans un but d'hygiène.

« Snana (le bain) favorise la faim, est aphrodisiaque, augmente la durée de vie, la valeur et la force, élimine les démangeaisons, l'accumulation des déchets, la fatigue, la transpiration, la stupeur, la soif, la sensation de brûlure et les péchés. Se baigner dans de l'eau froide atténue l'aggravation de Rakta (le sang) et de Pitta, tandis que dans de l'eau chaude, cela fortifie et atténue l'aggravation de Vata et de Kapha. De l'eau chaude sur la tête est toujours mauvaise pour les yeux (la vue) et est bénéfique en cas d'excès de Vata et de Kapha. Se baigner dans de l'eau pas très froide (tiède) est bénéfique dans toutes les situations. Se frotter tout le corps à l'aide d'un tissu en sortant du bain confère du lustre, élimine les démangeaisons et les affections cutanées. »

Pour les types Vata, une douche ou un bain chaud au quotidien est idéal, surtout durant les mois les plus froids. Le bain ne doit pas être trop chaud parce qu'il provoque de la fatigue et s'il entraîne trop de transpiration, baissez légèrement la température de l'eau. Les contre-indications du bain sont la fièvre, la diarrhée, les affections des oreilles ou des yeux, l'indigestion et immédiatement après les repas.

Vastra Dharana (les tissus et les vêtements)

Veillez à être habillés de manière adéquate. Les types Vata nécessitent le plus d'être protégés des éléments. Les types Pitta sont ceux qui peuvent porter le moins de vêtements en hiver, mais ils doivent se couvrir du soleil en été. Les types Kapha n'ont besoin de se couvrir que légèrement durant toutes les saisons car ils sont les plus résistants à l'environnement.

« Les vêtements en soie et en laine, de couleur rouge doivent être portés l'hiver, ceux-ci atténuent Vata et Kapha. Kasaya Vastra (la couleur safran, orangée) est bénéfique pour l'intelligence, atténue Pitta et doit être portée l'été dans des vêtements fins. Les vêtements blancs confèrent un bon augure, dissipent les (mauvais effets) du froid, de la chaleur du soleil, ne sont ni chauds ni froids (ses effets) et doivent être portés durant les saisons pluvieuses. Les vêtements neufs et propres augmentent la réputation, le désir, la durée de vie, la richesse et le bonheur, sont bénéfiques pour la peau, attirants et agréables ; les vêtements sales (négligés, débraillés) ne doivent jamais être portés par des bonnes personnes, cela entraîne les démangeaisons et le développement de vers, la répulsion et la mauvaise augure.»

Nidra ou Sayana (le sommeil)

« *Ahara* (les aliments), *Sayana* (le sommeil) et *Abrahamacarya* (le non célibat) pris et effectués correctement, soutiennent le corps constamment de la même façon qu'une maison est soutenue par ses fondations. »
AH.SU.7.52

Selon l'Ayurvéda, notre santé dépend de trois piliers, les *Traya Upasthambha* :

1. Une alimentation adéquate
2. Un sommeil adéquat
3. Une conduite sexuelle adéquate

Lorsque l'un de ces supports n'est pas adapté à notre constitution, notre âge et à la saison, les Doshas se perturbent et la maladie en résulte.

« Lorsque l'esprit, y compris les organes des sens et moteurs, sont épuisés, ils se dissocient de leurs objets, et l'individu tombe dans un sommeil. »
CS.SU.21.25

Chakrapani, le commentateur le plus célèbre du Caraka Samhitâ énonce :

« L'épuisement mental et physique entraînent l'inactivité de l'esprit, résultant en une dissociation du mental et des organes des sens de leurs objets ce qui est responsable du sommeil. Mais si l'épuisement est excessif, cela peut entraîner une viciation de Vata entraînant l'insomnie. Ainsi, même si l'épuisement est un facteur causal de sommeil, l'épuisement ou l'effort extrême est responsable de l'aggravation de Vata entraînant l'insomnie. Par nature, la nuit sert de facteur causal de sommeil. Dormir durant la journée est causé par Tamas, etc. Tamas entraîne toujours un sommeil excessif. Ainsi, par trop de sommeil, la personne ne trouve pas le temps d'exécuter des rites vertueux (Puja, méditation, etc.) et se soumet à un comportement nuisible. »

Bhavaprakash énonce :

« Dormir sur un lit atténue les trois Doshas, sur une balançoire apaise Vata et Kapha, sur le sol tonifie le corps et est aphrodisiaque et sur des planches en bois augmente Vata : d'autres disent que dormir sur le sol entraîne une grande augmentation de Vata, la sécheresse et atténue l'aggravation de Pitta et Asra (le sang). »

« Dormir sur un lit confortable est agréable, accorde la robustesse du corps, un bon sommeil, apaise la fatigue d'un excès de Vata et est aphrodisiaque. Dormir sur un lit inconfortable accorde des résultats opposés. »

Les méthodes et les mesures pour favoriser un bon sommeil se trouvent à la fois dans le Caraka et dans l'Astanga :

- Les massages (surtout à l'huile chaude avec une pression ferme et agréable).
- Samvahana (se frotter le corps avec la main).
- Appliquer de l'huile sur la tête, les oreilles et les yeux à l'aide d'huiles nourrissantes.
- Les bains et douches chauds.
- Étreindre avec réconfort son mari ou sa femme.

- Les aliments onctueux tels que la soupe de viande, particulièrement la soupe d'animaux de notre propre marécage ou aquatiques ainsi que du riz au lait suffisamment cuit.
- Le lait (il doit être bouilli et servi chaud avec des épices telles que la cardamome et un peu de sucre).
- L'alcool en modération (surtout le vin).
- L'exposition à des sons agréables et à des odeurs plaisantes.
- Le plaisir psychique tel que le sentiment de satisfaction après avoir effectué de bonnes actions, recourir à des choses réconfortantes pour l'esprit.
- Un lit et un chez soi confortables.
- Le moment adéquat pour dormir – ni trop tôt, ni trop tard.

AH.SU.7.66-68 et CS.SU.21.52-54

Le sommeil doit être réduit par des mesures progressives jusqu'à ce que le programme soit adapté au type de Prakriti. En général, Vata Prakriti a besoin d'environ 8 à 9 heures de sommeil par nuit, Pitta environ de 7 à 8 heures et Kapha environ 6 à 7 heures. Trop de sommeil entraîne Kapha Vriddhi.

Le manque de sommeil et l'insomnie :

« Les facteurs suivants sont connus pour causer l'insomnie même chez les personnes normales. Toutefois, certaines personnes sont insomniaques par nature même si elles n'ont pas de problèmes de santé. »

CS.SU.21.55-57

Caraka énumère les causes suivantes résultant d'un manque de sommeil ou d'insomnie, dans les Sutras énumérés plus haut :

- Les thérapies de purification qui incorporent la purgation des Doshas du corps ; par ex. les vomissements, la purgation ainsi que la saignée.
- La peur, l'anxiété et la colère (ou les émotions fortes en général).
- Fumer (l'Ayurvéda utilise diverses sortes de thérapies de fumée pour réduire Kapha Dosha ; lorsqu'elle est pratiquée excessivement ou pour la Prakriti inadéquate, cela entraîne Vata Vriddhi).

- Jeûner (car cela allège le corps et entraîne Vata Vriddhi)
- Un lit inconfortable.
- Le surmenage (tant mental que physique, qui inclut une trop grande stimulation de l'esprit causant Vata Vriddhi).
- La vieillesse (puisque c'est le stade Vata de la vie).
- De nombreuses maladies, surtout celles dues à Vata Vriddhi telles que les douleurs de coliques, les ballonnements, les affections respiratoires, etc.

Divasvapa – dormir durant la journée

Dormir durant la journée doit être évité car cela augmente Kapha, sauf pendant Grisma (l'été) ; tout le reste du temps dormir la journée est interdit. »

Notez que la période de *Grisma* ou l'été en Inde signifie avoir des températures de 48° à 54° C.

« Dormir durant la journée est bénéfique pour ceux qui développent une aggravation de Vata et d'autres Doshas lorsqu'ils ne dorment pas. »

Cela signifie qu'une personne souffrant d'une forme d'insomnie Vata peut dormir la journée sans développer d'effets néfastes.

« Les personnes fatiguées après avoir effectué trop d'exercices physiques, après la copulation, des marches trop longues ou qui ont chevauché trop longtemps des chevaux, etc., souffrant de diarrhée, de douleurs abdominales, de dyspnée, de soif, de hoquet et par une aggravation de Vata sont faibles, et qui ont une insuffisance de Kapha, les enfants, les personnes intoxiquées, les personnes âgées, celles ayant une mauvaise digestion du Rasa Dhatu, qui sont restées éveillées la nuit et qui n'ont pas mangé, doivent dormir la journée tout au long de leur vie. »

« Les personnes habituées à dormir soit la journée ou la nuit ne seront pas affectées d'effets négatifs (par ce genre de sommeil), mais seront enclines à rester éveillées (surmontant l'habitude). »

Le Sutra ci-dessus se réfère au concept de *Satmya* ou de la loi de l'habitude. Une fois qu'une habitude s'est établie, par exemple, travailler seulement la nuit, il est alors conseillé de garder cet horaire parce que cette personne s'est habituée à cet emploi du temps.

« Dormir après les repas atténue Vata et Pitta, entraîne une augmentation de Kapha, tonifie le corps et apporte du réconfort. »

« Dormir est meilleur pour apaiser Pitta, un massage du corps pour apaiser Vata, et les vomissements pour apaiser Kapha, et jeûner pour soulager la fièvre due à Āma. »

« Une personne peut se livrer à des activités concernant les sons, le toucher, la forme, le goût et les odeurs agréables à l'esprit, bien qu'elle vienne de manger ; par cette action, les aliments restent bien ancrés dans l'estomac. D'autre part, se livrer à des activités de sons, de toucher, de forme, de goût et d'odeurs déplaisantes ou haïes, avoir consommé des aliments profanes (interdits) et se mettre à trop rire (juste après les repas), entraînent des vomissements. »

« Une personne venant de manger ne doit pas s'adonner à trop de sommeil, à trop rester assis, à boire plus de liquides (de vins, de sirops, etc.) ni s'exposer au feu et à la lumière du soleil, à faire de la natation, à voyager et à faire de l'équitation ou du vélo, etc. »

« Se livrer à des exercices physiques, à la copulation, à courir, à faire du cheval ou du vélo, à la lutte ou la bagarre, au chant et à l'étude, toutes ces activités sont à éviter durant un Muhurata (48 minutes) après les repas. »

Pralepana – onguents parfumés

« Anulepana (l'application de pâtes parfumées agréablement sur le corps) fait avec des pâtes de Kumkuma, de Candana et de Krsnaguru a un effet réchauffant et apaise Vata et Kapha et est bénéfique en hiver. Une pâte faite de Candana, de Ghanasara et de Valaka est agréablement odorante, a un effet très froid et est bénéfique en été. Une pâte faite de Candana, Ghusrna (Kumkuma) et de Mrganabhi (Kasturi) n'est ni trop chauffante ni trop froide et est bénéfique durant la saison des pluies. »

« Pralepana apaise la soif, les évanouissements, les mauvaises odeurs, la transpiration et la sensation de brûlure, confère la prospérité, l'intelligence, un bonne couleur de peau, la valeur de l'amour et la force. Les personnes qui ne doivent pas se baigner ne doivent pas non plus procéder à l'application de pâtes. »

Cette section conseille d'utiliser des parfums et des odeurs pour augmenter le plaisir et la joie ainsi que pour protéger la peau. La plupart des parfums étaient appliqués sous forme de pâtes ayant des effets bénéfiques sur la peau et servant également de parfums. »

Malya – Abharanadi Dharana

« Porter des guirlandes de fleurs et de feuilles odorantes confère du lustre, écarte les péchés, les mauvais esprits, les planètes maléfiques, augmente la passion et la prospérité. »

« Les parties du corps doivent être décorées d'ornements adéquats (en accord avec les traditions, les objectifs, etc.). Les ornements en or confèrent la propreté, la prospérité et la joie ; les ornements avec des pierres précieuses écartent le mauvais œil et les planètes maléfiques, tonifient le corps, éliminent les effets des cauchemars, les péchés et la malchance. »

Nava Graha-Ratna – Les neufs planètes et les pierres précieuses

Utiliser des pierres précieuses d'après les neufs planètes du Jyotish, ou astrologie indienne, s'avère être un concept important dans la culture védique. L'idée est que chaque planète transmet à la terre un « rayon ou une couleur ». En portant la gemme appropriée, il est possible d'équilibrer les effets de chaque planète. Il ne faut pas les porter au hasard. Il est préférable de consulter un Jyotisha et porter la pierre correspondant à son thème natal. Certains médecins ayurvédiques prescrivent des gemmes selon la couleur. Cela s'avère dangereux parce que si la pierre n'est pas celle qui nous convient, elle peut rendre votre vie misérable. La méthode la moins dangereuse est de porter un collier ou un bracelet des neuf pierres (Nava Ratna) qui aura un effet équilibrant sur toutes les planètes à la fois. Nous devons aussi noter que les textes classiques mentionnent que les pierres précieuses sont indiquées uniquement pour les personnes riches ou les rois et que les personnes ayant de faibles revenus ne devraient pas « jouer » avec les jouets des riches.

« Manikya (le rubis) sert à apaiser le Soleil, Muktaphala (la perle) bien formé et sans imperfection est pour la Lune, Vidruma (le corail rouge) est pour Mars, Marakata (l'émeraude) est pour Mercure, Pusparaga (le saphir jaune) est pour Jupiter, Vajra (le diamant) est pour Vénus, Nila (le saphir bleu) est pour Saturne, Gomedaka (l'hessonite) et Vaiduryaka (l'œil du tigre) sont respectivement pour Rahu et Ketu. »

« Porter des vêtements, des pierres précieuses et des bijoux accroît l'amour, protège des éléments maléfiques, confère la richesse, la valeur et la prospérité. Porter des amulettes ayant des hymnes puissants, des herbes divines et des objets auspicieux tels que Gorocana, Sarsapa, etc. confère une longue vie, la richesse, la prospérité, écarte les mauvais esprits, confère des actions bénéfiques, élimine la peur des animaux sauvages, etc. et agit comme moyen d'attirer les autres (surtout les femmes). »

Astamangala – les huit éléments bénéfiques

« Brahmana, les vaches, le feu, les guirlandes de fleurs, le Ghī, le soleil, l'eau et le roi – ces huit éléments sont considérés comme étant favorables dans ce monde. »

Pduka Dharana – les chaussures

« Les chaussures (ou chaussons) doivent être portés avant et après les repas ; cela guérit les maladies du pied, est aphrodisiaque, bon pour la vue et la longévité. »

Bhojana Vidhi – les règles concernant les repas

« Aux heures des repas quotidiens, la personne doit regarder des choses bénéfiques (sattviques) ; cela améliore la vie et accroît la vertu. »

Bhojana Kala – le moment idéal pour les repas

« Les aliments ne doivent pas être consommés à nouveau avant un Yama (trois heures), et il ne faut pas être privé d'aliments plus de deux Yama (six heures). Pendant la période des trois premières heures, Rasa (l'essence des aliments) est produite et le fait de consommer un deuxième repas entrave ce processus, et après une période de six heures il se crée un affaiblissement du corps nécessitant alors de s'alimenter. Ces deux actions sont à proscrire : par exemple manger trop tôt ou trop tard. »

« Certains disent que la faim commence lorsque le Rasa, les Doshas et les Malas sont mûrs (correctement cuits) soit à un moment stipulé ou à d'autres moments, c'est-à-dire au moment approprié pour s'alimenter. »

« Celui qui ne s'alimente pas bien qu'il ait faim, entraîne un affaiblissement du Kayagni (feu digestif), par le manque de combustible (les aliments) tout comme un feu à l'extérieur diminue lorsqu'il n'est pas alimenté par un combustible. »

« Shidhi (le feu digestif) cuit les aliments, en l'absence d'aliments il cuit les Doshas, lorsque les Doshas diminuent, il cuit les Dhatus (les tissus) et lorsque les Dhatus se réduisent également, il cuit aussi le Prâna (la vie). »

« Les aliments réconfortent le corps, confèrent de la force immédiatement, soutiennent le corps, et améliorent le pouvoir de mémoire, la durée de vie, la force, le teint, les activités mentales et l'éclat. »

« Ainsi l'homme doit s'alimenter, cela confère les bénéfices mentionnés ci-dessus, aux deux moments (le jour et la nuit), après avoir considéré la condition des Doshas, du Kala (la saison), etc. »

Jirnahara Laksana – les signes d'une bonne digestion

« Roter sans mauvaise odeur ni goût, l'enthousiasme à travailler, les pulsions naturelles du corps se manifestant correctement, la sensation de légèreté corporelle, l'apparition de la faim et de la soif – ce sont les signes d'une digestion correcte des aliments. »

« L'action de s'alimenter et d'éliminer les excréments doit toujours s'effectuer dans la solitude ; la déesse de la prospérité accompagne la personne agissant ainsi et déserte celle qui exécute ces actions en public. Le sage dit que prendre ses repas, éliminer ses excréments et s'adonner à une activité sexuelle doivent toujours être accomplis dans l'intimité. »

Bhojana Patra – les assiettes, les récipients, etc.

« Les assiettes, etc. en or apaisent les Doshas, confèrent une bonne vue toujours impeccable ; celles en argent sont bonnes pour les yeux (la vue), apaisent Pitta et augmentent Kapha et Vata ; celles en bronze augmentent l'intelligence, le goût et purifient Rakta et Pitta ; celles en cuivre aggravent Vata, assèchent et détruisent les vers et Kapha et celles en fer et verre confèrent le succès, guérissent l'hydropisie et l'anémie, sont tonifiantes et sont le meilleur remède pour guérir la jaunisse ; celles en pierre et terre éloignent la prospérité ; celles en bois augmentent particulièrement le goût et augmentent Kapha ; celles faites de feuilles d'arbres augmentent le goût, favorisent la digestion, détruisent les poisons et les péchés. »

Voici un résumé des effets des métaux sur les Doshas. Ce tableau peut être utilisé pour toutes fins et pas seulement pour la cuisson et les repas. Par exemple, les bijoux en métal affecteront les Doshas selon les indications mentionnées dans la liste ci-après :

Métal / Substance	Vata	Pitta	Kapha
Or	Équilibre	Équilibre	Équilibre
Argent	Augmente	Réduit	Augmente
Cuivre	Réduit	Augmente	Réduit
Bronze	Équilibre	Réduit	Augmente
Laiton	Augmente	Augmente	Réduit
Fer	Réduit	Équilibre	Augmente
Verre	Équilibre	Équilibre	Équilibre
Bois	Équilibre	Équilibre	Augmente
Feuille de bananier	Équilibre	Équilibre	Équilibre

Jalapatra – les gobelets

« Les gobelets en cuivre sont bénéfiques pour boire de l'eau dénuée de boue; ou les gobelets en cristal de roche sont bénéfiques et rafraîchissants ; ceux en verre sont de qualités similaires. »

Vata peut utiliser un gobelet en or ou en cuivre ; Pitta peut utiliser un gobelet en argent ou en bronze ; et Kapha un gobelet en cuivre ou en laiton. Les gobelets en cristal ou en verre sont neutres et bons pour tous. Notez que l'eau devient toxique si on la garde dans un récipient de cuivre plus de 10 à 12 heures.

Bhojana Karma – le régime des repas

« Il est toujours bénéfique pour la santé de mâcher du Lavana (du sel de roche) et Ardraka (du gingembre frais, mélangés ensemble en petite quantité avant les repas ; cela attise le feu digestif, augmente le goût, augmente la perception, nettoie la langue et nettoie la gorge des excès de Kapha. »

« Une personne qui considère d'un point de vue mental que les aliments sont Brahma, que Rasa (l'essence des aliments) est Vishnu et que Bhokta (le dîner) est Shiva ne sera pas affectée par les effets du mauvais œil. »

« Les personnes doivent prendre leurs repas en étant motivées, les aliments de saveur douce et sucrée devant être consommées en premier, ceux de saveur acide et salée au milieu du repas et ceux de saveurs piquante, amère et astringente en dernier. »

Gardez en mémoire cette information parce que la nutrition clinique est basée sur ces concepts. C'est en fait l'ordre dans lequel les six saveurs sont digérées, et c'est la raison pour laquelle elles doivent être consommées dans cet ordre (doux, acide, salé, piquant, amer, astringent). Notez cependant que la saveur douce signifie les protéines, les hydrates de carbone et les graisses (les lipides). Cela ne signifie pas de manger sucré avant les repas. Les six saveurs seront abordées dans un chapitre ultérieur.

« Les fruits tels que les grenades, etc. doivent être consommés uniquement au début et jamais après le repas. »

« Les aliments lourds (difficiles à digérer), faits de farine, de riz et de Prthuka (riz bouilli, frit et aplati) doivent être consommés par ceux qui ont faim ; et aussi en petites quantités, mais pas après le repas (c'est-à-dire sans avoir faim). »

« Les aliments durs doivent être consommés au début du repas avec du Ghī, puis les mous et les liquides à la fin – cette méthode protège les gens des maladies. »

« Parmi les aliments doux ou sucrés, les moins doux doivent être consommés en premier, suivis par les plus doux/sucrés l'un après l'autre. Les aliments doux sont ceux qui font redemander encore plus d'aliments (après en avoir mangé une fois). Les aliments doux confèrent un esprit agréable, de la force, la satiété, l'enthousiasme, l'intelligence et une longue vie. Les aliments qui ne sont pas doux confèrent les effets opposés. »

La saveur douce n'est pas du sucre et inclut la plupart des aliments car elle contient les nutriments fondamentaux qui sont les protéines, les hydrates de carbone et les graisses (les lipides). Le Sutra ci-dessus mentionne clairement « confère…de la force, et la satiété,… » - les sucres ne confèrent pas ces effets. Le sucre blanc raffiné élimine en fait les micronutriments et les minéraux des Dhatus, entraînant un état de déficience des nutriments dans l'organisme.

« Les aliments très chauds détruisent la force ; ceux très froids et très secs sont difficiles à digérer, les très humides entraînent l'épuisement, ainsi les aliments doivent s'avérer appropriés / adéquats / agréables à ceux qui les mangent. »

« En prenant ses repas très rapidement, la personne ne saura différencier les bons des mauvais aliments, prendre des repas de manière indolente (qui durent longtemps) rend les aliments froids et déplaisants. »

Le Sutra ci-dessus énonce que manger trop lentement ou trop rapidement entraîne des problèmes. Le fait de ne pas mâcher suffisamment ses aliments s'avère aussi être cause d'indigestion qui résulte du fait de manger trop vite. Manger trop lentement crée Āma parce que les aliments ne sont pas bien mélangés à la bile digestive (Agni) dans l'estomac. »

« Une personne ayant une digestion faible doit éviter les aliments difficiles à digérer, en gérant leur quantité, nature et préparation. »

Sadvidha Anna – les six genres d'aliments

« Les aliments sont de six genres : *Cusya* (aspirés), *Peya* (bus), *Lehya* (sucés), *Bhojya* (mangés sans être mâchés), *Bhaksya* (aliments mous, pains, etc.) et *Carvya* (mâchés) ; chaque catégorie suivant un aliment plus difficile à digérer que son précédent. »

« La quantité d'aliments durs (difficiles à digérer) à consommer doit s'avérer être la moitié de ce qui peut nous rassasier, même pour les liquides et pour ceux contenant davantage de liquides, il n'y a pas de limite en ce qui concerne la quantité. »

Cela signifie que l'estomac ne doit jamais contenir plus de la moitié d'aliments durs, difficiles à digérer ; par exemple, les aliments que nous devons mâcher suffisamment pour qu'ils soient digérés. Agir ainsi empêche de se suralimenter, de grossir et la formation d'Āma.

« Les aliments secs auxquels on ajoute beaucoup de liquides seront digérés facilement mais les aliments secs (sans liquides) bien qu'on y soit habitué, ne se digèrent pas facilement. Les aliments secs ou incompatibles avec les autres entraînent la constipation. »

Visamashana – une alimentation inappropriée

« Consommer une grande quantité d'aliments, même au moment approprié pour les repas, ou consommer une quantité plus ou moins grande à un moment inapproprié - ces deux actions doivent être comprises comme étant inappropriées, ou comme étant une alimentation malsaine. »

« Consommer une grande quantité de nourriture entraîne la lassitude, la sensation de lourdeur, des bruits de gargouillements dans l'abdomen et la fatigue ; consommer une quantité insuffisante fait maigrir et diminue la force du corps. »

« Celui qui consomme des aliments trop tôt par rapport au moment approprié perturbera son métabolisme qui sera incapable de faire son travail et cette personne sera victime de nombreuses maladies pouvant conduire à la mort. »

« Consommer des aliments après l'intervalle approprié entraîne une destruction du feu digestif provenant d'une aggravation de Vata et il en résulte des aliments insuffisamment malaxés et réduits ; cette personne n'aura aucun désir de prendre un second repas. »

Ahara Pramana – la quantité d'aliments

« Deux parts (la moitié) de l'estomac doivent être remplies par des aliments solides, un quart par de l'eau et le dernier quart doit rester libre pour permettre le mouvement de l'air. »

L'estomac émet un rot naturel lorsqu'il est aux trois quarts rempli. Malheureusement, la plupart des gens ont habitué leur estomac à se distendre en mangeant trop et cette indication naturelle du corps s'avère désormais rarement juste. Si une personne mange généralement modérément, le premier rot peut être indicatif d'une quantité suffisante d'aliments.

Jalapana – boire de l'eau

« Le goût provenant du premier contact de la langue sera le mieux approprié mais pas celui des autres saveurs qui seront en contact plus tard. Ainsi, la langue doit être lavée par de l'eau entre les différents aliments. »

« Les aliments ne sont pas bien digérés si on boit trop d'eau, le même dysfonctionnement se produit si on prend ses repas sans boire d'eau du tout, et afin d'augmenter le feu digestif, on doit boire de l'eau fréquemment en petite quantité ou quantité modérée durant les repas. »

« Boire de l'eau avant les repas entraîne l'émaciation et les troubles liés à la faiblesse digestive ; boire de l'eau entre les repas attise la digestion et est ainsi le meilleur moment (pour la santé), boire de l'eau après les repas produit l'obésité et augmente Kapha. »

« Une personne assoiffée ne doit pas manger d'aliments et une personne affamée ne doit pas boire d'eau ; par cette action, la personne assoiffée développera la maladie de Gulma (une tumeur abdominale) et la personne affamée la maladie de Jalodara (ascite ou l'accumulation de fluide dans la cavité péritonéale. »

Bhojanottara Karma – les activités suivant les repas

« Après avoir consommé les aliments de cette façon, la personne doit faire Acamana (faire un gargarisme avec de l'eau), retirer lentement les restes d'aliments logés entre ses dents à l'aide d'un cure-dent ; si ces restes ne sont pas enlevés, il en résultera une mauvaise haleine. »

« Après les repas, les mains doivent être bien nettoyées avec de l'eau et les yeux touchés avec des mains humides, cette eau guérit rapidement de la cécité. »

« Après les repas, la personne doit prier. Après la prière, les mains doivent doucement se poser sur l'abdomen et après s'être libérée de la paresse, la personne doit s'engager dans des activités qui ne sont pas fatigantes. »

« Vata augmente après la digestion des aliments. Pitta augmente durant la digestion et Kapha au commencement de la digestion. Voici l'ordre naturel après les repas. »

Cankramana – une marche courte

« Après les repas, une personne doit marcher une centaine de pas lentement, cela réduira la lourdeur des aliments et la sensation de décontraction au niveau du cou, des chevilles et de la taille. »

« S'assoir simplement après les repas produit la stupeur et l'endormissement conduisant à la tendance à prendre de l'embonpoint ; mais une marche courte et lente favorise une longue vie ; la vie diminue rapidement pour ceux qui se mettent à courir après les repas. »

« Après les repas, la personne peut s'allonger après un intervalle d'un Muhurta (48 minutes) et après avoir effectué une marche courte, visage dirigé vers le haut, le temps d'effectuer huit respirations, elle peut s'allonger durant le double de temps (16) sur le côté droit ; le double de temps (32) sur le côté gauche, et ensuite selon sa préférence. »

« Chez les êtres vivants, Agni (le feu digestif), est présent sur le côté gauche, au-dessus du nombril ; ainsi une personne qui vient de manger doit s'allonger sur le côté gauche pour une meilleure digestion. »

« Asya (s'assoir simplement) confère un beau teint et une augmentation de Kapha, de la force, un corps tendre, bonheur et santé. Tandis qu'Adhva (une longue marche) détruit tous ces bénéfices ; Cankramana (une marche lente et courte) n'entrave pas le corps mais augmente la durée de vie, la force, l'intelligence, la puissance digestive et l'ardeur des organes des sens. »

Samvahana – le massage par piétinement

« Se faire masser par de légers piétinements est indiqué pour l'excellence des muscles, du sang et de la peau, confère de l'agrément, un bon sommeil, agit comme aphrodisiaque et apaise Kapha, Vata et la fatigue. »

Cette méthode de massage est une forme traditionnelle en Ayurvéda. Toute forme de massage plus puissant et stimulant donnera les mêmes bénéfices. Il est évident que le poids de la personne qui marche ou piétine sur le patient doit être adapté à la Prakriti. Il est courant qu'en Inde, les enfants marchent sur le dos et les jambes des adultes car cela ne leur procure qu'une légère pression.

Ajirna Hetu – les causes de l'indigestion

« Les personnes qui boivent trop d'eau, qui mangent des repas inadaptés, qui répriment les envies naturelles, qui restent éveillées la nuit, les aliments de ces personnes, bien qu'ils soient consommés à l'heure appropriée pour les repas, bien que ce soient des aliments dont la personne est habituée, et bien que ces aliments soient légers (facilement digestes et consommés en petites quantités), ces aliments ne seront pas digérés. »

« Les personnes souffrant de jalousie, de peur, de colère, d'avarice, de douleurs, d'humilité et de haine ; les aliments qu'elles consomment ne seront pas digérés correctement. »

Il est intéressant de noter que ces notions font le lien entre la psychologie et la digestion et Agni.

« Consommer des aliments à nouveau avant que le repas précédent n'ait été digéré entraîne l'indigestion ; comme le feu digestif est affaibli, la personne ne doit pas prendre un deuxième repas ce jour-là. »

« Lorsque les aliments consommés plus tôt sont à moitié digérés, manger à nouveau entraîne une faiblesse du feu digestif ; en cas de doute d'indigestion des aliments consommés le soir, s'alimenter le matin agit comme un poison. »

Usnisa / Upanad Dharana – porter un chapeau et des chaussures

« Porter Usnisa (un chapeau) confère un beau teint, est bénéfique pour les cheveux, empêche que la poussière, le vent et Kapha irritent la tête, ce qui est léger (pas lourd) est idéal tandis qu'un chapeau lourd entraîne des maladies d'origine Pitta et des maladies des yeux. »

« Mettre Upanad (des chaussures) est bon pour les yeux, confère une longue vie, guérit les maladies des pieds, facilite la marche, augmente la vigueur et agit comme aphrodisiaque. Marcher toujours sans chaussures n'est pas sain, diminue la vie, détruit le pouvoir des organes des sens et la vue. »

Chatra / Danda Dharana Guna – l'utilisation d'un parapluie et d'un bâton

« Utiliser un Chatra (un parapluie pour la pluie, le soleil, la poussière et la rosée est bon pour les yeux et est aussi considéré comme bénéfique. »

« Tenir un Danda (un bâton en bois) augmente l'énergie, l'enthousiasme, la force, la stabilité, le courage et le rayonnement, confère du soutien et élimine la peur. »

Gardez en mémoire qu'en Inde le climat est tropical ou semi-tropical et qu'il y avait de nombreux animaux sauvages. Marcher avec un bâton était important pour éloigner les animaux, les serpents et autres.

Yana / Vahana Guna – l'utilisation de véhicules

« Les voyages, assis dans un Shibika (un palanquin) couvert est idéal pour tous et apaise tous les Doshas. »

« Les voyages en bateau ne sont pas recommandés aux personnes souffrant de maladies Vata et Kapha. Chevaucher un éléphant entraîne une augmentation de Pitta et de Vata, augmente la prospérité, la durée de vie et améliore la constitution physique. Monter un cheval entraîne une augmentation de Vata, Pitta, du feu digestif et de la fatigue, réduit la graisse, la couleur du teint et Kapha et est idéal pour les personnes robustes. »

Les voyages de toutes sortes augmentent le Dosha Vata. Les voyages lents et protégés des éléments (les palanquins) sont meilleurs pour les personnes de Prakriti Vata.

Atapa / Vrstyadi Guna – la lumière du soleil, l'ombre, la pluie, etc.

« Atapa (la lumière du soleil) entraîne la transpiration, les évanouissements, les maladies hémorragiques, la soif, l'épuisement, la fatigue, la sensation de brûlure et la décoloration, tandis que Chaya (l'ombre) protège de tous ces éléments. »

« La pluie confère de la lassitude ; la brume et le brouillard entraînent la peur, l'illusion et l'augmentation de Kapha et Vata. »

« Agni (le feu) apaise Vata et Kapha, soulage la rigidité, le froid et les frissons, soulage Āma (l'indigestion), l'humidité et aggrave Rakta et Pitta. »

« Dhuma (la fumée) aggrave Kapha immédiatement, est très nocif pour les yeux, entraîne la sensation de lourdeur de la tête et aggrave Vata et Pitta. »

Sadacara – les règles de bonne conduite

« L'amitié doit être toujours développée avec de bonnes personnes, restez en contact avec des personnes pieuses et évitez la compagnie des personnes mauvaises. »

« Il faut vénérer les dieux, les Brahmanes, les personnes âgées, les médecins et les invités. Les mendiants ne doivent pas être contrariés ; personne ne doit être offensé, on doit se tenir avec vénération en présence des maîtres et ne pas bouger inutilement les pieds, etc. »

« Les personnes doivent parler peu, au moment approprié, positivement, dire la vérité et des mots agréables lors des conversations, elles doivent manger des aliments qui sont davantage de saveur douce, onctueuse, saine et bonne au moment approprié, ne doivent pas consommer de yaourt le soir ni manger des aliments sans ajouter du sel, de la soupe de pois verts, du miel, du Ghī ou du sucre. »

« On doit se conduire de telle sorte que ce soit plaisant pour l'autre en prenant en compte ses désirs, ce qu'il aime ou n'aime pas. »

« On ne doit pas garder les plaisirs de la vie que pour soi, on ne doit pas croire tout le monde ni suspecter tout le monde, on ne doit sous aucun prétexte arrêter son travail, on doit être motivé par les progrès des autres mais pas envier leurs résultats. »

« Les envies naturelles ne doivent pas être réprimées mais les envies mentales (les émotions, les désirs, etc.) doivent être éliminées, les organes des sens ne doivent pas être tourmentés / dérangés / trop surmenés ni trop protégés. »

« Il ne faut pas traverser les rivières à la nage, ni aller trop près d'un feu, ni voyager dans un bateau à la sécurité douteuse, ni grimper dans un arbre ou monter dans un véhicule ou sur un animal dangereux. »

En d'autres mots, ne prenez pas de risques inutiles pour votre corps et votre santé.

« Lorsque vous participez à une assemblée, tousser, rire, roter, bailler et éternuer ne doit pas être effectué sans se couvrir la bouche, ni se moucher en faisant du bruit, ni jamais s'assoir dans une posture gênante, ni rester longtemps les bras levés, ni écrire / gribouiller sur le sol avec les ongles (des pieds), la poussière du balai ne doit jamais être en contact avec le corps, les brins d'herbe ne doivent pas être fendus avec les ongles et on ne doit pas toucher un Brahmane après avoir touché les ordures ou les résidus ; on ne doit pas regarder le soleil durant son éclipse à son lever ou à son coucher, ni son image reflétée dans l'eau, ni regarder longtemps les objets minuscules, très lumineux, déplaisants ou désagréables, on ne doit pas désirer se battre avec des personnes fortes, ni porter de lourds poids sur la tête, ni produire des sons provenant du corps, ni battre ses cheveux avec ses mains, ni aller se mettre parmi les objets bénéfiques ou entre les couples (mari et femme), ni jamais partager les aliments des ennemis et des prostituées. »

« La foi doit être mise en les femmes, on ne doit pas leur donner de l'indépendance, elles doivent toujours être protégées surtout durant leur jeunesse. »

La société de l'Inde moderne a des idées partagées concernant ces concepts et ces lois – celles-ci proviennent de *Manu*, celui qui a écrit les lois. Ces concepts entraînent souvent une manipulation des femmes au lieu de les accepter comme des égales et de les laisser avoir leur mot à dire dans les décisions et la vie familiale. Elles sont – du moins en théorie – dépendantes et asservies à l'homme – quel que soit l'homme qui est le chef de famille ; oncle, père, mari, frère, etc. En réalité il y a de nombreuses femmes puissantes en Inde qui ont soit dépassé ces concepts culturels ou qui contrôlent tout indirectement. Il existe suffisamment de preuves démontrant que les anciens n'étaient pas si rigides et que les femmes bénéficiaient d'un rôle complémentaire mais égal dans la société. Référez-vous aux histoires des *Puranas* par exemple.

« Ainsi, l'homme doit passer sa journée en ayant toujours une conduite vertueuse et ensuite se livrer à ses activités le soir. Celui qui adopte une conduite juste dans toutes ses activités, décrites brièvement plus haut, aura une longue vie, une bonne santé, de l'affection, de la rectitude, de la prospérité et de la gloire. »

Sandhya Varjya Karma – les actions à éviter le soir

« Consommer des aliments, avec des relations sexuelles, dormir, étudier et marcher de longues distances, ces cinq activités doivent être évitées le soir par les hommes sages. Prendre de la nourriture entraîne des maladies, les relations sexuelles entraînent des désordres durant la grossesse ou des problèmes de développement du fœtus, dormir conduit à la perte de la richesse, étudier entraîne la diminution de la durée de vie et à la peur. »

Ratricarya – les activités nocturnes

« Jyotsna (la lumière de la Lune) a un effet froid, entraîne le désir sexuel, apaise la soif, Pitta et la sensation de brûlure, la brume nocturne a un effet moindre que la lumière de la Lune, aggrave Vata et Kapha. Les ténèbres engendrent la peur, l'illusion, la confusion pour s'orienter, apaisent Kapha, augmentent le désir sexuel et provoquent l'épuisement. »

« On ne doit pas avoir recours aux femmes pour copuler durant la journée, si l'envie est très pressante, il faut seulement le faire l'hiver ou au printemps. »

Ragri Bhojana – le repas du soir

« Les repas doivent être pris dans le premier Prahara (trois heures) de la nuit, en plus petite quantité que le midi et en évitant les aliments difficiles à digérer. »

Maithuna – la copulation / les relations sexuelles

« Le désir de copuler se manifeste chaque jour dans le corps des hommes, ne pas s'accoupler entraîne le diabète, l'augmentation de la graisse (l'obésité) et le relâchement / la faiblesse du corps. »

« Une femme est appelée Baala (jeune fille) jusqu'à seize ans, et ensuite Taruni (jeune femme) jusqu'à trente ans, puis Adhirudha (Praudha – d'âge mûr) jusqu'à l'âge de cinquante ans et ensuite Vrddha (âgée/vieille) et devient indifférente aux plaisirs sexuels. »

« Les personnes ayant une vie remplie de désir sexuel disent qu'une Baala (une jeune fille) est idéale l'été et l'automne, une jeune (femme) durant l'hiver et une femme mûre durant la saison des pluies et le printemps. Avoir des relations sexuelles chaque jour avec une Baala (une fille) entraîne une augmentation de force, chaque jour avec une Taruni (une jeune fille) entraîne une diminution de force tandis qu'avec une Praudha (une femme mûre) conduit au seuil de la vieillesse. »

« De la viande fraîche, des aliments frais, une jeune fille, consommer des aliments additionnés de lait et de Ghī, se baigner dans l'eau chaude – ces six éléments confèrent immédiatement de la force. »

« De la viande ayant une mauvaise odeur, des vieilles femmes, Balarka (la lumière du soleil lorsque le soleil est en signe de la Vierge), le yaourt venant d'être fait, la copulation le matin et durant la nuit – ces six éléments conduisent immédiatement à une perte de force. »

« En copulant avec une jeune femme même un vieil homme devient jeune tandis qu'un jeune homme copulant avec une femme âgée devient vieux. »

Stri Gamana Guna – les bénéfices de la copulation

« Les hommes qui ont des relations sexuelles appropriées avec des femmes, obtiennent une longue vie, retardent le processus de vieillissement, ont un corps qui reste d'une bonne couleur et d'un bon teint, ont de la vigueur, des muscles fermes et bien développés. »

« Les hommes peuvent avoir autant de relations sexuelles qu'ils le désirent durant la saison hivernale, renforcées par la prise d'aphrodisiaques (plantes médicinales, aliments, etc.). Et durant les saisons Shishira (froides / humides), il peut s'y adonner sans aphrodisiaques. »

« La copulation doit être effectuée tous les trois jours au printemps et en automne et une fois tous les quinze jours lors de la saison des pluies et l'été. »

« Sushruta dit que l'homme peut copuler avec une femme tous les trois jours dans toutes les saisons sauf l'été qui doit être tous les quinze jours. »

« La copulation peut être effectuée la nuit durant la saison froide, la journée durant l'été et à ces deux moments au printemps et à la saison des pluies et selon le désir en automne. »

« L'homme ne doit pas copuler avec la femme le soir, durant Parva (les jours spéciaux tels que la nouvelle Lune, la pleine Lune, les éclipses, etc.). Au moment où l'on sort les vaches pour paître (le matin), à minuit et à midi. »

« Les actes sexuels doivent être effectués avec sa propre femme, dans un endroit bien protégé (caché, à l'abri des regards), agréable avec de la musique douce, du parfum suave répandu à l'intérieur et un vent doux et agréable venant de l'extérieur. Mais pas dans un endroit situé trop près de la résidence des précepteurs (maîtres), trop ouvert (que les autres peuvent voir), entraînant de la timidité, d'où les autres peuvent entendre les sons. »

Maithuna Vidhi – les règles de la copulation

« L'homme désireux d'avoir un fils, qui a pris un bain, qui s'est appliqué de la pâte de Chandan (bois de santal) sur le corps, s'est mis du parfum et porte une guirlande, de beaux vêtements et des bijoux, etc. Qui a consommé des aphrodisiaques, mâche des feuilles de bétel, allongé sur un bon lit, doit s'engager dans l'acte sexuel avec sa femme, rempli d'amour profond et de grand désir. »

« Ceux ayant mangé trop d'aliments, manquant de courage, souffrant de faim, de douleur ou de soif, les jeunes garçons ou les hommes âgés, troublés par d'autres envies comme celles d'uriner, d'aller à la selle, ayant de la colère, de la peur et souffrant de maladies (dont la copulation est interdite) doivent éviter de copuler. »

Maithuna Yogya-Ayogya Stri – les femmes qui conviennent et celles qui ne conviennent pas pour la copulation

« L'épouse dotée de beauté, ayant des bonnes qualités et une bonne conduite, née dans une famille respectable, qui est sensuelle, joyeuse, bien habillée avec des bijoux et rendue forte par les aphrodisiaques doit être choisie pour la copulation. »

« L'homme ne doit pas se livrer à la copulation avec une femme ayant sa menstruation, n'ayant pas de désir sexuel, sale, pas aimée, appartenant à une caste supérieure, plus âgée, souffrante ou malade, mutilée, enceinte, remplie de haine, ayant des troubles vaginaux, qui appartient à la même Gotra (lignée familiale) que son époux, qui est la femme de son maître ou qui est une ascète (une nonne), sous peine de grandes malformations pouvant toucher les deux partenaires et leur progéniture. »

« Un homme incapable de contrôler ses sens, qui s'adonne à la copulation avec une femme pendant sa période menstruelle, perd la vue, réduit sa durée de vie et son rayonnement, et ne commet que des actes impies. »

« La copulation avec une ascète (une nonne), l'épouse d'un maître, appartenant à sa propre Gotra (lignée), les jours spécifiques où cela est interdit, très âgée et le soir entraîne une réduction de sa durée de vie. »

« La copulation avec une femme enceinte entraînera des troubles au fœtus, avec une femme malade entraîne une perte de vitalité, avec une femme handicapée, remplie de haine, maigre et stérile (sans enfant) dans un endroit non protégé, entraîne une déficience de sperme et une dépression mentale, qui s'y adonne lorsqu'il a faim, lorsqu'il est troublé émotionnellement, à midi, lorsqu'il a soif et qu'il est trop faible, toutes ces conditions entraînent aussi une déficience de sperme et une aggravation de Vata. »

« La copulation avec un homme malade entraîne de la douleur, des maladies de mélancolie, des évanouissements et même la mort, tôt le matin (avant le lever du soleil) et à minuit, cela entraîne respectivement une aggravation de Vata et Pitta. »

« La copulation avec des animaux ou autre organes que le vagin ou avec une femme ayant des maladies vaginales entraîne le commencement de Upadamsa (la syphilis), l'aggravation de Vata, la perte de sperme et le malheur. »

« Copuler, réprimer ses envies d'uriner et d'aller à la selle, ou réprimer l'éjaculation de semence, copuler en position sur le dos (la femme sur lui), tout conduit rapidement à la formation de calculs dans la vésicule séminale. »

« Ainsi, il faut éviter toutes ces contre-indications qui ne sont pas bénéfiques dans les deux mondes (cette vie-ci et la prochaine), le sperme qui a commencé à sortir ne doit jamais être réprimé par des concepts illusoires. »

« S'adonner à prendre un bain, boire du lait avec du sucre, des aliments préparés avec des produits issus de canne à sucre (le jaggery, le sucre complet non raffiné, etc.), une bise fraîche, un bouillon de viande (soupe) et le sommeil sont bénéfiques après la copulation. »

« Les douleurs abdominales, la toux, la fièvre la dyspnée, l'émaciation, l'anémie, la consomption, les convulsions et les maladies similaires (d'origine Vata) sont produites par le fait de trop s'adonner à la copulation. »

Ainsi termine le Chapitre Cinq du Purva Khanda du Bhavaprakasha composé par Sri Bhavamishra, fils du Sri Latakanamishra.

Rutacharya (Régimes saisonniers)

Sadrtus (Les six saisons indiennes)

L'Inde, avec son climat tempéré subtropical, a six démarcations saisonnières précises. L'un des défis pour adapter l'Ayurvéda classique à l'Occident est la différence saisonnière. Vous trouverez ci-après une description des saisons indiennes. Pour chaque saison, les effets sur les Doshas sont indiqués avec un signe positif (+) pour l'augmentation et un signe négatif (-) pour la diminution des Doshas. La source de cette information provient de l'Astanga Hrdayam, section Sutrasthana.

Uttarayana (Solstice du nord) ou Adankala (période provoquant l'anémie)

Durant cette période, le soleil et le vent sont très forts et secs. Ainsi, la terre perd ses qualités rafraîchissantes dans ce « feu » prédominant la moitié de l'année. Les saveurs amère, astringente et piquante dominent – ces saveurs augmentent la sécheresse corporelle.

1. **Shishira rtu (froid, extrêmement sec, mais saison couverte de rosée) +K**

Magha et Phalguna (mi-janvier à mi-mars) – dominance de Tikta Rasa (saveur amère)

- Énergie humaine au maximum.
- Activité sexuelle permise au quotidien (Vajikarana est requis).
- Le même régime que celui de Hemanta Rtu doit être adopté mais plus intensément étant donné que la sécheresse est plus prononcée (à cause de la période Adankala à venir).

- Les aliments doivent être doux, acides, salés et chauds.

2. **Vasanta Rtu (la saison du printemps, froid devenant chaud) +K (liquéfie K)**

Caitra et Vaishakha (mi-mars à mi-mai) – dominance de Kasaya Rasa (saveur astringente)

- Énergie humaine moyenne.
- Activité sexuelle tous les 3 jours.
- Kapha a augmenté durant les saisons froides (Hemanta et Shishira) et se liquéfie par la chaleur du soleil qui diminue Agni et entraîne de nombreuses maladies. Par conséquent, Kapha doit être rapidement réduit à l'aide de puissants vomissements et médications nasales ainsi qu'à l'aide d'aliments légers, secs, etc., de massages secs, d'une grande activité physique, etc., de vie sociale agréable, joyeuse et plaisante.
- Les aliments doivent être piquants, amers, astringents, secs et chauds.
- C'est le moment de nettoyer les Doshas qui se sont accumulés durant les saisons froides.

3. **Grisma Rtu (l'été et la saison chaude) +V –K**

Jyestha et Asadha (Mi-mai à mi-juillet) – dominance de Katuka Rasa (saveur piquante)

- Énergie humaine au minimum.
- Activité sexuelle 1 fois tous les 15 jours.
- Le soleil devient de plus en plus fort, paraissant saper l'énergie des choses. Kapha diminue et Vata augmente. Par conséquent, on doit éviter les aliments salés, piquants et acides ainsi qu'une trop grande activité physique et une trop grande exposition au soleil.
- Il faut favoriser les aliments doux, légers, gras, froids et remplis de liquides. Le vin doit être dilué dans l'eau ou ne pas en boire du tout sinon cela entraînera l'émaciation, la faiblesse, la sensation de brûlure et l'illusion.

- Dormir la journée est autorisé car cela contre les effets de la sécheresse. C'est le seul moment de l'année où c'est autorisé.

Daksinayana (Solstice du Sud) ou Visargakala (période tonifiante)

Durant cette période, le soleil libère l'énergie des gens étant donné que la Lune devient plus puissante et que le Soleil perd de sa force. La terre regagne sa fraîcheur grâce aux nuages, la pluie, etc. Les saveurs acide, salée et douce dominent durant cette période – ces goûts augmentent l'hydratation du corps.

4. **Varsa Rtu (la saison des pluies, froid) +PK –V**

Shravana et Bhadrapada (mi-juillet à mi-septembre) – dominance d'Amla Rasa (saveur acide)

- Énergie humaine minimum.
- Activité sexuelle 1 fois tous les 15 jours.
- Agni, affaibli par l'été, est encore plus affaibli et est vicié par les Doshas car cette saison des pluies apporte les nuages, le vent froid entraînant la neige, des rafales soudaines de vent fort, de l'eau salie par les pluies et par la chaleur de la terre et de l'acidité. Par conséquent, durant cette période, toute mesure équilibrant les Doshas et soutenant Agni est requise. Après avoir reçu des thérapies de purification (Shodhana), il faut procéder à un lavement thérapeutique avec décoction (Anuvasana Basti). L'activité physique doit être réduite au minimum. Il faut rechercher un environnement tempéré. Il faut éviter de dormir la journée et ne pas s'épuiser (les extrêmes).
- Les aliments doivent comprendre de vieilles céréales, des bouillons de viande avec des épices, des viandes semblables à des desserts, des soupes de pois, et du vin. Les jours sans soleil, les aliments doivent être doux, salés, acides et gras, secs et mélangés à du miel et facilement digestes. Ils doivent être cuits puis mangés froids.
- C'est le moment d'expulser les Doshas qui se sont accumulés durant Grisma (l'été).

5. **Sharat Rtu (la saison de l'automne, chaude et humide) +P –V**

Ashvayuja et Kartika (mi-septembre à mi-novembre) – dominance de Lavana Rasa (saveur salée)

- Énergie humaine moyenne.
- Activité sexuelle 1 fois tous les 3 jours.
- Le même régime que Vasanta Rtu doit être adopté.
- Les aliments doivent être doux, amers, astringents, secs et froids (puis chauds à la fin de la saison).
- C'est le moment d'éliminer les Doshas accumulés durant la saison Varsa (pluvieuse).

6. Hemanta Rtu (saison d'hiver : froide et sèche) +KV –P

Margashirsa et Pausa (mi-novembre à mi-janvier) – dominance de Madhura Rasa (saveur douce)

- Énergie humaine maximum.
- Activité sexuelle pouvant être quotidienne.
- Jathar Agni devient fort puisque l'environnement froid l'empêche de se répandre à l'extérieur dans le Rasa / Rakta. Agni commence à digérer les tissus avec l'aide de Vata. Comme les nuits sont plus longues, on ressent davantage de faim le matin. Il faut faire des massages quotidiens à l'huile et sur la tête avec des huiles qui apaisent Vata et rester au chaud et bien se nourrir. Il est nécessaire de pratiquer de légers massages du corps et des exercices physiques doux.
- Les aliments requis sont doux, acides et salés.

Rtusandhi (la période de l'intersaison)

Les sept derniers jours de la saison courante et les sept premiers jours de la nouvelle saison constituent ensemble la période de l'intersaison durant laquelle le régime doit être graduellement changé. Si ce changement graduel n'est pas respecté, et que les changements sont soudains, il en résultera des maladies Asatmya (dont on n'est pas habitué). Le Dosha Vata domine durant ces périodes de transition.

Les saisons et les Doshas dans un climat à quatre saisons

En Europe, en Amérique du Nord et du Sud, il y a généralement quatre saisons. L'information que vous trouvez dans ce manuel s'adresse aux étudiants occidentaux et par conséquent, le modèle des quatre saisons y est présenté en supplément de l'information classique précédente. Ce modèle utilise l'hémisphère nord pour les mois et les saisons. Pour l'hémisphère sud, inversez simplement les mois pour coïncider avec les saisons. Quel que soit l'endroit où vous habitiez, il est nécessaire de faire des ajustements aux cycles saisonniers étant donné que les grandes régions d'eau et l'altitude modifient le commencement de la durée des saisons. Ainsi, vivre au bord de la mer modifiera les saisons de tous les endroits situés à 80 kilomètres à l'intérieur des terres. Ci-après vous trouverez un graphique expliquant dans les grandes lignes les quatre saisons et les trois Doshas :

- À la fin de l'hiver commence la saison Kapha Prakopa.
- Le début du printemps liquéfie Kapha et termine la saison Kapha Prakopa.
- À la fin du printemps commence la saison Pitta Prakopa.
- L'été est la pleine saison Pitta Prakopa.
- À L'automne commence la saison Vata Prakopa.
- Au début de l'hiver, c'est la pleine saison Vata Prakopa.

Le régime quotidien au minimum pour tous selon l'Ayurvéda peut se résumer dans la liste ci-dessous :

1. **Soyez heureux :** une attitude joyeuse et positive dans la vie est certainement l'aspect le plus important du Dinacharya et du Rutacharya.
2. **Dormez suffisamment et à heures régulières :** dormir suffisamment permet au corps de s'adapter et de répondre à toute forme de stress physique ou mental.
3. **Éliminez Mala au quotidien :** il est important de prendre le temps d'éliminer chaque jour ses déchets. Cela maintient Āma à un niveau minimum et évite les pathologies.
4. **Mangez à heures régulières :** en mangeant régulièrement, Agni est plus à même de rester équilibré ; ce qui évite la création d'Āma.
5. **Mangez ce que vous pouvez digérer :** il est important de manger selon Agni et non en suivant son mental ou ses habitudes. Manger en suivant Agni prévient l'accumulation d'Āma et de Mala dans le corps.

6. **Respirez lentement et profondément :** il est important de passer cinq minutes chaque jour à respirer tranquillement, profondément, et lentement pour régénérer Prâna.
7. **Faites des exercices physiques régulièrement :** il est important de prendre quelques minutes chaque jour pour effectuer des exercices physiques, même si cela consiste à simplement faire le tour du pâté de maison ou des exercices isométriques chez soi. Cela empêche le corps d'accumuler des déchets et Āma.

Les exercices selon l'Ayurvéda

Les exercices représentent l'un des aspects les plus importants pour conserver son corps en bonne santé. Comme de nombreuses autres thérapies, les exercices peuvent être soi Langhana ou Brimhana. Tout dépend de la Prakriti et des habitudes des exercices physiques. Caraka indique dans son texte que le fait de trop s'entraîner physiquement entraîne de nombreux problèmes comme par exemple, trop assécher les types Vata et trop réchauffer les types Pitta. Il est important de pratiquer une routine d'exercices adaptés à la typologie du patient.

Effectuer trop peu d'exercices entraîne une accumulation d'Āma dans les Dhatus ; effectuer trop d'exercices entraîne une augmentation des Doshas.

À bien des égards, les exercices physiques sont ce qui est le plus difficile à intégrer dans le régime de vie du patient.

De nos jours il y a une tendance à faire des exercices intensifs trois ou quatre fois par semaine et à ne rien faire entre temps. Ou bien à trop s'impliquer dans son travail, sa profession, ses enfants, sa famille, et à oublier complètement de faire de l'exercice. Cependant, rien, à part les exercices physiques adéquats faisant partie de son hygiène de vie, ne donnera des résultats ; c'est le seul facteur le plus important dans notre époque où nous n'avons *pas besoin* de bouger notre corps. Il est possible de faire ses courses par téléphone ou internet et d'être livré à domicile. Même les produits issus d'agriculture biologique peuvent être livrés dans de nombreux endroits par les maraîchers qui proposent un panier d'aliments saisonniers chaque semaine.

Les exercices physiques sont devenus critiques dans notre société moderne parce que nous n'avons plus besoin d'en effectuer pour survivre. Par conséquent, les thérapeutes ainsi que les patients doivent garder à l'esprit que rien n'entraînera de plus grands bénéfices ou n'entraînera des maladies plus rapidement qu'un manque d'exercices physiques, le fait d'étirer et contracter ses muscles pour nettoyer et stimuler les tissus lymphatiques du Rasa Dhatu. Si Rasa n'est pas stimulé et ne circule pas dans le corps, il devient congestionné et malade.

Les formes d'exercices passives ou actives : les exercices peuvent être passifs comme le fait de recevoir un massage, actifs comme faire de l'aérobic, ou à la fois passifs et actifs comme le Hatha Yoga. Les exercices actifs sont considérés comme étant la meilleure forme d'exercices.

Les avantages : les exercices augmentent l'endurance du corps et la résistance aux maladies en facilitant l'action du système immunitaire. Ils nettoient les canaux, favorisent la circulation et éliminent les déchets et détruisent l'excès de graisse.

Les effets psychologiques : effectuer des exercices réguliers réduit même l'anxiété et confère un sens de bien-être en stimulant la libération de l'endorphine et de l'enképhaline, aidant à expliquer pourquoi les exercices peuvent être addictifs.

La quantité d'exercices : l'Ayurvéda recommande de ne pas s'entraîner plus de 50% des capacités de l'individu en une seule fois. Les exercices ne bénéficient pas au corps si celui-ci est épuisé. Si une personne est épuisée après une heure à faire du vélo, elle ne devrait alors pas en faire plus d'une demi-heure à la fois jusqu'à ce que sa résistance s'améliore.

La maladie : ne faites pas d'exercices lorsque vous souffrez de maladies respiratoires, telles que la toux chronique ou le rhume, ou en cas de grave inflammation ou grave indigestion.

L'âge : les enfants ne doivent pas commencer à pratiquer des exercices ardus trop tôt dans leur vie, et les exercices trop intensifs ne doivent pas être poursuivis trop longtemps dans la vieillesse. Des exercices plus légers peuvent être appréciés à partir de soixante ans.

Les enfants peuvent commencer à faire des formes d'exercices plus difficiles à la puberté.

Les mauvais exercices : ils peuvent déséquilibrer entre elles des parties du corps, en insistant plus sur une région et en négligeant les autres. Même les exercices appropriés peuvent conduire à des effets indésirables lorsqu'ils sont trop poussés.

Les exercices vigoureux : ils augmentent le besoin de nourriture pour remplacer les nutriments qui ont été brulés pour fournir de l'énergie. Ces aliments supplémentaires nécessitent une énergie supplémentaire pour être digérés, ce qui alourdit l'esprit.

Les exercices méditatifs : l'Ayurvéda encourage les exercices méditatifs tels quel le Yoga et le Taï Chi, pour éviter une lourdeur d'esprit et pour assurer une circulation d'énergie adéquate à travers l'organisme. Ces pratiques rééquilibrent les personnes Vata, apaisent les personnes Pitta et revigorent les personnes Kapha.

Exercice de respiration de base : Asseyez-vous et concentrez-vous sur la respiration à partir de l'abdomen, en suivant sans effort le mouvement de la respiration jusqu'aux narines. Le facteur le plus important est de concentrer son attention sur le mouvement de la respiration – sans le manipuler – en observant simplement l'air qui entre et sort de votre corps. En observant la respiration, cela la ralentit automatiquement, devenant ainsi plus profonde sans faire d'effort et sans la contrôler. Cet exercice engendre un effet immédiat sur l'esprit et sur la psychologie par la régularisation de Prâna Vayu.

Guide d'exercices pour les personnes Vata Prakriti

Les types Vata nécessitent des exercices réguliers, doux, ayant un effet nourrissant et tonifiant, qui leur confèrent une sensation de chaleur et d'apaisement au lieu de se sentir épuisés. Leurs exercices doivent être une sorte de Shamana doux. S'ils aiment le sport, ils peuvent s'adonner à des types d'exercices Shamana plus puissants. Les personnes Vata Prakriti doivent éviter les types d'exercices Shodhana puissants. Ceux-ci incluent la plupart des entraînements d'aérobic intenses, la danse style aérobic ainsi que la pratique d'asanas puissants tels que ceux de l'Astanga Yoga, le Bikram Yoga, etc. Les types Vata peuvent faire des exercices Shodhana modérés pendant des périodes courtes si leur Bala est puissant et si Vata est stable.

- Les personnes Vata peuvent devenir accros aux exercices vigoureux les rendant « légers » et « remplis d'énergie ». Ces sensations constituent en fait Vata Vriddhi et indiquent le stade Prakopa de pathologie.
- Des exercices intenses excessifs épuisent le corps, perturbant Vata à cause de la déshydratation qu'elle provoque dans les tissus. Les types Vata doivent veiller à leur consommation de liquide afin d'éviter la déshydratation.
- De nombreuses personnes Vata sont attirées par la course ou le jogging, pratiques mettant une grande pression sur leurs articulations faibles par nature. La dégénérescence des articulations commence généralement à la fin de la trentaine et au début de la quarantaine, suite aux pratiques d'entraînement incompatibles ayant été effectuées entre 20 et 30 ans. Les accidents articulaires des personnes Vata sont plus à même de s'amplifier ou d'entraîner de l'arthrite au lieu de troubles divers développés chez les autres types. Par conséquent, les exercices ne s'accordant pas à la structure squelettique sont déconseillés aux types Vata.
- Des exercices doux, réguliers tels que le Yoga, le Taï Chi ou la marche sont toujours préférables pour les personnes Vata que des périodes courtes d'exercices intenses.
- Les exercices contemplatifs tels que les asanas de Yoga et le Taï Chi sont particulièrement bénéfiques aux types Vata parce qu'ils confèrent la sérénité et ne mettent pas de stress sur le système squelettique.
- Les exercices rythmiques sont toujours meilleurs pour les types Vata que les exercices aérobics chaotiques. Par exemple, un entraînement aux haltères légers est beaucoup mieux pour les types Vata que l'épuisement sporadique de l'aérobic.
- Les sources externes de chaleur telles que les bains de vapeur et les bains chauds stimulent davantage la circulation de Vata et leur sont bénéfiques s'ils ne sont pas effectués en excès. La chaleur et l'humidité sont importantes – évitez la chaleur sèche.

Exemple de sports pour les types Vata : l'aérobic doux (ayant un impact léger ou danse fluide), le badminton, la danse classique, le baseball, les randonnées à vélo, le bowling, le canoé, le cricket, la danse, le golf, la randonnée, l'équitation, les arts martiaux (de l'aïkido non violent ou du Taï Chi), le ping-pong, la voile, le stepping (modéré), le stretching, la natation, la marche, les sports aquatiques en général, les haltères, les asanas doux de Yoga.

Guide d'exercices pour les personnes Pitta Prakriti

Pour les types Pitta, les efforts accomplis durant les exercices doivent être modérés et pas trop chauffants ni compétitifs. Les Pitta doivent se sentir satisfaits, fatigués, pas trop échauffés ni trop épuisés. Les types Pitta peuvent effectuer des formes d'exercices intenses de Shamana ou des méthodes modérées de Shodhana. Ils doivent éviter les exercices puissants de Shodhana parce que ceux-ci génèrent trop de chaleur et les déshydratent. Les types d'exercices puissants de Shodhana augmentent l'agressivité mentale et la compétitivité qui aggravent les types Pitta.

- Les types Pitta sont souvent très compétitifs. Les sports d'équipe encourageant la coopération ou la compétition de soi peuvent leur être favorables.
- Les meilleurs exercices pour une personne Pitta confèrent de la compétitivité sans augmenter Pitta jusqu'à atteindre un état excessif. Les sports tels que le tennis, le squash ou le handball sont bénéfiques s'ils ne deviennent pas trop compétitifs.
- Les sports d'équipe tels que le basketball et le volleyball, qui insistent sur la coopération et minimisent l'importance de l'héroïsme individuel, sont préférables pour les types Pitta s'ils ne sont pas poussés trop loin. Les sports tels que les longues randonnées à pied et sac à dos ou à vélo qui permettent la compétition de soi sont bénéfiques aussi.
- La natation est idéale pour les personnes Pitta parce qu'elle est refroidissante ; elle favorise la réduction du feu, comme le ski-nautique, les sports aquatiques et le ski.
- Le Taï Chi et le Yoga peuvent être bénéfiques aux Pitta s'ils s'en servent pour rafraîchir leur feu et équilibrer leur feu mental.
- Les personnes Pitta doivent rester vigilantes avec les sources

de chaleur extérieures. Il est très important de rester frais et hydraté pendant l'été.

- Les types Pitta sont ceux nécessitant le plus de liquide durant l'entraînement physique. À cause de leur nature de feu, ils ont tendance à brûler le plasma plus rapidement que les autres types. Par conséquent, une hydratation adéquate reste toujours le point crucial des personnes Pitta.

Exemple de sports pour les types Pitta : Le basketball et les autres sports d'équipe, le vélo, la plongée, le golf, la randonnée, le hockey, le patinage sur glace, le kayak, l'aviron, la voile, le ski, le surf, le football, le ski-nautique, le windsurf, les sports aquatiques en général et les asanas de Yoga.

Guide d'exercices pour les personnes Kapha Prakriti

Les personnes Kapha doivent avoir une activité physique au quotidien. Les exercices créent un effet stimulant, chauffant, asséchant et allégeant qui compensent la nature statique, froide, humide et lourde de Kapha. Après l'activité physique, ils doivent se sentir légers, énergiques, motivés et chauds. Les types Kapha doivent faire les types d'exercice Shodhana – soit modérés, soit puissants – afin de stimuler le système et expulser Mala et l'excès de Dosha. Les types Kapha sont souvent plus attirés par les thérapies Shamana parce qu'elles sont douces et faciles – exactement ce que les Kapha doivent éviter parce qu'elles ne stimulent pas le corps suffisamment.

- De nombreuses personnes Kapha ont besoin d'encouragement constant pour développer une habitude d'effectuer des exercices, mais une fois cette habitude développée, la personne Kapha s'y tient.
- Les personnes Kapha doivent s'exercer avec un ami ou un groupe d'amis. Sans le soutien de « l'équipe », le type Kapha perdra son intérêt et sa motivation. Le fait de travailler avec un ami et un groupe est préférable pour les types Kapha afin de créer une routine d'exercices.
- Les activités répétitives renforcent la nature répétitive, habituelle de l'organisme Kapha.
- Les sports intenses, ou les routines d'aérobic sont préférables pour les types Kapha.

- Les formes intenses de Yoga et les arts martiaux sont bénéfiques aux types Kapha car ils stimulent et donnent de l'énergie à l'organisme.
- Généralement, les sports aquatiques ne sont pas indiqués aux types Kapha à cause du fait que le poids n'est pas porté lorsqu'on fait des exercices dans l'eau. Les sports aquatiques compétitifs sont une exception.
- Seuls les types Kapha et Pitta Kapha doivent donner libre cours à des activités qui forcent l'organisme physique jusqu'au bout de ses limites, comme le rugby ou le hockey sur glace.

Exemple des sports pour les types Kapha : l'aérobic, le bodybuilding, la gymnastique rythmique, le ski de fond, le vélo, l'escrime, la gymnastique, le handball, le hockey et les autres sports d'équipe, le patinage, le cross, les arts-martiaux, la course à pied, le racket Ball, le rugby, l'aviron, le lancer de poids, le football, le stepping, le tennis et le volleyball.

Le jeûne

Voici des lignes directrices sur le jeûne pouvant être suivies et faisant partie des thérapies du Dinacharya et du Shamana pour tous les types.

Pour :

- Jeûner s'avère être un bon moyen pour détoxifier le corps car cela élimine Āma en augmentant le feu digestif ou Agni.
- Repose les organes digestifs.
- Les courtes périodes de jeûne sont Shamana.
- Les longues périodes de jeûne sont Shodhana.
- Réduit Kapha Dosha.

Contre :

- Un jeûne prolongé peut supprimer Agni ; même un jeûne de cinq jours peut déséquilibrer Agni.
- Augmente les Doshas Vata et Pitta.
- Un long jeûne confère une sensation de privation, pouvant ensuite conduire à se livrer à un excès d'aliments. Vata devient déséquilibré avec les extrêmes et entraîne Munda Agni.

- Il est préférable de jeûner une fois par semaine que de faire de longs jeûnes. Même un jeûne ou une prise légère d'aliments est à éviter s'il elle conduit ensuite à une période compensatoire d'excès ou d'assouvissement d'aliments.
- L'état psychologique est à prendre en compte au risque d'entraîner un déséquilibre doshique.

Quand est-ce une bonne idée de jeûner ?

- Au commencement d'une période de régime détoxifiant (anti-Āma).
- Lorsqu'on se sent malade et n'avons ni faim ni appétit.
- En cas de fièvre, constipation, douleur provenant de l'arthrite ou des toxines (Āma).
- Pour entretenir le système digestif.
- Durant les mois chauds de l'année ou aux changements de saison. Une bonne règle consiste à jeûner dans l'hémisphère nord les 21 mars et 21 septembre durant plusieurs jours. Évitez de jeûner durant les mois froids.

Les signes d'un jeûne effectué correctement

- Présence d'un film clair sur la langue.
- Une plaisante odeur corporelle.
- La normalisation de l'appétit et de la digestion.
- La normalisation de l'évacuation des selles.
- La sensation de clarté, de légèreté et du manque de fatigue.
- L'esprit stable doté d'une bonne énergie avec des idées claires.

Rompez le jeûne en cas :

- De diminution d'énergie, de résistance ou de force.
- D'évanouissement ou d'étourdissements.
- De déshydratation des tissus.
- De brûlures des intestins ou de l'estomac.
- De maux de tête.
- De douleurs corporelles.
- De troubles oculaires.
- De manque de concentration.
- De mauvais sommeil / d'insomnie.

Guide pour Jeûner en accord à sa Prakriti

Prakriti	Durée	Que manger ou boire ?
Vata	Ce n'est pas indiqué pour Vata, *ou* 1 jour par mois, *ou* Saisonnier 2 fois par an, 3 jours maximum	Consommer du Kichari comme mono-diète en cas de Vata Vriddhi ; bouillon de soupe de légumes – des légumes racines – à consommer chaud ; **Ne pas** jeûner en buvant uniquement de l'eau ; **Ne pas** jeûner en buvant uniquement des jus de fruit.
Pitta	1 jour 2 fois par mois, *ou* 2 jours 1 fois par mois, *ou* saisonnier 2 fois par an, 5 jours maximum	Jeûne de fruits ou légumes crus au printemps et en été ; Jus de fruits dilués (raisin, pruneau ou grenade) ; Bouillon de soupe de légumes – avec des légumes Amers/Astringents - à consommer à température ambiante ; **Ne pas** jeûner uniquement en buvant de l'eau.
Kapha	1 jour par semaine, *ou* Saisonnier 2 fois par an, 7 jours maximum	Jeûne de fruits crus au début de l'été – les fruits acides sont meilleurs ; Ne boire que des décoctions de Gingembre pour augmenter Agni ; Bouillon de soupe de légumes – avec des légumes Piquants /Acides /Astringents – à consommer chaud ; **Ne pas** jeûner uniquement en buvant de l'eau. **Ne pas** jeûner uniquement en buvant des jus de fruit.

Veuillez noter que les personnes très jeunes ou très âgées ne doivent pas jeûner (environ de 0 à 16 ans et plus de 70 ans). Sauf en cas de raison médicale sous supervision d'un praticien ou médecin.

Résumé de Dinacharya pour Vata Prakriti

-Se réveiller tôt le matin, si possible avant le lever du soleil
-Aller à la selle pour éliminer Mala
-Boire 750 ml à 1 litre d'eau tiède/chaude
-Nettoyer ou se gratter la langue et faire Gandusa ou un gargarisme à l'huile de sésame
-Faire Jala Neti si nécessaire
-Pratiquer Abhyanga, mettre une goutte de Ghī dans le nez, les yeux et les oreilles
-Faire des Asanas légers ou des exercices doux et terminer avec 5 minutes de Nadishodhana (respiration alternée par les narines)
-Méditer
-Prendre une douche chaude pour éliminer l'huile de l'Abhyanga
-S'habiller
-Prendre un petit-déjeuner léger ou normal
-Aller travailler
-Manger un déjeuner normal
-Faire une petite marche pour digérer et se détendre
-Aller travailler
-Pratiquer de légers exercices (optionnel, tout dépend des exercices matinaux)
-Manger un dîner normal
-Se détendre
-Abhyanga optionnel si nécessaire, avec 5 minutes de Nadishodhana optionnel (respiration alternée par les narines) ; suivi d'une douche chaude
-Se masser les plantes des pieds à l'huile
-Aller se coucher

Vata Prakriti a besoin de consommer trois repas par jour. Le petit-déjeuner, le déjeuner et le dîner doivent être environ de même quantité. Les types Vata ne doivent pas manger trop ni trop peu ; s'ils ont faim trois heures après un repas, cela signifie que le repas était trop léger ; s'ils ont faim six à sept heures après, le repas était trop lourd ; Les types Vata peuvent prendre un en-cas entre 16h et 17h s'ils dînent tard à cause de leur travail ; ils doivent éviter les aliments sucrés à cette heure-là – les fruits secs ou noix, noisettes, etc. sont préférables l'après-midi. Il faut éviter de manger à d'autres moments.

Résumé de Dinacharya pour Pitta Prakriti

-Se réveiller de bonne heure, si possible avant le lever du soleil
-Aller à la selle pour éliminer Mala
-Boire 500 ml d'eau à température ambiante ou fraîche
-Se nettoyer ou se gratter la langue, puis faire Gandusa ou un gargarisme à l'huile de sésame
-Faire Jala Neti si nécessaire
-Pratiquer Abhyanga, mettre une goutte de Ghī dans le nez, les yeux et les oreilles
-Faire des Asanas ou exercices et terminer avec 5 minutes de Nadishodhana (respiration alternée par les narines)
-Méditer
-Prendre une douche chaude ou bain pour éliminer l'huile de l'Abhyanga
-S'habiller
-Prendre un petit-déjeuner normal
-Aller travailler
-Manger un déjeuner plus copieux ; si vous ressentez de la fatigue ou du sommeil après le repas, la quantité était trop grande
-Faire une petite marche pour digérer et se détendre
-Aller travailler
-Faire des exercices
-Consommer un dîner normal
-Se détendre
-Optionnel 5 minutes de Nadishodhana (respiration alternée par les narines)
-Aller se coucher

Pitta Prakriti a besoin de consommer trois repas par jour. Le petit-déjeuner, le déjeuner et le dîner doivent être à peu près de la même quantité. Les types Pitta doivent consommer plus d'aliments que les autres types à cause de leur Agni puissant. Ils doivent manger toutes les quatre heures, les périodes plus de cinq heures sans manger créent de l'hyperacidité et des maladies de reflux d'acide. Il faut éviter de manger entre les repas. Il est préférable de prendre des repas substantiels et d'éviter les en-cas.

Résumé de Dinacharya pour Kapha Prakriti

-Se réveiller tôt, si possible avant le lever du soleil
-Aller à la selle pour éliminer Mala
-Boire 250 ml ou 300 ml d'eau tiède / chaude
-Mettre à cuire une décoction de gingembre
-Se nettoyer ou se gratter la langue, puis faire Gandusa ou un gargarisme à l'huile de sésame
-Faire Jala Neti
-Pratiquer Abhyanga suivi par Utvartana (massage rêche à la poudre) ou seulement Utvartana, ou un massage au gant de luffa, mettre une goutte de Ghī dans le nez, les yeux et les oreilles
-Pratiquer des Asanas ou exercices vigoureux, terminer par 5 minutes de Nadishodhana (respiration alternée par les narines)
-Méditer
-Prendre une douche chaude ou un bain pour éliminer l'huile de l'Abhyanga
-S'habiller
-Terminer de préparer la décoction de gingembre, la mettre dans un thermos et la boire tout au long de la journée
-Prendre le petit-déjeuner ou manger un fruit, ou sautez le petit-déjeuner
-Aller travailler
-Manger un déjeuner normal
-Faire une petite marche pour digérer et se détendre
-Aller travailler
-Pratiquer des exercices légers (optionnel cela dépend des exercices matinaux)
-Prendre un dîner léger
-Se détendre
-Optionnel 5 minutes de Nadishodhana (respiration alternée par les narines)
-Aller se coucher

Kapha Prakriti a besoin de prendre deux repas par jour. Le déjeuner doit être le repas le plus nourrissant et le dîner plus léger. Il est préférable de sauter le petit-déjeuner ou si nécessaire manger des fruits acides ou aigres à la place. Aucun aliment solide ne doit être consommé le matin. Il faut éviter les en-cas tout au long de la journée. Si le désir de manger du sucré ou des en-cas se fait ressentir après le repas, alors le dîner était trop léger ou pas assez nourrissant.

Abhyanga (Automassage à l'huile)
Utilisez de l'huile selon Prakriti ou Vikriti

- Vata Prakriti utilise 10 ml d'huile de sésame bio et pressée à froid ou une huile équilibrant Vata (Vatashamak).
- Pitta Prakriti utilise 10 ml d'huile de tournesol ou de noix de coco bio et pressée à froid ou une huile équilibrant Pitta (Pittishamak).
- Kapha Prakriti utilise 10 ml d'huile de moutarde ou de tournesol bio et pressée à froid ou une huile équilibrant Kapha (Kaphashamak).
- Les types mixtes – utiliser un mélange de 50% des huiles appropriées citées plus haut.

Autre matériel : un flacon en plastique de 100 ml, un réchauffe biberon (pour chauffer l'huile), de vieilles serviettes de toilette en coton.

Attitude : Essayez de cultiver une approche affectueuse envers vous-même. Pendant le massage, faire des mouvements lents, doux et précis. Gardez en mémoire que ce n'est pas un massage mais une application d'huile pour nourrir le corps et réduire Vata Dosha.

Fréquence : Les massages à l'huile représentant ce qu'il y a de plus important pour contrôler Vata et Vata Vriddhi, ils peuvent être effectués une à deux fois par jour, le matin et le soir pour Vata Vikriti. Les types Pitta peuvent faire un massage à l'huile au quotidien si l'huile est rafraîchissante et en absence de troubles ou d'inflammation cutanée. Il est traditionnellement conseillé aux types Kapha de faire un massage de plantes réduites en poudres après le massage à l'huile – c'est une sorte de massage de poudre sèche qui élimine l'huile de la peau du type Kapha et qui stimule sa circulation. Cette application de poudre est salissante et n'est pas très pratique à effectuer pour beaucoup. À la place, il est possible d'utiliser un gant de luffa ou un gant sec pour remplacer le massage à l'huile et à la poudre des types Kapha.

Préparation : Versez l'huile dans le petit flacon en plastique (100 ml) et conservez la grande bouteille d'huile hermétiquement fermée, dans un endroit sombre et frais pour éviter l'oxydation. Remplissez le petit flacon lorsque c'est nécessaire. Les bouteilles en verre sont préférables pour l'huile mais peuvent aussi se casser si on les fait tomber ; il est difficile de les maintenir avec des mains imprégnées d'huile. Placez le flacon dans le chauffe-biberon, ou dans de l'eau chaude, ou sur un radiateur durant 5 minutes ou jusqu'à ce que l'huile atteigne 40°C, ou plus chaud que votre température corporelle. Dans votre salle de bain chauffée à 22°C minimum, restez sur un sol pouvant se nettoyer (carrelage, etc.) ou sur une serviette afin que l'huile ne tache pas le sol. Il est possible aussi de l'appliquer sous la douche ou dans la baignoire si nécessaire afin de ne pas tacher le reste de la salle de bain.

Étape 1. Versez l'huile dans votre paume, une petite quantité à la fois et appliquez cette huile sur votre corps, en partant systématiquement de votre pied gauche en remontant le long de la jambe gauche jusqu'au nombril. Répétez l'opération sur la jambe droite jusqu'au nombril. Ne pas appliquer d'huile sous le pied. Le massage de la plante des pieds est préférable le soir juste avant le coucher.

Étape 2. Ensuite, faites pénétrer l'huile sur votre main et bras gauche jusqu'à l'épaule et puis en redescendant jusqu'au nombril ; à répéter sur le côté droit : la main, le bras et l'épaule jusqu'au nombril.

Étape 3. Maintenant, massez le bas du dos en allant vers le nombril. Puis appliquez l'huile sur le haut du dos vers le nombril. Veillez à bien couvrir d'huile le haut du dos. Enfin, massez autour du nombril dans un mouvement circulaire, tout d'abord dans le sens des aiguilles d'une montre, puis dans le sens contraire. Tout ce processus d'application d'huile doit prendre environ 5 minutes.

Étape 4. Attendez 15 à 20 minutes que l'huile soit absorbée par la peau. Revêtez de vieux vêtements de Yoga ou de jogging. Faites des Asanas et du Pranayama pendant que vous attendez que l'huile soit absorbée. Puis prenez un bain ou une douche chaude, en faisant attention de ne pas glisser ; utilisez un savon doux pour retirer l'excès d'huile.

Étape 5. Gardez en mémoire que l'huile tache et que vous pouvez avoir besoin d'une vieille serviette pour vous sécher. Séchez-vous à l'aide d'une serviette et mettez des vêtements chauds ou un pyjama. Restez au chaud 15 minutes.

À noter : évitez de mettre des serviettes imbibées d'huile dans votre panier à linge, il est préférable de les mettre directement à la machine. *Les serviettes imbibées d'huile sont inflammables* si elles restent dans un panier ou un coffre.

Chapitre 4 – Questions d'étude

1. À quelle catégorie de traitements ayurvédiques appartient le Dinacharya ?
2. Pour quel Dosha est-ce mieux de boire de l'eau très chaude le matin ?
3. Quand ne faut-il pas pratiquer Abhyanga (les automassages à l'huile) ?
4. Quels sont les facteurs les plus importants de l'automassage ?
5. Comment le sommeil est-il considéré en Ayurvéda ?
6. Quel est l'effet produit dans le corps lorsque nous mangeons avant d'avoir digéré le repas précédent ?
7. Pendant combien de temps après les repas faut-il éviter les activités intenses telles que la course, le vélo et le chant ?
8. Quelles sont les principales règles du jeûne pour Vata Prakriti ?
9. Quelles sont les principales règles d'exercice pour Pitta Prakriti ?
10. Quel est le régime sexuel recommandé pour Kapha Prakriti pendant les mois printaniers ?

Chapitre 5
La Pharmacologie Ayurvédique

Ce chapitre concerne la méthodologie utilisée par l'Ayurvéda pour classer les aliments par catégories. On peut appeler cette méthode « les énergies des aliments » ou utiliser le terme ancien, *Dravyaguna,* (dravya = substance + guna = qualité). Les six saveurs constituent la première méthode pour classer les aliments et les relier aux différents Doshas. Cette méthode, comme d'autres en Ayurvéda, peut, à prime abord, sembler simpliste.

Le Dravyaguna repose sur trois composants :

- l'action chimique immédiate d'un aliment dans la bouche et l'estomac : **la saveur (Rasa)**
- la capacité d'un aliment à stimuler ou supprimer le métabolisme : **le réchauffement/refroidissement (Virya)**
- l'état transformé ou l'effet post-digestif d'un aliment ingéré : **le long terme (Vipaka)**

Voici les classifications énergétiques des substances en Ayurvéda : *Rasa* (saveur), *Virya* (action chauffante ou refroidissante), et *Vipaka* (effet post digestif). Cela s'appelle le *Rasa* des substances en terminologie générale. La saveur, le réchauffement/refroidissement et les effets à long terme des aliments sont déterminés par les cinq éléments ou les « cinq états de matière ». Les cinq éléments sont utilisés pour comprendre les trois Doshas et les aliments ou les plantes.

Parce que nous utilisons la même théorie des cinq éléments (voir Livre Un, Chapitre Deux) pour déterminer les types constitutionnels et les substances (aliments, minéraux et plantes), nous maintenons cette logique complète. En d'autres termes, nous n'utilisons pas une norme provenant d'un test de laboratoire pour en appliquer une autre dans un autre contexte qui n'est plus applicable à cette norme antérieure. En gardant l'intégrité du système – c'est à dire en utilisant toujours la même méthodologie – nous obtenons des résultats cohérents.

A chaque aliment utilisé dans le monde, l'Ayurvéda a une classification établie en fonction des cinq éléments. Même si cela peut sembler exagéré ou extravagant, c'est absolument vrai. J'ai personnellement des traductions anglaises de livres datant d'un millier d'années qui énumèrent les effets de centaines différentes boissons et aliments utilisés de nos jours. Ces classifications ne relèvent pas du travail d'une personne ou même d'un groupe de personnes mais sont plutôt la compilation continuelle de connaissances établies sur plusieurs milliers d'années. Ces classifications ne se limitent pas non plus aux aliments du sous-continent indien. L'Ayurvéda s'est propagée de l'Indonésie à l'Europe dans les temps anciens et inclut ainsi les aliments de ces différentes régions de notre planète.

Les Six Saveurs

En utilisant les cinq éléments nous parvenons à six énergies primaires ou actions biologiques. Ces combinaisons sont citées en fonction de leur action première, ou saveur sur la langue. Ce sont les suivantes :

Saveur	**Etat de la Matière Dominante (Cinq Eléments)**
Neutre (doux)	Liquide & Solide (Eau & Terre)
Acide	Solide & Transformation (Terre & Feu)
Salé	Transformation & Liquide (Feu & Eau)
Piquant	Mouvement & Transformation (Air & Feu)
Amer	Espace & Mouvement (Ether & Air)
Astringent	Solide & Mouvement (Terre & Air)

L'effet de ces différentes combinaisons sur l'organisme est facilement identifiable de manière chimique ou subjective. En conséquence, elles peuvent être utilisées efficacement tant dans le modèle biochimique que dans le modèle d'alimentation selon la constitution.

Selon l'Ayurvéda, ces six différentes saveurs (qui sont des manières simples de classifier dans l'organisme des réactions chimiques ou enzymatiques à différentes substances) produisent des effets différents sur le métabolisme. En plus, chaque saveur affecte différemment différentes personnes. En d'autres termes, l'usage excessif de la saveur astringente aura un effet négatif sur une personne de type Vata et positif avec une petite quantité de cette même saveur. Ainsi, en connaissant votre constitution vous êtes à même de comprendre quels sont les aliments qui ont un effet positif ou négatif sur vous et en quelle quantité il faudrait les consommer.

Le tableau ci-dessous permet de clarifier la relation précédente :

Type	**Etat de la Matière dominante**	**Relation avec la Saveur**
Vata	Espace & Mouvement (Ether & Air)	Amer (Ether & Air)
Pitta	Transformation & Liquide (Feu & Eau)	Salé (Feu & Eau)
Kapha	Liquide & Solide (Eau & Terre)	Neutre (Eau & Terre)

Cela signifie que l'usage excessif de la saveur amère aura un effet négatif sur le type Vata car elle a les mêmes éléments de « Éther et Air ». La même notion pourra s'appliquer aux types Pitta et Kapha dont l'humeur sera augmentée de manière négative par l'usage excessif de saveurs respectivement salée et neutre. Cette interrelation des cinq éléments est développée pour permettre de comprendre quelles combinaisons augmentent les attributs d'un Dosha et, provoquent ainsi accumulation et maladie, ou également, quelles combinaisons les diminuent et, maintiennent ainsi la santé en évitant les accumulations.

Type	**Augmente (accumule)**	**Diminue (maintient)**
Vata	amer/piquant/astringent	neutre/acide/salé
Pitta	acide/salé/piquant	neutre/amer/astringent
Kapha	neutre/acide/salé	piquant/amer/astringent

Ainsi, les types Vata auront des effets bénéfiques en mangeant des *petites* quantités d'aliments amers, piquants et astringents et de *plus grandes* quantités d'aliments neutres, acides et salés. Le type Pitta bénéficiera de *petites* quantités d'aliments ayant des saveurs acides, salées et piquantes et en mangeant de *plus grandes* quantités de saveurs neutres, amères et astringentes. Le type Kapha tirera les meilleurs effets de *petites* quantités de saveurs neutres, acides et salées et de *plus grandes* quantités de saveurs piquantes, amères et astringentes.

En suivant ces directives de base, on soutient et maintient la fonction générale du métabolisme. Si on n'en tient pas compte, il peut alors en résulter des allergies alimentaires, une baisse d'énergie, l'obésité, des ulcères, une hyper acidité, la constipation, la diarrhée, une mauvaise absorption des substances nutritives, des éruptions cutanées, la candidose, des mycoses vaginales, la diverticule, des coliques intestinales, une déficience immunitaire, l'accumulation de toxines, les maux de tête, le diabète de type II, les calculs de la vésicule biliaire et la suppression de la fonction hépatique. Les problèmes cités ci-dessus ne sont que des exemples de dérèglements résultant du fait de ne pas suivre un régime en fonction de votre constitution, mais il ne s'agit pas d'une liste exhaustive.

Voici une brève description des six saveurs et de leurs actions sur le métabolisme en général :

Saveur	Action sur le Métabolisme
Neutre (doux) (protéines, lipides & glucides) (Eau & Terre)	Augmente le développement des tissus, augmente les fluides corporels, le sang, les muscles, la graisse, les tissus osseux et nerveux. Soutient l'immunité et la croissance y compris la reproduction. Confère la satisfaction émotionnelle et le plaisir; procure de la vigueur et de la force. **En Excès** : L'usage abusif entraîne l'obésité, l'accumulation de toxines, les parasites, le diabète, l'obstruction des canaux corporels (ex : artériosclérose), des gaz intestinaux, des indigestions, la dyspnée, la toux, le rhume, des vomissements, la baisse d'appétit et la léthargie.

Acide (Terre & Feu)	Stimule la digestion et développe les tissus corporels comme la saveur neutre sauf qu'elle a peu d'action sur la croissance et aucune sur la reproduction. Favorise le fonctionnement des cinq sens, procure de la force et provoque les secrétions de fluides corporels. **En Excès** : L'usage abusif provoque de l'acidité dans l'intestin grêle, démangeaisons, des brûlures, le vieillissement prématuré et de légers vertiges.
Salé (Feu & Eau)	Favorise la digestion, diminue l'accumulation de toxines et de tissus, augmente la salive dans la bouche et provoque un léger effet laxatif. **En Excès** : L'usage abusif provoque des inflammations, des maladies cutanées, l'impuissance et le relâchement du corps, le vieillissement prématuré et la rétention d'eau.
Piquant (épicé) (Air & Feu)	C'est le stimulant le plus puissant pour faciliter la digestion et activer le métabolisme. Dissipe les gaz et provoque la transpiration. Réchauffe le corps et nettoie le sang et la peau. **En Excès**: L'usage abusif provoque des douleurs, l'émaciation, des sensations de brûlure, la fièvre, la soif, des maladies cutanées et la diminution des fluides reproducteurs.
Amer (Ether & Air)	Cette saveur est la meilleure pour purifier le sang et détoxifier l'organisme. Promeut toutes les autres saveurs. Réduit les tissus et les fluides et soulage les brûlures dans l'organisme. Forte action de réduction. **En Excès** : L'usage abusif provoque le froid dans le corps, les troubles nerveux, la raideur, les douleurs de colique, les maux de tête et la diminution des fluides reproducteurs.

Astringent (Terre & Air)	Il ressert les tissus et les canaux corporels ce qui aide à entretenir le tissu musculaire et le tonus. Cela le rend aussi précieux qu'un médicament car il arrête les saignements et les sécrétions ou suppurations. Soigne les muqueuses et la peau. En petite quantité, il favorise la digestion des aliments. **En Excès** : L'usage abusif provoque la sécheresse dans l'organisme, la constipation, les crampes, l'émaciation, la soif, les troubles nerveux et la diminution des fluides reproducteurs.

Heureusement, vous n'avez pas besoin de mémoriser ou d'apprendre ces règles car les tableaux d'aliments du chapitre suivant font tout le travail pour vous. Il est cependant important de comprendre la logique de base selon laquelle ces tableaux ont été élaborés. Ils sont le résultat de milliers d'années d'études et ne sont pas limités à un groupe de personnes, ni à la culture indienne. Les Grecs, les Perses et bien d'autres cultures ont apporté leurs propres contributions à ces classifications au cours des siècles. Aujourd'hui nous continuons aussi constamment à ajouter de nouveaux aliments et à réviser les listes en fonctions du sol, du climat et d'autres éléments concernant notre région.

Les six saveurs varient aussi en degré de puissance. En d'autres termes, elles peuvent avoir une action forte ou douce. Il y a une grande différence entre un piment rouge et une pincée de thym, les deux ayant une saveur piquante, mais à des degrés différents. Le tableau ci-dessous explique cela.

Saveur	Forme Pure	Forme Complexe
Neutre (doux)	sucres	glucides complexes, céréales
Acide	alcool	yaourt, citron
Salé	sel de table	sauce de soja, algues
Piquant	piment de Cayenne	épice douce, cannelle, oignons
Amer	gentiane, aloès	rhubarbe, plantes à feuilles vert foncé
Astringent	bananes pas mûres	grenade, airelles

Selon l'Ayurvéda, une alimentation appropriée correspond à la consommation régulière et équilibrée de ces six différentes saveurs en fonction de votre constitution de naissance. Cela tient au fait que chaque saveur est responsable des différentes réactions chimiques et actions dans le corps. La plupart de ces réactions sont directement liées à la fonction enzymatique. Comme la digestion de toutes les substances nutritives – qu'il s'agisse de vitamines, minéraux, lipides (graisse), glucides (hydrates de carbone) ou protéines - est dépendante de la fonction enzymatique, cette logique et cette méthodologie sont tout à fait fondées. Prendre des hautes doses de multivitaminés est sans effet si les enzymes (Agni) ne sont pas présentes pour les digérer. Prendre des enzymes en supplément peut aider mais le nombre d'enzymes dans l'organisme est très important.

La répartition des saveurs en six énergies alimentaires est seulement la première étape des classifications utilisées pour comprendre l'action des aliments sur notre corps. La seconde classification consiste à voir si les aliments construisent les tissus (anabolique) ou les réduisent (catabolique). Ces actions sont décrites comme stimulant le métabolisme ou inhibant le métabolisme et est appelé *Virya* en Ayurvéda. Toutes les substances sont donc aussi classifiées en fonction de ces termes. Le tableau ci-dessous décrit l'action des fonctions qui stimulent ou inhibent (chauffant ou refroidissant) les différents types.

Type	Stimule (chaud)	Inhibant (froid)
Vata	Equilibre	Perturbe
Pitta	Perturbe	Equilibre
Kapha	Equilibre	Perturbe

Les tableaux d'aliments de ce manuel prennent ainsi également ces actions en considération. Un exemple pour illustrer ce tableau pourrait être celui d'une personne de type Kapha mangeant beaucoup de glaces, qui sont froides, et à l'action supprimant le métabolisme. Le résultat, si cela arrive fréquemment, sera une prise de poids et une éventuelle suppression de la fonction enzymatique. Ce qui peut à son tour engendrer un processus complexe du métabolisme qui se dégradera progressivement et pourra finalement provoquer l'obésité ou des maladies de type congestif.

La troisième classification pour comprendre l'action des substances sur les différents types est l'effet à long terme de la consommation d'un type spécifique d'aliment. Ceci signifie principalement quel effet l'aliment a sur l'organisme après la digestion initiale (les étapes Kapha et Pitta). Mais aussi, ce qui arrive après avoir consommé un aliment pendant plusieurs mois ou années. Il s'agit d'une classification qui n'est pas utilisée ou bien comprise par les nutritionnistes contemporains. Il s'agit pourtant d'une considération importante qui ne devrait en aucun cas être écartée ou considérée sans importance. Selon l'Ayurvéda, plusieurs des réactions chimiques initiales déclenchées par les aliments dans l'organisme se modifient après la digestion et, à long terme, commencent à avoir une action opposée sur le corps. Le tableau ci-dessous montre la modification des six saveurs après la digestion.

Saveur	Modification à long terme	Perturbations
Neutre	Neutre (aucun)	type Kapha
Acide	Acide (aucun)	type Pitta – Kapha en second
Salé	Neutre (se modifie)	type Pitta – Kapha en second
Piquant	Piquant (aucun)	type Vata – Pitta en second
Amer	Piquant (se modifie)	type Vata – Kapha en second
Astringent	Piquant (se modifie)	type Vata – Pitta en second

En consultant le tableau ci-dessus, il apparaît que certains aliments auront un effet réducteur ou catabolique sur de longues périodes de temps. Il s'agit des trois dernières catégories : piquant, amer et astringent. Les aliments ou les plantes ayant ces saveurs en grande quantité devraient être consommées en petites quantités par l'ensemble des trois types constitutionnels – plus particulièrement les types Vata. Pourtant, en cas de déséquilibre ou de maladie, ces mêmes catégories ont le plus grand potentiel pour soigner ou apporter l'équilibre à n'importe quel type, mais à court terme.

Alors que la diététique ayurvédique commence par la compréhension du métabolisme et de la capacité digestive de chaque individu, elle prolonge cette notion d'individualisation jusqu'à l'aliment même. Elle nous offre une méthodologie précise pour découvrir quels aliments renforcent notre nature et quels aliments perturbent notre fonction métabolique naturelle. Cela est lié, et non pas limité, aussi bien à notre éventuelle faiblesse génétique qu'aux enzymes digestives de l'organisme et à leur relation avec des espèces spécifiques d'aliments. Le rôle des enzymes, tant dans le système digestif qu'au niveau cellulaire, provient directement de nos parents et de nos habitudes nutritionnelles culturelles.

Chapitre 5 – Questions d'étude

1. Qu'est-ce que le Dravyaguna ?
2. Quelles sont les six saveurs et leurs relations avec les cinq éléments ?
3. Quelles saveurs perturbent Vata ?
4. Quelles saveurs perturbent Pitta ?
5. Quelles saveurs perturbent Kapha ?
6. Que provoque un excès de saveur neutre (douce ou sucrée) dans le corps ?
7. Qu'est-ce qu'un régime équilibré, selon l'Ayurvéda ?
8. Qu'est-ce que Virya ?
9. Est-ce que Virya a une relation avec la température des aliments provenant de la cuisson ?
10. Qu'est-ce que Vipaka ?

Chapitre 6
La Phytothérapie Ayurvédique

L'approche de la phytothérapie ayurvédique

La Science Ayurvédique des Substances Médicinales est appelée : « Dravyaguna Shastra ». Ce qui signifie littéralement « science (Shastra) des substances (Dravya) et de leurs qualités (Guna) ». L'Ayurvéda nous enseigne que dans l'univers tout est composé d'une substance spécifique (Dravya), ayant des attributs spécifiques (Guna) et des applications thérapeutiques (Karma). Avec cette théorie, tout dans la nature, employé correctement, a une valeur médicinale thérapeutique, et de même, il n'y a rien qui ne soit destructeur ni ne crée des maladies sauf mal employé. Le feu utilisé pour cuire nos aliments peut également brûler notre maison, tout dépend de l'utilisation que l'on en fait.

La phytothérapie constitue une partie importante de l'application thérapeutique des énergies naturelles mais elle ne doit pas être isolée de son ensemble. Selon l'Ayurvéda, les plantes fonctionnent mieux dans un contexte de régime alimentaire et d'hygiène de vie ayurvédiques ou Dinacharya. Elles font partie d'une méthode organique et intégrale de guérison et peuvent ne pas agir hors du contexte de notre style de vie.

Les aliments élaborent le corps physique, les plantes corrigent les déséquilibres physiques. Si nous n'utilisons pas d'aliments adéquats dans notre régime alimentaire, aucune phytothérapie ne sera efficace, de même qu'un mur ne peut se construire si les fondations correctes n'ont pas été posées. C'est la raison pour laquelle le régime doit être corrigé avant de conseiller de prendre des plantes, et le régime alimentaire doit être ajusté avec ces plantes.

Les cinq éléments et les vingt Gunas inhérents aux plantes donnent lieu à de nombreuses actions thérapeutiques. Par exemple, toute substance chaude possède un effet stimulant, en expansion, et diffusant. Les substances chaudes nous font transpirer, ouvrent nos pores, clarifient notre esprit, stimulent notre digestion, notre circulation et notre perception et augmentent en général toutes les fonctions corporelles. Nous pouvons l'expérimenter facilement en prenant une décoction chaude de gingembre par exemple. Au contraire, les substances froides ont un effet contractant et astringent et arrêtent la transpiration, les hémorragies, provoquent des spasmes musculaires, affaiblissent la digestion et diminuent généralement les fonctions corporelles. Nous pouvons l'expérimenter en prenant une douche froide ou en appliquant de la glace sur notre peau. Nous pouvons observer objectivement de tels effets lorsque nous sommes exposés à des substances et à des facteurs de l'environnement possédant ces propriétés. Cela ne demande pas de faire des expériences élaborées mais d'avoir une aptitude d'observation de la nature des choses.

Selon l'Ayurvéda, il existe trois types de base de substances prises par voie orale. Ce sont :

1. Les aliments
2. Les plantes
3. Les poisons

Un aliment est ce qui construit directement les tissus du corps. Une plante est ce qui catalyse diverses fonctions organiques, quittant ensuite le corps une fois le travail effectué. Un poison se colle aux tissus et provoque diverses maladies, de par sa nature lourde et inorganique.

Ces trois catégories empiètent les unes sur les autres. Certains aliments possèdent des valeurs de plantes et certaines plantes, dont les toniques (Rasayana et Vajikarana) possèdent des valeurs alimentaires. Certaines plantes sont toxiques et certains médicaments ont des effets de phytothérapie (et des effets secondaires toxiques). Selon l'Ayurvéda, toute substance inorganique ou tout médicament est potentiellement nuisible. Afin d'avoir une véritable action positive sur le corps, la force vitale doit être augmentée. Cela ne peut pas se faire avec des substances inorganiques, parce qu'elles sont dénuées de force vitale.

La médecine ayurvédique utilise des minéraux et des métaux, dont certains sont toxiques sous leur forme brute. Elle les transforme de diverses façons par la cuisson ou en les mélangeant avec diverses plantes ou en les réchauffant dans plusieurs fours afin de les rendre inoffensifs pour un usage interne (Rasa Shastra). Elle possède des méthodes qui rendent les métaux assimilables au système organique du corps. Ces procédés servent pour ainsi dire à donner de la force vitale aux métaux. C'est seulement dans ces circonstances que l'Ayurvéda utilise ce qu'on peut appeler des « médicaments ».

L' étude des Plantes

Il existe trois modèles que nous pouvons discerner dans l'étude des plantes et de leurs effets. Ces trois approches sont nommées :

1. Biochimique
2. Énergétique
3. Spirituelle

Le modèle biochimique

Le premier modèle est utilisé par l'industrie pharmaceutique et est devenu le principal système des phytothérapeutes occidentaux. Celui-ci analyse les constituants chimiques des plantes et essaye d'identifier et d'extraire leurs ingrédients actifs. Il classifie les plantes selon leurs composants chimiques et considère que si aucun composant chimique actif puissant n'est présent dans une plante, cette plante ne possède alors que très peu de valeur médicinale. Le modèle biochimique considère le corps humain essentiellement comme une usine chimique qui peut être équilibrée selon l'absorption de produits chimiques adéquats. Elle ne reconnaît aucune force vitale, ni conscience, qui transcende ou sous-tend la biochimie.

Dans l'industrie pharmaceutique, ces ingrédients actifs sont isolés des plantes puis produits chimiquement afin de fabriquer divers médicaments. Ainsi, ces substances ont une puissance plus grande que les plantes et un effet plus immédiat sur les systèmes corporels. Ces médicaments sont généralement testés en laboratoire. Par exemple, les antibiotiques sont testés in vitro afin d'analyser leur aptitude à tuer les bactéries. De nombreux médicaments sont également testés sur les animaux (en général à leur détriment) et certains sur les êtres humains.

On découvre généralement, après plusieurs années, que la plupart des médicaments ont des effets secondaires imprévus ou qu'ils sont devenus moins efficaces, étant donné que les facteurs pathogènes ont muté afin de les contrecarrer.

L'approche biochimique ne fonctionne pas en accord avec la nature mais essaye de la manipuler pour obtenir des résultats spectaculaires. Bien qu'elle agisse souvent de cette manière, ses résultats ne sont pas toujours salutaires à long terme. Par exemple, les médicaments diurétiques sont sans aucun doute plus puissants que les plantes diurétiques mais leur action affaiblissante sur les reins est également beaucoup plus prononcée. Il est important que nous réalisions que les effets à long terme de la médecine, dans le but d'améliorer la santé, sont plus importants que leurs résultats spectaculaires initiaux servant à alléger les symptômes. De plus, les effets à long terme des médicaments sur la société en général sont plus importants que leurs effets à court terme pour soigner les maladies. Beaucoup de médicaments biochimiques ont été utilisés trop peu de temps pour savoir s'ils seront vraiment sans risques à long terme.

Le modèle biochimique fonctionne plutôt bien avec des plantes aromatiques qui possèdent de puissantes huiles actives, telles que le camphre ou la menthe, ou bien avec des plantes toxiques qui ont des effets puissants à petite dose, telles que la digitale ou l'aconit. Les plantes plus complexes, telles que les toniques de la médecine orientale (comme l'Ashwagandha et le Shatavari de l'Ayurvéda), ont souvent un simple ingrédient actif et sont souvent considérées comme ayant peu de valeur biochimique.

Le modèle énergétique

L'Ayurvéda utilise principalement le second modèle ou l'approche énergétique, comme le font la plupart des systèmes médicaux traditionnels y compris la médecine chinoise et la médecine grecque antique. L'Ayurvéda classifie les plantes selon leur saveur, leur énergie, leur effet post digestif et leur action spécifique (Rasa/Virya/Vipaka/Prabhava), en fonction des éléments qui les composent. Elle est concernée davantage par les effets des substances du corps entier, comme ils sont définis dans la physiologie ayurvédique des trois Doshas, des Dhatus, des Srotamsi et des Malas. Bien que cette théorie énergétique, en particulier la théorie des six saveurs, contienne des corrélations biochimiques (telles que la saveur piquante avec les huiles aromatiques), elle possède une approche différente.

Pour la biochimie, l'approche énergétique est plutôt naïve et simpliste. Elle n'a pas d'analyse chimique complexe des substances et elle utilise souvent des méthodes intuitives telles que la doctrine de la posologie, des saveurs, de la texture ou de la couleur des plantes afin de déterminer leurs propriétés et leur utilisation, ce qui peut ne pas refléter de composants chimiques objectifs. Du point de vue énergétique, la médecine biochimique est également naïve parce qu'elle passe à côté de la chose la plus importante dans la guérison, qui est l'effet des plantes et des médicaments sur la force vitale ou Prâna du corps. La médecine biochimique est de même, dénouée de toute analyse complexe du Prâna et de ses différentes fonctions.

Selon l'approche énergétique, les plantes ne peuvent pas être considérées d'un point de vue chimique, bien qu'une telle connaissance soit utile et puisse indiquer certains aspects de leur utilisation. La force vitale, à la fois pour les plantes et pour le corps, n'est pas entièrement sujette à une analyse chimique. Les plantes, en tant que substances organiques complexes, peuvent simplement ne pas avoir d'ingrédients actifs et inertes. Une grande partie de leur action dépend de la plante entière. L'action des plantes peut également ne pas être entièrement comprise hors du corps humain. Les plantes peuvent catalyser certains effets à l'intérieur du corps, ceux-ci pouvant être différents des ingrédients qu'elles fournissent au corps ou de la façon dont elles agissent à l'extérieur de lui.

Les plantes, qui fonctionnent de manière synergique dans des grandes préparations, peuvent avoir des effets difficiles à comprendre quant à leur chimie. De plus, les plantes peuvent ne pas agir en dehors des supports adéquats de l'environnement, qui sont le régime alimentaire et l'hygiène de vie, étant donné qu'elles agissent en accord avec la nature et qu'elles ne seront pas être efficaces si nous ne vivons pas en harmonie avec notre nature. La phytothérapie ayurvédique fait ainsi partie d'une approche holistique qui ne peut pas être séparée du reste du traitement ayurvédique ni de notre manière de vivre en général.

En Ayurvéda, les plantes sont non seulement associées, mais également élaborées, de diverses façons et absorbées à l'aide de différents moyens ou véhicules (*Anupana*).

Les plantes ayurvédiques ne peuvent pas non plus être testées dans des laboratoires ni dans un environnement clinique défini par l'approche biochimique. Sinon, en Inde, des tests médicaux modernes, par exemple, prendraient une maladie telle que l'arthrite et lui attribueraient un médicament chimique ou un médicament ayurvédique contre l'arthrite et considéreraient ensuite lequel est le plus puissant ou le plus efficace pour soulager la douleur de cette maladie. Le problème avec cette approche est nous oublions que l'Ayurvéda n'est pas une médecine standardisée et qu'elle n'a pas de remèdes uniformes pour chaque maladie comme il est défini en allopathie. L'Ayurvéda reconnaît un certain nombre de types d'arthrites, de type Vataja, Pittaja ou Kaphaja, par exemple, et ce qu'elle prescrira à un type déterminé pourra aggraver un autre type. En tant que médecine adaptée à la constitution, son efficacité ne se mesure pas avec des tests quantitatifs non basés sur la constitution.

L'approche bioénergétique de l'Ayurvéda est surtout démontrée par des études cliniques basées sur un modèle de diagnostic ayurvédique qui nécessite des remèdes donnés selon les principes ayurvédiques : un diagnostic ayurvédique et une différenciation de la maladie selon toutes les méthodes de traitements ayurvédiques complexes, comprenant des facteurs tels que l'hygiène de vie, facteurs qui n'appartiennent pas aux méthodes conventionnelles de traitements médicaux. Les plantes agissent plus lentement que les médicaments mais ont un effet plus durable sur l'amélioration de la qualité de la force vitale, alors que les médicaments agissent souvent pour atténuer ou supprimer les symptômes des maladies et repoussent souvent la maladie au plus profond des tissus.

Le modèle spirituel

L'approche spirituelle s'utilise également en Ayurvéda et en Yoga. Elle classifie les plantes et les aliments selon les trois Maha Gunas : Sattva (clarté), Rajas (agitation) et Tamas (obscurité). Cette approche examine les effets des plantes sur le mental et sur la conscience et examine leur aptitude à augmenter ou à diminuer la conscience. Les substances sattviques améliorent la perception et le discernement, les substances rajasiques entraînent l'imagination et l'agitation mentale et les substances tamasiques émoussent le mental et les sens.

Selon le modèle spirituel, tous les médicaments sont tamasiques ou possèdent un effet abrutissant à long terme parce qu'ils sont lourds et inorganiques. Les plantes peuvent appartenir à n'importe quelle de ces trois qualités selon leur nature et leur application.

L'approche spirituelle dépend du concept spirituel de la vie. Elle est démontrée par l'aptitude des plantes à améliorer ou à retarder notre développement spirituel. C'est quelque chose qui ne peut pas être déterminé simplement par de simples réactions aux plantes ou par leur aptitude à traiter les maladies. Il n'existe aucun laboratoire ni expérience clinique qui puisse démontrer cela à un simple niveau biochimique ou bioénergétique. Cependant, nous pouvons observer les effets spirituels des plantes.

Nous remarquons que les animaux et les cultures qui mangent le plus de viande sont plus violentes, tandis que les végétariens sont plus doux. Par conséquent, pour une santé et une harmonie humaine à long terme, nous ne pouvons pas ignorer les attributs spirituels des substances. Les trois modèles, biochimique, énergétique et spirituels sont utiles et peuvent être intégrés. Cependant, cela nécessite de subordonner l'approche biochimique aux deux autres approches.

L'application de la phytothérapie

La phytothérapie ayurvédique, telle que la médecine ayurvédique entière, possède deux niveaux d'application. Le premier étant d'équilibrer la Prakriti par les thérapies Shamana. Celle-ci se définit selon les types ayurvédiques de Vata, Pitta et Kapha et de leurs attributs. Elle fait partie d'un programme d'amélioration de la santé, de prévention des maladies, du développement de la longévité, et du rajeunissement. Le second est le traitement de maladies spécifiques par les thérapies Shodhana, Rasayana et Vajikarana. Celui-ci se définit selon les maladies spécifiques ou Vikriti. Il sert à soulager Dosha Vriddhi ainsi que leurs symptômes.

Les thérapies Shamana selon la Prakriti

Le premier consiste en remèdes doux pour maintenir l'équilibre de Prakriti et pour alimenter les tissus profonds. Les plantes sont utilisées principalement comme aides digestives ou compléments alimentaires. De telles mesures constitutionnelles sont utilisées avec des régimes de Dinacharya et Rutacharya.

La plupart des personnes Kapha bénéficient de la prise de la formule ayurvédique Trikatu (gingembre sec, poivre noir et poivre long) avant les repas parce qu'elle améliore le métabolisme et réduit

Kapha. Cela est vrai même si ces personnes n'ont pas de problème de santé particulier mais elles peuvent l'utiliser afin de maintenir une fonction organique adéquate dans le corps.

Ce niveau de traitement selon la constitution est ce qu'il y a de plus fondamental en Ayurvéda et est expliqué plus clairement que dans tous les autres systèmes médicaux existants. Bien qu'il ne soit pas suffisamment puissant ou spécifique afin de traiter de sérieuses maladies évidentes ou des symptômes aigus, il élimine la cause des maladies (Dosha Vriddhi) à long terme.

Les thérapies selon la Vikriti

Le second niveau nécessite une connaissance du processus des maladies et de la façon de traiter les maladies spécifiques. Il agit à deux niveaux ; les maladies aiguës et les maladies chroniques.

Le premier, les maladies aiguës, agit sur les maladies communes. Ce sont les rhumes, les maux de gorge, les céphalées, la constipation, le sommeil difficile. Ce sont des maladies que nous pouvons soigner facilement. Par exemple, une décoction de gingembre frais avec du miel est un remède efficace contre les rhumes, ou la formule ayurvédique *Sitipoladi Churna* à prendre quand c'est nécessaire.

Le second, les maladies chroniques, sont des maladies complexes et graves. Elles comprennent les fièvres élevées, les infections, les maladies du cœur, les convulsions, les douleurs aiguës, etc. Elles nécessitent généralement des traitements spécifiques. Les traitements ayurvédiques sont efficaces pour ces maladies, parce que l'Ayurvéda possède des méthodes pour traiter tous les problèmes de santé possibles, mais leurs applications sont souvent entravées dans nos pays occidentaux, même par les professionnels qualifiés, parce qu'elles nécessitent souvent des remèdes et des approches cliniques qui ne sont pas encore légales dans nos pays.

Ainsi, avant d'utiliser des plantes, nous devons savoir ce que nous traitons et ce que nous sommes qualifiés de traiter. Nous nous rendrons compte qu'avec un peu de connaissance en Ayurvéda, nous pouvons faire beaucoup sans prendre trop de risque, tant que nous comprendrons ces différents niveaux de traitement. La plupart d'entre nous sommes à même de déterminer notre propre constitution ou l'avons fait déterminer par un praticien ayurvédique qualifié afin de pouvoir appliquer des plantes ayurvédiques sur une base suivant la constitution.

Il est toujours préférable d'étudier directement avec des praticiens ayurvédiques, en particulier pour traiter les maladies complexes. Il est également favorable d'avoir des contrôles ayurvédiques périodiques pour être certains que nous appliquons les choses correctement. Les influences saisonnières et géographiques sont également très importantes et peuvent demander des rectifications. Le but n'est pas de nous rendre dépendants de l'Ayurvéda pour vivre correctement, mais de l'utiliser comme ligne directrice afin de nous aider à mener une vie plus consciente et plus créative.

Traitement des troubles digestifs et de l'élimination

Le but de l'Ayurvéda est de traiter l'origine des maladies, et non de simplement apaiser les symptômes. Ses méthodes de traitements impliquent les facteurs principaux de notre hygiène de vie quotidienne, puisque c'est notre action quotidienne qui détermine qui nous sommes et ce que nous ressentons. Le facteur quotidien le plus fondamental est notre régime alimentaire.

Si nous mangeons de la nourriture qui forme un excès de Kapha, comme dans le cas d'un excès de produits laitiers, de sucre, d'huiles, ou de graisses animales, Kapha s'accumulera dans le système, provoquant éventuellement des problèmes tels que l'artériosclérose et l'obésité. Le système digestif à l'origine de ces maladies peut n'être qu'une sensation de lourdeur ou de nausée occasionnelle se manifestant après les repas. La maladie provoquée par de tels écarts de conduite alimentaire peut se révéler fatale à la longue, sans qu'il y ait de symptômes majeurs dans le système digestif.

Même si une petite fraction de nourriture absorbée quotidiennement n'est pas transformée correctement en tissus corporels, mais si elle s'accumule en tant que toxines (Āma), il se formera à la longue une importante masse mélangée aux Doshas. Si par exemple, une seule fraction de nourriture absorbée quotidiennement n'est pas digérée correctement, cette quantité s'accumulera au bout d'un mois pour obstruer les Srotas. Par conséquent, nous ne devons pas oublier le rôle des dysfonctionnements digestifs qui provoquent des maladies graves.

La première phase d'un traitement ayurvédique, ainsi que son facteur le plus important à long terme, est le régime alimentaire. La première utilisation de plantes à long terme en Ayurvéda est également diététique : l'utilisation de plantes pour corriger le processus de digestion et Agni. Les plantes peuvent être absorbées en poudre ou en tisanes prises avant, pendant ou après les repas. Nous pouvons tous bénéficier de l'utilisation d'épices ou de plantes pour corriger notre digestion.

Les plantes adéquates sont à même de corriger Agni. Les épices relevées telles que le gingembre sec servent à augmenter le feu digestif et à contrecarrer son état faible. Les épices carminatives, telles que la cardamome ou le fenouil, peuvent contrer son état variable en normalisant Samana Vayu. Le traitement d'Agni reflète grandement le traitement des Doshas comme il est souligné ci-dessous.

Traitement de plantes pour Vata élevé

Vata élevé dans le système digestif se manifeste habituellement sous forme de gaz, de dilatation, de ballonnement, de constipation sec, accompagnés de nervosité, d'anxiété et d'insomnie. La langue est généralement recouverte d'une couche sèche. Le pouls sera très rapide ou irrégulier, ondulant tel un serpent. L'appétit, ainsi que les habitudes alimentaires seront irréguliers. Les symptômes se manifesteront peu de temps après les repas, en général trois à cinq heures après, pendant la phase Vata de digestion. Manger un régime léger ou des aliments qui aggravent Vata (des légumineuses, de la salade crue, des légumes de la famille des choux, ou des champignons) aggraveront cette condition.

La plupart des épices sont bonnes pour Vata, de même qu'elles sont bonnes pour Kapha. Dans le cas de Vata, les épices doivent être généralement prises avec des aliments ou avec une substance douce ou lénifiante telle que la réglisse ou le miel, parce que les épices seules assèchent et peuvent aggraver Vata. Surtout pour les personnes très minces, souffrant de sécheresse, ou insomniaques, les épices relevées peuvent aggraver ou trop stimuler Vata. C'est la raison pour laquelle de nombreuses personnes de types Vata réagissent souvent mieux à des épices plus douces telles que la cardamome, le basilic, le gingembre frais ou le fenouil plutôt qu'avec des épices plus relevées comme le piment de Cayenne ou le gingembre sec. De nombreuses personnes de type Vata tolèrent plutôt bien les épices relevées et les trouvent particulièrement efficaces pour améliorer la circulation du sang, pour soulager les extrémités froides provenant souvent d'un déséquilibre Vata. Les plantes épicées telles le piment de Cayenne, le gingembre sec et la cannelle sont souvent utiles dans la saison Vata (fin de l'automne et début de l'hiver).

La formule de choix pour un Vata élevé dans le système digestif est *Hingashtak Churna*. Elle est composée de la plante Asafoetida et de plusieurs autres sels et épices. Elle contrecarre les gaz et les ballonnements, et atténue la constipation et les crampes intestinales. Elle est efficace pour les allergies alimentaires et également pour la candidose (elle est souvent efficace pour Kapha). En plus de l'Asafoetida, il est utile de prendre du Triphala, principal Rasayana ayurvédique. Le Triphala a pour but de corriger Apana Vayu élevé dans le gros intestin. On en prend généralement 1 à 2 grammes de poudre après les repas.

Traitement de plantes pour Pitta élevé

Pitta élevé dans le système digestif se manifeste par de l'hyperacidité, une douleur de poitrine ou une sensation de brûlure dans la bouche accompagnée d'irritabilité ou de contrariété. La langue aura généralement un revêtement jaunâtre qui peut être gras, et sa couleur générale sera rouge. Le pouls sera bondissant comme une grenouille. L'élimination aura tendance à être liquide ou molle. Les symptômes seront principalement dans la région de l'intestin grêle et du foie et commenceront une heure ou deux après les repas. Cette condition sera davantage aggravée par de la nourriture augmentant Pitta (les aliments dont les saveurs acide, salée ou piquante prédominent).

La plupart des épices aggravent Pitta et ne sont donc pas efficaces pour les indigestions causées par Pitta. Cependant, il existe des exceptions. La coriandre est considérée comme étant l'épice la plus rafraîchissante et est ainsi efficace. D'autres épices pas trop relevées sont le curcuma, le fenouil, le cumin et la menthe. Cependant, la plupart du temps, les types Pitta bénéficient de ces épices, surtout s'ils absorbent des aliments plus lourds ou formant davantage de Kapha, dans ce cas ils bénéficient souvent de la cardamome, du gingembre frais, ou également d'un peu de poivre noir.

La formule ayurvédique de choix pour l'indigestion causée par Pitta s'appelle *Avipattikar Churna*, poudre composée de plusieurs plantes, comprenant des épices et du sel, qui contrecarrent l'acidité et corrigent Pitta dans le système digestif. On en prend une demi- cuillère à café avant les repas afin de normaliser l'appétit ou bien la même quantité après les repas afin de neutraliser l'acidité. Une autre formule efficace est composée d'Amalaki, de Shatavari, de réglisse et de gingembre sec. Prendre une quantité égale de ces trois premiers ingrédients avec un quart du gingembre. Cette formule sert également à corriger l'hyperacidité. Les plantes lénifiantes telles que la réglisse et le Shatavari sont efficaces en cas d'hyperacidité et d'ulcères, qui sont généralement des problèmes Pitta.

Les plantes amères sont également utiles en cas d'indigestions causées par Pitta Vriddhi. Le gel de l'aloès est une plante amère douce et lénifiante efficace qui peut être absorbée en quantité d'une ou de deux cuillères à café avant les repas. Les plantes amères puissantes telles que la busserole ou la gentiane sont également efficaces. Lorsqu'elles sont prises sous forme de teinture mère, entre quinze et trente gouttes dans de l'eau tiède, dix ou vingt minutes avant les repas, elles sont de bons stimulants digestifs pour Pitta et Kapha. Les plantes amères sont particulièrement efficaces pour contrecarrer l'envie irrésistible de sucre et favorisent le traitement des stades initiaux du diabète apparaissant chez les adultes.

A part ces éléments, les personnes Pitta ont besoin de suivre un régime relativement doux ou même sans trop de condiments (en évitant également les ingrédients épicés, salés et acides). Les feuilles de coriandre fraîche sont un bon antiacide qui peut être pris avec les repas pour contrecarrer ce problème. La plante occidentale, le persil, de la famille de la coriandre, semble posséder des propriétés similaires mais la coriandre fraîche est préférable.

Traitement de plantes pour Kapha élevé

Kapha élevé dans le système digestif se manifeste par une langue blanche, souvent grasse ou humide, avec de possibles mucosités sur la langue. De la congestion et des mucosités seront également prononcées dans le système, en particulier le matin ou juste après les repas. Le pouls sera lourd, doux ou lent. L'individu se sentira généralement lourd, fatigué, avec une constipation congestive ou avec une légère nausée. Les symptômes seront prononcés dans la région de l'estomac et commenceront peu après les repas. Les aliments augmentant Kapha aggraveront cette condition (aliments de saveur prédominante douce, salée et acide).

Pour un traitement à base de plantes, on choisira essentiellement des plantes épicées. Etant donné que les saveurs épicées ou piquantes abondent dans les éléments feu et air, cela contrecarre la prédominance terre et eau de Kapha. La formule de choix est *Trikatu*, qui signifie littéralement « les trois épices ». Elle est composée de trois plantes, de gingembre sec, de poivre noir, et d'une sorte de poivre indien appelé poivre long ou *Pippali*, qui est l'ingrédient le plus important de cette formule.

Un gramme de cette formule avant les repas aidera à équilibrer Kapha. Après les repas, cela aidera la digestion et à contrecarrer les effets des excès alimentaires. Etant donné que cette formule améliore le métabolisme, elle est généralement efficace pour les types Kapha même s'ils n'ont pas de troubles majeurs du système digestif. Elle est également efficace en cas de congestion et d'œdèmes en général.

Etant donné qu'il existe de nombreuses plantes épicées, il y en a une grande variété qui peuvent s'utiliser pour les troubles Kapha, la plupart d'entre elles rehaussent également les aliments. La règle générale pour Kapha est que la nourriture ne doit pas être absorbée sans épices. En fait, il est préférable pour les personnes Kapha de consommer des épices sans aliments, c'est à dire jeûner lorsqu'on prend du Trikatu ou une tisane de gingembre !

Si le Trikatu n'est pas disponible, du simple gingembre sec ou du piment de Cayenne sont très utiles. La cardamome, le gingembre frais et le fenouil sont efficaces pour traiter les symptômes de la nausée et des vomissements qui se produisent lors d'un Kapha élevé. La cardamome est particulièrement efficace pour contrecarrer les effets du lait, ou du sucre qui augmentent Kapha. Le piment de Cayenne et la moutarde sont particulièrement efficaces pour contrecarrer les effets du fromage qui augmente Kapha. Pour contrecarrer un métabolisme du sucre déséquilibré, le curcuma est le plus efficace.

Les plantes et l'élimination

Il est impossible de déterminer le processus de digestion sans considérer les effets de l'élimination. L'élimination reflète l'intégralité du processus de digestion et peut s'utiliser pour juger si la digestion est bonne ou non. La condition des selles est utilisée pour juger de la condition de tout le système digestif et d'Agni.

Si les selles ne sont pas bien formées, ont une odeur prononcée ou désagréable, ou ne flottent pas, c'est l'indication de Āma dans le système digestif. D'autres indications sont une mauvaise haleine, une langue chargée, un appétit irrégulier, de la flatulence, des sensations de lourdeur, des douleurs dans le corps ou des céphalées.

Pour faciliter l'élimination, il est souvent nécessaire d'ajouter des plantes à celles utiles pour la digestion. Alors que de nombreuses épices contrecarrent les gaz et les ballonnements et sont de doux laxatifs (telles que le gingembre ou l'Asafoetida), aucune épice ne fonctionne seule en tant que laxatif puissant.

D'autre part, lorsque que nous prenons des puissants laxatifs pour Kapha Vriddhi, en particulier ceux de saveur amère comme la racine de rhubarbe ou le séné, il est nécessaire de les accompagner de plantes épicées telles que le gingembre, la cardamome ou le fenouil (en proportion d'un quart par rapport aux plantes amères). Etant donné que celles-ci aideront à contrecarrer les crampes ou les coliques qui peuvent provenir des laxatifs puissants.

Si la digestion ne s'est pas passée correctement aux étapes antérieures, elle ne peut pas continuer correctement dans le gros intestin. Par conséquent, nous devons également prendre en compte l'état du feu digestif ou Agni afin de traiter le gros intestin, comme nous l'avons déjà mentionné.

Les plantes laxatives

Tandis qu'il existe de nombreuses plantes laxatives pour favoriser l'élimination, il en existe très peu qui corrigent l'absorption du Prâna dans le côlon. Le meilleur remède à cet égard est la plante Haritaki. On doit prendre 2 à 3 grammes de plantes réduites en poudre avant de se coucher. Beaucoup de personnes trouvent qu'il est difficile de l'absorber à cause de son goût. Il doit généralement être mélangé à de l'eau tiède et du miel avant d'être absorbé.

Les laxatifs amers tels que la racine de rhubarbe ou le séné sont très efficaces, comme un grand nombre d'entre nous l'a déjà expérimenté. Une infusion d'une ou de deux cuillères à café prises le soir entraînera une bonne élimination le lendemain matin (à nouveau, elle doit être composée d'un quart d'épices carminatives telles que le gingembre pour contrecarrer ses effets provoquant des coliques). Cependant, de tels laxatifs entraînent une dépendance et peuvent assécher ou irriter le côlon (aggraver Vata). Par conséquent, ils sont meilleurs pour les types Kapha et pour les conditions aiguës. Nous devons faire attention si nous les prenons pendant longtemps. La plante amère la plus douce est l'écorce sacrée, qui est souvent efficace pour les personnes âgées (en particulier de type Kapha et Pitta) et qui possède moins d'effets secondaires que les purgatifs amers puissants tels que les feuilles de séné.

Pour une constipation aiguë chez les types Vata, on peut prendre une cuillère à soupe d'huile de ricin dans 150 ml d'eau chaude. Cette dernière n'assèche pas le système comme les plantes amères et tend moins à créer de la dépendance.

La thérapie par la purgation, Virechana, est très efficace pour atténuer un Pitta élevé mais elle doit être faite correctement. Si les toxines n'ont pas été entraînées dans leurs emplacements respectifs dans le système digestif, il sera inutile de les faire évacuer, car cela épuiserait les organes et endommagerait leur tonus.

Kapha souffre de constipation à cause de sa Munda Agni. Bien que les laxatifs amers soient généralement efficaces pour Kapha, ils doivent être associés avec des épices tel que le Trikatu. Les épices amères sont froides et peuvent affaiblir le métabolisme ou diminuer la digestion des types Kapha. La prise additionnelle de plantes épicées équilibre cette condition. Les plantes amères telles que le berbéris aident également à réguler la sécrétion de la bile, aidant à la fois Pitta et Kapha et prévenant la formation de calculs biliaires. C'est donc, à nouveau, la mesure adéquate dont il convient de se souvenir. Nous devons toujours traiter Kapha avec des épices relevées car l'origine des troubles Kapha se situe dans l'estomac. Pour Kapha, le gros intestin n'est qu'un trop plein ou lieu de drainage, et non la source du problème.

Dans tous les cas, ce qui précède nous aide à comprendre la logique de l'utilisation ayurvédique des plantes et de la digestion, ainsi que tous les facteurs à prendre en compte afin d'établir une prescription correcte. Cependant, de nombreuses plantes ayurvédiques sont classées parmi les épices utiles pour les types de constitution et peuvent par conséquent être utilisées jusqu'à un certain point, même par un débutant.

Chapitre 6 – Questions d'étude

1. Comment l'utilisation des plantes diffère-t-elle selon la constitution ou la maladie ?
2. Quel est le modèle biochimique des plantes ?
3. Quel est le modèle énergétique ?
4. Quel est le modèle spirituel ?
5. Comment traiter Vata dans le système digestif ?
6. Comment traiter Pitta dans le système digestif ?
7. Comment traiter Kapha dans le système digestif ?
8. Comment traiter la constipation Vata ?
9. Comment traiter la constipation Kapha ?

Chapitre 7
Les Plantes, les Dhatus et les Srotas

Les maladies (Roga) peuvent se classer de diverses façons. L'Ayurvéda les classe selon la fonction et l'emplacement, ou les Doshas et les Dhatus. Par conséquent, les maladies peuvent être appelées selon le Dosha par sa fonction ou par le Dhatu qu'il contrôle; par exemple Vata Roga, Pitta Roga et Kapha Roga. La cause des maladies provient également des Doshas; par exemple Vataja, Pittaja, Kaphaja.

Ce chapitre insiste sur le traitement des maladies dans tous les tissus et les systèmes du corps, principalement par les plantes. Lorsque nous traitons les Doshas dans le processus des maladies, nous devons examiner les tissus et les systèmes atteints. Nous devons alors utiliser toutes les méthodes de traitement que nous avons étudiées. Les plantes et les aliments sont les plus évidents. Certaines plantes et aliments augmentent les tissus, d'autres les réduisent. Certains stimulent leurs activités, d'autres les diminuent ou les calment. Certains sont spécifiques pour éliminer un Dosha des tissus.

Les méthodes suivantes sont des suggestions non exhaustives qui doivent être développées de façon créative et intelligente par les étudiants.

Afin d'utiliser ces informations, vous devez tout d'abord être en mesure de diagnostiquer une maladie d'après le Dosha et le Dhatu. C'est la méthode la plus importante de diagnostic et de traitement en Ayurvéda, qui nous permet non seulement de connaître quel Dosha est impliqué mais également à quel niveau il a pénétré dans le corps. Chaque fois que nous traitons un Dosha, nous devons également éliminer les toxines et restaurer l'Agni. De plus, nous devons traiter les systèmes concernés afin de restaurer leurs propres flux et fonctionnements. Nous devons essayer d'utiliser cette méthodologie le plus correctement possible. Puis veuillez noter le traitement approprié et l'associer au traitement général pour les Doshas.

Les plantes et les Dhatus

1. Rasa Dhatu

Tous les aliments et les plantes, tout ce qui transite par le processus digestif, y compris l'eau, agissent sur Rasa parce qu'il est composé de tissus élémentaires à travers lesquels leurs actions sont absorbées et transmises à tous les autres tissus.

La plupart des plantes anti-Kapha agissent ici, y compris celles qui sont stimulantes et expectorantes. Kapha est le déchet du Rasa, et lorsqu'il est en excès, il indique la corruption des tissus. Les régimes anti-Kapha nettoient Rasa parce que Kapha est le maître de Rasa Dhatu.

Réduire le Rasa Dhatu

Les expectorants et les sudorifiques chauffants et piquants sont indiqués tels que : aunée, sauge, thym, gingembre, cardamome, cannelle et clous de girofle. Les astringents amers, les expectorants généralement rafraîchissants, les reconstituants et les nettoyants du système lymphatique sont également efficaces tels que : échinacée, patience, bouillon blanc (*Verbascum thapsus*), achillée, bardane et acore vrai. Tandis que certains diurétiques peuvent être utiles, leur rôle reste secondaire. Le genévrier, le cubèbe, la cannelle, la verveine des Indes (*Cybopogon citratus*), la coriandre qui possèdent une action sudorifique sont efficaces.

La quantité d'eau et de fluides absorbés doit être réduite ainsi que le sel. Evitez les aliments sucrés, huileux, gras et collants. Les thérapies de sudation même fortes sont efficaces, les saunas secs sont meilleurs. La transpiration nettoie et réduit le plasma. Les exercices d'aérobic, la course à pied, sont bons ainsi que tout exercice provoquant la transpiration.

Augmenter le Rasa Dhatu

Les lénifiants sont spécifiques tels que : lait, Shatavari, réglisse, guimauve, *Ulmus fulva*, racines de consoude, rehmania et ophiopogon. Ils sont particulièrement efficaces lors des convalescences, suite aux maladies fébriles ayant affaibli ou consumé le plasma. Le Rasa Dhatu, l'eau de base du corps, est le tissu endommagé par les fièvres.

Les plantes acides telles que : le citron, le citron vert, Amalaki, les fruits de la passion sont efficaces surtout prises avec de petites quantités de sel. La quantité d'eau dans le système doit être augmentée. Les jus de fruits doux tels que le jus de raisin, la pastèque, l'ananas et la noix de coco sont efficaces. Les sucres bruts sont utiles dans le régime (mais pas le miel). Evitez les aliments secs et lourds, tels que les haricots secs et le maïs. Les soupes veloutées sont bonnes ainsi que la bouillie de riz ou les soupes d'algues. Les applications d'huiles sur le corps, en particulier d'huile de sésame sont efficaces. Evitez les exercices vigoureux, ainsi que l'exposition au soleil et au vent. La natation ou les bains fréquents sont efficaces.

Vata dans Rasa Dhatu - Rasagata Vata

Maladies de peau sèche et irritée. Utilisez des lénifiants augmentant le plasma, accompagnés d'une petite quantité d'épices telles que : gingembre, cannelle, cardamome ou clous de girofle pour faciliter leur digestion. Les jus acides salés sont efficaces. Une légère thérapie de sudation peut être pratiquée, provoquant suffisamment de transpiration pour humidifier la peau. Le gingembre frais ou la cannelle sont généralement assez forts pour faciliter cela.

Eviter toute thérapie de sudation ou tout exercice physique provoquant de la transpiration. L'accent doit être mis sur la thérapie de massage avec des huiles (Snehana). Vous pouvez appliquer de l'huile de sésame ainsi que des huiles médicinales. Les meilleurs endroits sont le dos, la tête, et les plantes des pieds. Suivez un régime anti-Vata mais évitez trop d'épices piquantes ou des aliments trop lourds. Augmentez les boissons. Evitez d'utiliser des savons desséchants.

Pitta dans Rasa Dhatu - Rasagata Pitta

Maladies de peau inflammatoires, infections lymphatiques et angines aiguës. Utilisez des expectorants rafraîchissants, des nettoyants lymphatiques reconstituants particulièrement l'échinacée. Il est recommandé d'ajouter des lénifiants augmentant le plasma en cas de soif et sécheresse, tels que : Shatavari ou guimauve. Les plantes sont : bardane, achillée, prêle, fleurs de sureau et patiences.

Lavez la partie enflammée avec du gel d'aloès, des décoctions amères, telles que : hydrastis ou Katuka, curcuma ou des huiles rafraîchissantes comme l'huile de coco ou du Ghī. Evitez les huiles lourdes telles que l'huile de sésame, ainsi que les cosmétiques huileux. Evitez d'exposer la peau au soleil, à la chaleur et au feu, ainsi que les exercices d'aérobic.

Kapha dans Rasa Dhatu - Rasagata Kapha

Glandes enflées chroniques ou conditions de peau moite et suintante. Il est indiqué de pratiquer une thérapie réduisant le plasma. Utilisez des plantes piquantes nettoyant le plasma, associées à des plantes amères et astringentes en cas de forte fièvre et d'infection. La moutarde est particulièrement efficace, ainsi que le raifort sauvage. Le Trikatu ou les épices piquantes telles que : gingembre, girofle et cannelle sont efficaces.

Utilisez des aromates forts tels que : camphre, gaulthérie, eucalyptus, cirier, sauge ou menthe. Evitez les huiles sauf l'huile de moutarde ou de lin en petites quantités.

Vous pouvez pratiquer une forte thérapie de sudation avec de puissants sudorifiques tels que le camphre. Les exercices d'aérobic sont bons. Mais faites attention à ne pas utiliser des méthodes trop énergiques lorsque les reins sont faibles. Evitez les cosmétiques huileux.

2. Rakta Dhatu

De nombreuses plantes agissent sur le Rakta Dhatu, en particulier celles liées à Pitta. C'est parce que Pitta est le maître de Rakta Dhatu.

Réduire le Rakta Dhatu

La plupart des reconstituants ont une action efficace. Les classiques sont : pissenlit, berbéris, hydrastis, violette, plantain, bardane, trèfle rouge, achillée et garance.

Evitez la viande rouge, les aliments gras et huileux, frits, les sucres, les pâtisseries, le sel, les aliments acides tels que les cornichons et le vinaigre, l'alcool. Les salades, les plantes vertes, les légumes verts et les haricots Mungo sont bons. Evitez la chaleur et les saunas.

Augmenter le Rakta Dhatu

Les toniques efficaces pour Rakta sont : Amalaki, Shatavari, les baies du lycium, Dang gui (*Angelica sinensis*), fo ti, rehmania et racines de consoude.

Utilisez les décoctions de lait de safran, les préparations de fer (Loha Bhasmas), les mélasses non raffinées ainsi que les fruits et légumes contenant du fer. Les autres aliments sont les raisins noirs, les grenades, les carottes, les betteraves, les patates douces, les haricots adukis, l'huile de sésame et le ghī (surtout le ghī au curcuma), les formes de fer à base de plantes ou de minéraux. La viande rouge peut aider dans les cas extrêmes mais elle tend à former un sang de mauvaise qualité et plus toxique. La soupe de moelle est également bonne.

Stimuler la circulation du Raktavahasrota

Pour traiter le sang stagnant. De nombreux emménagogues (plantes régularisant l'écoulement menstruel) sont utilisées, telles que : Arjuna, Guggulu, safran, curcuma, myrrhe, sauge, rose, aubépine, agripaume, pouliot, romarin et livèche (ligustinum).

Ces plantes sont efficaces pour éliminer les caillots de sang, prévenir les cicatrices des tissus, guérir les tissus endommagés, en particulier par les traumatismes, pour réduire le cholestérol et l'artériosclérose et diminuer les tumeurs. Le régime doit être léger, comme dans la thérapie pour nettoyer le sang.

Restaurer la circulation du Raktavahasrota

Le piment de Cayenne, la cannelle, le gingembre, l'ail, le Makaradhwaj, la poussière de rubis ou la teinture mère de rubis, le camphre (en dosage adéquat) sont puissants.

Toute épice piquante ou tout stimulant puissant est efficace, même boire du café pendant une courte période. Le régime doit être léger, chaud et tonifiant. Le Pranayama est très efficace.

Réduire la circulation du Raktavahasrota

Les plantes hémostatiques et vulnéraires sont efficaces telles que :

Heuchera americana, écorce de chêne, plantain, garance, ginseng, aigremoine, typha, chardon béni.

Appliquez de la glace ou des compresses froides. Ces mêmes plantes peuvent s'appliquer sous forme de pâtes ou cataplasmes en usage externe. L'alimentation sera fraîche et légère ou anti-Pitta.

Vata dans Rakta Dhatu - Raktagata Vata

Pour l'anémie et la goutte. A nouveau l'approche augmentant le sang est efficace. Les toniques pour le sang tels que : Amalaki, Shatavari, Dang gui ainsi que des reconstituants chauds et doux (pas trop froids) tels que : salsepareille, sassafras, cannelle, ail, safran, carthame, curcuma pour nettoyer le sang.

Un puissant régime nutritif anti-Vata doit être suivi, composé de graines, de noix et noisettes et amandes et d'huiles telles que l'huile de sésame.

Pitta dans Rakta Dhatu - Raktagata Pitta

Furoncles, hépatite, troubles hémorragiques. Les reconstituants et antiseptiques standards s'appliquent ici tels que : échinacée, hydrastis, Katuka, Guduchi, trèfle rouge, chèvrefeuille, garance, curcuma, safran, sauge. Ce sont les meilleurs en cas de conditions aiguës et fébriles. En cas d'asthénie, elles peuvent s'associer à des toniques rafraîchissants pour le sang tels que : Shatavari, Amalaki, Dang gui, salsepareille et guimauve. En cas d'hémorragie, utilisez des hémostatiques tels que : garance, plantain ou bouillon blanc. Arjuna, la sauge et le curcuma sont très efficaces en cas de tissus endommagés et favorisent la guérison.

Le régime doit être léger et rafraîchissant accompagné de boissons vertes (pousses de céleri, coriandre fraîche, luzerne (alfafa) et tournesol) ou de jus de fruits (non acides). En cas d'asthénie, en particulier d'hémorragies, utilisez du lait et des toniques pour le sang. Evitez l'exposition au soleil, à la chaleur, au feu, etc. ainsi que la colère et les conflits. Les émotions Pitta aggravent le sang.

Kapha dans Rakta Dhatu - Raktagata Kapha

Anémies de type Kapha. Les stimulants circulatoires et les expectorants tels que : ail, piment de Cayenne, cannelle, Guggulu, myrrhe, gingembre sec, Shilajit, frêne améliorent la circulation et éliminent les congestions. Aconit et Makaradhwaj sont efficaces lors des états extrêmes. Les amers sont efficaces pour dissiper l'humidité et le pus, tels que hydrastis, berbéris et Katuka.

Evitez tout aliment lourd, gras, huileux ou collant, surtout le sucre. Le jeûne est efficace.

3. Mamsa Dhatu

Réduire le Mamsa Dhatu

Infections, tumeurs, etc. De nombreux reconstituants, analgésiques et anti rhumatismaux sont efficaces tels que : curcuma, Guggulu, myrrhe, cyperus, salsepareille, garance, Centella et le gel d'aloès.

Augmenter le Mamsa Dhatu

Les toniques sont efficaces, en particulier : gingembre, astragalus, Ashwagandha, Bala, Amalaki, réglisse, sésame.

Les meilleurs aliments sont le blé, surtout préparé avec du ghī, comme les chapatis. Les autres aliments sont l'orge, le maïs, les pommes de terre et les fruits secs (noix, noisettes, etc.), les haricots Mungo, le tofu et les lentilles. Faites un régime nourrissant. Dans les cas extrêmes, la viande est bonne mais tend à produire des tissus musculaires de qualité inférieure. Il est important de pratiquer des exercices régulièrement.

Vata dans Mamsa Dhatu - Mamsagata Vata

Dégénérescence des tissus musculaires, perte de flexibilité. Plantes et aliments formant les muscles : gingembre, Ashwagandha, Amalaki, Bala, etc.

Des antispasmodiques tels que : valériane, Jatamansi, scutellaire, Centella, réglisse, pivoine blanche et houblon. Prenez-les en usage interne et faites des applications aux endroits respectifs à l'aide de badigeonnages, cataplasme ou préparés dans une base d'huile.

Faites un régime pour tonifier avec des céréales complètes, graines, noix, noisettes, amandes, huiles, produits laitiers et épices douces. Les exercices de relaxation et les postures de yoga sont efficaces, ainsi que des massages doux avec application d'huiles. La natation est bonne.

Pitta dans Mamsa Dhatu - Mamsagata Pitta

Infection et inflammation des tissus musculaires. Les reconstituants efficaces sont : curcuma, garance, safran, carthame, pseudoginseng, sauge rouge, salsepareille, Centella, trèfle rouge, comme la thérapie utilisée pour le sang.

Les exercices physiques doivent être rafraîchissants et doux. L'eau fraîche et l'application de compresses froides sont efficaces. On peut appliquer des herbes et des huiles rafraîchissantes en usage externe telles que : Shatavari, Centella, bois de santal ou huile de noix de coco.

Kapha dans Mamsa Dhatu - Mamsagata Kapha

Muscles flasques, relâchés, tissus musculaires en excès ou tumeurs. Les épicées indiquées sont : cannelle, safran, curcuma, poivre noir et piment de Cayenne. Les plantes efficaces sont celles faisant maigrir telles que : myrrhe, Guggulu, pissenlit, gentiane et berbéris.

Un régime anti-Kapha doit être suivi sans produits animaux, produits laitiers ni blé. Les exercices pratiqués doivent être énergiques et aérobiques, sauf si les reins sont faibles.

4. Meda Dhatu

Réduire le Meda Dhatu

Utilisez des amers purs tels que : Katuka, berbéris, gentiane, hydrastis et pissenlit avec des épices piquantes tels que : piment de Cayenne, poivre noir, gingembre sec, acore vrai. Le Trikatu et le Triphala sont efficaces. Les résines telles que : Guggulu, boswellia et myrrhe sont spécifiques. Le miel âgé est bon. Tout cela réduit les graisses (Lekhana).

Il est indiqué de jeûner ou d'avoir un régime anti-Kapha léger. Les fortes thérapies de sudations ainsi que les saunas secs sont efficaces.

Augmenter le Meda Dhatu

On emploie des toniques tels que : Shatavari, *Asparagus adcendens*, rehmannia, *Seneroa repens*, réglisse et Ashwagandha.

Un régime avec du gras, du beurre, du ghī, de l'huile de sésame, de l'huile d'amande et du sucre est bon. La graisse animale ainsi que la moelle des os peut s'utiliser dans les maladies graves. Le repos et la relaxation sont nécessaires ainsi que le sentiment de satisfaction.

Vata dans Meda Dhatu - Medogata Vata

Dépérissement des tissus adipeux. Les plantes toniques augmentant la graisse telles que : Ashwagandha, Shatavari, etc.

Les aliments tels que le ghī, l'huile de sésame, la graisse animale. Ne pas pratiquer de thérapie de sudation. Il faut réduire l'anxiété et l'hyperactivité.

Pitta dans Meda Dhatu - Medogata Pitta

Inflammation ou infection des tissus adipeux. Les amers tels que : Katuka, berbéris, curcuma, gentiane, pissenlit, aloès sont bons. Les laxatifs tels que la rhubarbe et le séné sont efficaces ainsi que l'approche anti-Pitta.

Kapha dans Meda Dhatu - Medogata Kapha

Obésité, tumeurs grasses. Utilisez des plantes qui réduisent les graisses : Guggulu, myrrhe, gingembre sec, poivre noir et gentiane comme ci-dessus, accompagnées de laxatifs. Pratiquez une thérapie de sudation aussi forte que la condition du patient puisse la supporter.

5. Asthi Dhatu

Améliorer la flexibilité des Asthi Dhatu

Utilisez de la résine telles que : Guggulu, myrrhe, boswellia; des plantes telles que : gingembre de Sibérie, pueraria et Ashwagandha. Le régime doit être huileux et nutritif accompagné d'épices favorisant la circulation telles que : cannelle, curcuma et gingembre.

Les massages à l'huile sont efficaces, en particulier avec des huiles de sésame médicinales.

Tonifier les Asthi Dhatu

Utilisez des toniques : Ashwagandha, racines de consoude, sceau de Salomon, Triphala, réglisse, sésame, cendre de corail (Pravāla Bhasma), en particulier dans des décoctions de lait.

Les bons aliments sont les produits laitiers, le sésame, le blé et les pommes de terre. Les suppléments minéraux tels que le calcium et le zinc sont efficaces.

Réduire les Asthi Dhatu

Utilisez : Guggulu, myrrhe, gentiane et poivre noir comme dans la thérapie pour éliminer les graisses. L'eau distillée ou l'eau sans minéraux est bonne. C'est souvent un problème circulatoire aussi les plantes pour améliorer la circulation sont efficaces : cannelle, piment de Cayenne ou baies d'aubépine.

Vata dans Asthi Dhatu - Asthigata Vata

Arthrite Vata sèche et froide. Les toniques tels que : Ashwagandha, *Vitex negundo*, *Pueraria lobata*, Dang gui, et ginseng de Sibérie sont particulièrement indiqués lorsqu'ils sont associés aux plantes augmentant la flexibilité.

Les analgésiques spécifiques sont : Guggulu, myrrhe, boswellia, ligusticum, angélique, gaulthérie, menthe (menthol), camphre, kava, cyperus, galangal, Ashwagandha, pueraria et Centella. Ils se prennent sous forme d'huiles médicinales, d'huiles essentielles, d'infusions, de bains ou de compresses.

Le Triphala est généralement indiqué ainsi que les massages à l'huile de sésame médicinale, telle que Mahanarayan Tail. Les antirhumatismaux traitants tels que : gingembre sec, cannelle, acore vrai, ou *Alpinia officinarum* ainsi que l'application de chaleur sont efficaces.

Pitta dans Asthi Dhatu - Asthigata Pitta

Arthrite Pitta humide et chaude. Utilisez des plantes antirhumatismales rafraîchissantes et amères telles que : *Larrea divaracata*, curcuma, *Berbéris aquifolium*, yucca, peuplier blanc, saule et Centella associées à une thérapie générale pour nettoyer le sang.

Massez avec des huiles rafraîchissantes telles que l'huile de coco ou de tournesol mélangée à du Centella et appliquez des fomentations ou des compresses fraîches. Utilisez des arômes tels que le bois de santal ou khus.

Kapha dans Asthi Dhatu - Asthigata Kapha

Arthrite Kapha, froide et humide. Utilisez des plantes anti rhumatismales telles que : Guggulu, angélique, gingembre sec, piment de Cayenne, frêne, Ajwan et petit galanga.

Appliquez des massages secs avec de la poudre l'acore vrai, des plantes piquantes dans une base d'alcool comme pour le plasma, ainsi que des baumes au camphre contre les douleurs. Un régime anti-Kapha doit éviter les minéraux ainsi que l'eau contenant une grande quantité de minéraux.

6. Majja Dhatu

Réduire le Majja Dhatu

Acore vrai, basilic, cardamome, curcuma, camphre, menthe, gaulthérie, gingembre sauvage et des aromates forts. Vous pouvez les utiliser en infusions, sous forme de parfums, d'encens et d'inhalation de vapeur.

Augmenter le Majja Dhatu

Utilisez des toniques tels que : Ashwagandha, Shatavari, réglisse et graines de lotus.

Le régime doit contenir la plupart des noix, en particulier les amandes et les graines de sésame. Les produits laitiers sont bons généralement, surtout le ghī et le lait. La soupe de moëlle peut être utilisée dans les conditions graves.

Evitez toute activité excitante, l'exposition aux mass médias et aux technologies. Insistez sur les impressions positives. Evitez le bruit, les couleurs vives, les endroits stressants et les conflits.

Stimulants nerveux pour Majjavahasrota

Epices fortes : acore vrai, basilic, camphre, sauge, menthe, cirier et gingembre sauvage. Plantes contenant des alcaloïdes telles que : thé, café, Damiana, yohimbe peuvent s'utiliser à court terme. Elles créent cependant une dépendance et stimulent trop le système, entraînant une perte de tonus. La plupart des plantes nettoyant les nerfs sont indiquées.

Sédatifs nerveux pour Majjavahasrota

Valériane, Jatamansi, Centella, scutellaire, passiflore, bois de santal, graines de *Zizyphus spinosa*, *Cypripedium pubescent* et camomille. En cas d'asthénie, ajoutez : Ashwagandha, graines de *Zizyphus spinosa* ou Shatavari.

Augmentez la relaxation et le sommeil. Réduisez l'activité physique, surtout le soir.

Vata dans Majja Dhatu – Majjagata Vata

Insomnie, tremblements, paralysie. Suivez principalement la thérapie pour augmenter avec des toniques nervins et des sédatifs : Acore vrai, Ashwagandha, Guggulu, Jatamansi, valériane, basilic, zizyphus et camomille.

Les mantras, la musique et le toucher ou les massages doux sont efficaces. Appliquez des huiles traitantes, en particulier sur la tête et le dos. Utilisez des encens de bois de santal et de lotus. Pratiquez des méditations silencieuses et abandonnez la peur et l'anxiété.

Pitta dans Majja Dhatu – Majjagata Pitta

Névralgie, névrites. Utilisez des nervins rafraîchissants tels que : Centella, Bhringaraj, scutellaire, passiflore, houblon, *Stachys betonica*, Shatavari en particulier sous forme d'huiles traitantes.

Appliquez de l'huile de Centella sur la tête ou du ghī de Centella dans les narines. Utilisez des parfums rafraîchissants tels que : bois de santal, rose, gardénia, jasmin et lotus.

Utilisez des mantras rafraîchissants tels que : Om, Sham, Shum et Shrim. Evitez les couleurs vives ou criardes. Utilisez du blanc, vert, bleu pâle. Evitez la colère, les conflits et apprenez à vous en remettre à la volonté d'un pouvoir supérieur.

Kapha dans Majja Dhatu – Majjagata Kapha

Blocages, apathie, épilepsie. Utilisez des nervins nettoyants tels que : acore vrai, basilic, curcuma, gingembre, moutarde, camphre, eucalyptus, gaulthérie, sauge et cèdre.

Priser de la poudre d'acore vrai ou de gingembre peut être efficace. Utilisez des parfums stimulants préparés avec ces deux plantes ainsi que de la myrrhe et boswellia. Evitez les goûts et les parfums doux. Ajoutez des épices fortes dans les aliments. Réduisez le sommeil. Veuillez à ce que les sinus soient dégagés.

7. Shukra Dhatu

Augmenter le Shukra Dhatu

Utilisez des toniques tels que : Ashwagandha, Shatavari, Kapikacchu, musali blanc, *Asparagus adcendens*, fo ti, rehmania et Serenoa repens.

Prenez des aliments nourrissants tels que le lait et le ghī avec des aliments nutritifs tels que le sucre, les oignons, les amandes, le sésame, les œufs, et les lentilles noires.

Réduire le Shukra Dhatu

Utilisez des plantes desséchantes telles que : poivre noir, Centella, gentiane, sauge, houblon et les amers.

Evitez le sucre, les produits laitiers, les noix, les noisettes, les amandes, les œufs et la viande (régime anti-Kapha).

Stimuler le Shukra Dhatu

Utilisez des aphrodisiaques tels que : ail, oignons, poivre long, girofle, safran, piment de Cayenne, *Caryanthe yohimbe*, musca et Kapikacchu.

Suivez un régime anti-Vata.

Calmer le Shukra Dhatu

Principalement des nervines telles que : Centella, acore vrai, sauge, scutellaire, gentiane, muscade, passiflore et houblon.

Vata dans Shukra Dhatu – Shukragata Vata

Impotence, infertilité, manque de vitalité. Prenez des plantes et des aliments toniques comme pour l'augmentation : Ashwagandha, *Mucuna pruriens*, Bala, *Asparagus adcendens*, Gokshura, Shatavari, etc.

Pratiquez le célibat ou la modération sexuelle.

Pitta dans Shukra Dhatu – Shukragata Pitta

Infections du système reproducteur. Utilisez des reconstituants, diurétiques et toniques tels que : salsepareille, gentiane, busserole, plantain, Shatavari, garance, guimauve, Gokshura, gel d'aloès.

Les senteurs de fleurs telles que : rose, jasmin, gardénia, safran et lotus sont bonnes. Ayez de la modération sexuelle. Ayez des pratiques de dévotion telles que la dévotion envers Krishna ou les Déesses afin de calmer les émotions chaudes.

Kapha dans Shukra Dhatu – Shukragata Kapha

Tumeurs ou gonflements. Prenez des toniques tels que : ail et Shilajit, des plantes stimulantes et réduisant les sécrétions telles que : poivre noir, gentiane, girofle et poivre long. Les diurétiques sont utiles tels que : Gokshura, busserole, herbe à rhumatisme (*Pyrola umbellata*) et persil.

Evitez les produits laitiers, les huiles, le fromage, le sucre et prenez des aliments diurétiques. Augmentez les activités physiques et sexuelles.

Ojas

Augmenter Ojas

Toniques pour le système immunitaire tels que : Ashwagandha, Shatavari, Guduchi, astragalus, ginseng, ginseng américain et les baies de lyciet.

Les bons aliments sont le lait cru, les yaourts, le Ghī, le miel, les amandes et le sésame. Utilisez principalement la thérapie pour augmenter les tissus reproducteurs, en réduisant l'activité sexuelle.

Les Srotamsi

Les plantes peuvent réguler l'écoulement de l'énergie à travers les Srotas. Elles peuvent également tonifier un système particulier en tonifiant l'organe principal de ce système. D'autres méthodes de traitements peuvent également aider de la même manière.

Pranavahasrota

Augmenter la circulation

Utilisez des plantes sudorifiques antitussives telles que : gingembre, menthe, sauge, basilic, cannelle, girofle, en particulier celles favorisant la bronchodilatation comme le thym ou éphédra.

Pratiquez de puissants exercices de Pranayama tels que Bhastrika (souffle du feu). Il est utile de pratiquer plusieurs exercices.

Diminuer la circulation

Respiration rapide, hyperventilation. Prenez des astringents tels que : quercus, Schisandra, racines de lotus, Ashwagandha et framboise rouge.

Pratiquez une respiration profonde en retenant la respiration aussi longtemps que possible. Cela est généralement une condition de Vata élevé.

Débloquer la circulation

Asthme, congestions aiguës. Utilisez des décongestionnants tels que : eucalyptus, menthe, thym, gaulthérie et camphre (en très faibles quantités). Prenez-les sous forme d'infusions, d'inhalation de vapeur ou de parfums, d'application d'huiles ou de pâtes. Vous pouvez priser la poudre par le nez. Pour un effet plus puissant, utilisez des bronchodilateurs tels que : tabac, *Datura alba* et d'autres plus puissants.

Pratiquez le Pranayama tel que Bhastrika. Nettoyez les narines avec un pot « Neti ».

Tonifier le système

Utilisez des toniques pulmonaires tels que : ginseng, ginseng américain, astragale, Shatavari, sceau de Salomon et aunée. Les noisettes, amandes et noix et produits laitiers sont particulièrement efficaces avec des épices douces telles que : cannelle, gingembre ou cardamome.

Pratiquez une forme douce de Pranayama à long terme. Il faut ensuite pratiquer une approche anti-Vata.

Vata dans Pranavahasrota

Toux sèche, dépérissement des tissus pulmonaires. Utilisez des toniques, lénifiants et sudorifiques tels que : gingembre, cannelle, réglisse, Ashwagandha, astragale.

Les aliments tels que les amandes, le sésame, les noix, les produits laitiers associés aux épices telles que : gingembre, cannelle, cardamome, girofle. Pratiquez un Pranayama tonifiant, des massages à l'huile. Mettez du Ghī dans les narines.

Pitta dans Pranavahasrota

Principalement en cas d'infections pulmonaires. Utilisez des reconstituants et des toniques tels que : Centella, bardane, pissenlit, achillée, échinacée, bouillon blanc, Shatavari et réglisse. Pratiquez un Pranayama rafraîchissant (Shitali).

Suivez un régime anti-Pitta avec une abondance de fluides et évitez les aliments lourds. Mettez du Ghī de Centella dans les narines.

Kapha dans Pranavahasrota

Accumulation de fluides et de mucus dans les poumons et le corps. Prenez des stimulants tels que : gingembre, girofle, cannelle, cirier, thym, poivre long et aunée et pratiquez un Pranayama puissant.

L'inhalation, l'infusion ou l'application externe de camphre, gaulthérie, menthol ou eucalyptus sont efficaces.

L'huile de moutarde peut s'utiliser en massages ou la poudre. Régime anti-Kapha constitué de repas légers ou de jeûnes.

Annavahasrota

Stimuler la circulation

Agni faible, digestion faible, peu d'appétit. Les épices : gingembre, cannelle, cardamome, piment de Cayenne, poivre noir, moutarde, raifort, girofle, ail et asafoetida sont bonnes.

Le régime doit être léger et chaud, avec des jeûnes si le patient a suffisamment de force.

Diminuer la circulation

Agni élevé et Samana Vayu, appétit excessif. Utilisez des plantes amères telles que : gentiane, berbéris et Katuka (après les repas) et les astringents tels que : thé, framboise, racines de *Heuchera americana* et graines de lotus.

Le régime doit être froid, cru et lourd, accompagné d'une grande quantité de liquide.

Tonifier le système

Malabsorption, faiblesse digestive. Utilisez des toniques tels que : gingembre, astragale, graines de lotus, Ashwagandha, Bala ou des épices telles que : cannelle, noix de muscade, cardamome et gingembre dans des décoctions de lait.

Le régime doit être riche, nourrissant avec les épices adéquates mais évitez le sucre.

Vata dans Annavahasrota

Gaz et ballonnements. Utilisez des carminatives telles que : écorces d'orange, gingembre, basilic, menthe, muscade, Asafoetida, ou formule de Hingvashtak.

Evitez les associations complexes d'aliments. Suivez strictement un régime anti-Vata.

Pitta dans Annavahasrota

Hyperacidité. Utilisez des amers tels que : gentiane, berbéris, curcuma, hydrastis, katuka et des épices plus douces telles que : coriandre, cumin, fenouil, menthe ou la formule Avipattikar churna. Les lénifiants antiacides tels que : réglisse, mauve, Shatavari, ainsi que les coquilles d'huîtres ou Shankha Bhasma.

Suivez un régime strictement anti-Pitta, sans sel ni aucun aliment acide.

Kapha dans Annavahasrota

Nausée, congestion, vomissements de mucus. Prenez des épices chaudes telles que : gingembre, piment de Cayenne, girofle, moutarde et la formule Trikatu. Les expectorants et les plantes contre les nausées telles que : cardamome, muscade et fenouil peuvent aider.

Suivez un régime strictement anti-Kapha avec des jeûnes si possible.

Ambhuvahasrota

Augmenter la circulation

Soif, manque de salivation, sécheresse dans l'estomac. Utilisez des toniques favorisant les fluides tels que : Shatavari, guimauve, réglisse, racines de consoude, Ulmus fulva et sceau de Salomon.

Prenez de grandes quantités d'eau, jus de fruits acides, sel, algues, sucre, comme dans la thérapie pour augmenter le plasma. Le riz, la bouillie d'avoine ou l'avoine sont efficaces ainsi que les produits laitiers en général. Suivez un régime principalement anti-Vata.

Diminuer la circulation

Langue chargée blanchâtre, nausée, vomissements, fatigue, Kapha élevé. Utilisez des amers et des épices : gentiane, curcuma, poivre noir, gingembre sec, écorces d'orange, cardamome, curcuma.

Evitez l'eau, les sucreries et réduisez les boissons. Utilisez des astringents tels que graines de lotus ou framboises. Evitez surtout de prendre des aliments sucrés et salés ensemble. Suivez un régime anti-Kapha en évitant les produits laitiers ainsi que les aliments humides et huileux. Les haricots secs, l'orge, les céréales et les légumes diurétiques sont bons.

Tonifier le système

Pancréas faible, hypoglycémie. Prenez des toniques pour la rate et le pancréas et des plantes pour favoriser les fluides corporels telles que : ginseng, ginseng américain, Shatavari, sceau de Salomon, astragale et graines de lotus.

Evitez les sucres purs mais prenez des glucides et des fécules.

Vata dans Ambhuvahasrota

Déshydratation, diabètes de type Vata. Suivez un régime pour augmenter la circulation et tonifier le système ainsi que la thérapie pour Vata dans le plasma. Utilisez des lénifiants tels que : réglisse, guimauve, Shatavari, dioscorea, baies de lyciet.

Pitta dans Ambhuvahasrota

Soif, diabète de type Pitta. Utilisez des toniques rafraîchissants tels que : Amalaki, réglisse, Shatavari ainsi que des amers tels que : gel d'aloès, curcuma, gentiane et berbéris. La coriandre et la coriandre fraîches sont bonnes.

Le lait et le Ghī sont particulièrement bons.

Kapha dans Ambhuvahasrota

Œdèmes, diabètes de type Kapha. Suivez un régime pour diminuer la circulation : cardamome, Acore vrai, gingembre, curcuma, gentiane, écorces d'orange et laurier. Les plantes telles que : Shilajit, Gurmar, Guggulu, myrrhe et ail peuvent être utiles.

Tenez compte également des thérapies pour le plasma et pour réduire les graisses.

Purishavahasrota

Augmenter la circulation

Constipation. Utilisez de puissants laxatifs (purgatifs) tels que : racine de rhubarbe, aloès, séné et huile de ricin. Prenez des correcteurs intestinaux tels que : gingembre, fenouil, coriandre, cardamome et écorces d'orange en proportion d'une dose pour 2 à 4 doses de laxatifs.

Diminuer la circulation

Diarrhée. Utilisez des astringents (plantes contre les diarrhées) tels que : écorces de chêne, racines de heuchera, bouillon blanc, framboise, cirier, racines de lotus ou simplement du thé noir fort. Si l'état est infectieux, utilisez des amers réduisant Pitta tels que : hydrastis,

Katuka, berbéris, gentiane. S'il est chronique, utilisez les toniques tels que : Ashwagandha, ginseng ou aunée. S'il y a dés-hydratation, ajouter : Shatavari, réglisse ou guimauve.

Tonifier le système

Côlon faible chronique, prolapsus. Utilisez des toniques pour le côlon tels que : Haritaki, Triphala, psyllium, lin.

Suivez un régime anti-Vata composé davantage d'aliments fibreux et huileux.

Vata dans Purishavahasrota

Gaz et constipation. Utilisez des laxatifs doux et lubrifiants tels que : Triphala ou psyllium. Prenez des purgatifs tels que l'huile de ricin lorsque c'est nécessaire. Utilisez des carminatives telles que : Asafoetida, basilic, acore vrai et valériane.

Suivez un régime lourd et huileux avec des aliments contenant des fibres et des épices adéquates. Les massage à l'huile de sésame sont efficaces.

Pitta dans Purishavahasrota

Colites, sensation de brûlure. Pour la constipation, utilisez des amers et astringents tels que : rhubarbe, séné, (pas d'aloès en cas d'hémorragies) ; des laxatifs contenant des fibres tels que : psyllium; des laxatifs doux tels que la rose et des régimes rafraîchissants en évitant les épices et l'alcool. En général, Pitta ne nécessite pas de laxatifs forts.

En cas de diarrhée, suivez la thérapie pour réduire la circulation, en évitant les aliments chauds, gras et sucrés.

Kapha dans Purishavahasrota

Mucus dans les selles. Prenez des épices chaudes telles que : Trikatu, piment de Cayenne, poivre noir, Acore vrai, basilic, et des laxatifs amers tels que : rhubarbe et aloès.

Suivez un régime léger, évitant les huiles, sucres et aliments collants. Le jeûne est bon. Augmentez l'activité physique et évitez de dormir la journée.

Mutravahasrota

Augmenter la circulation

Utilisez des diurétiques tels que : Gokshura, Punarnava, Uva ursi, herbe à rhumatisme, gratteron, carottes sauvages et graines de bardane.

Prenez des aliments diurétiques tels que : persil, coriandre fraîche, céleri, carottes, orge, cresson, asperges, champignons, haricots aduki. Buvez du tisanes ou des plantes astringentes telles que la luzerne. Prenez suffisamment d'eau.

Diminuer la circulation

Prenez des astringents urinaires tels que : cynorhodon, graines de lotus, Ashwagandha et Schisandra. Utilisez des aliments retenant l'eau (régime pour augmenter le plasma) et du sel et des algues. Les urines excessives sont souvent dues au froid et sont réduites avec des épices chaudes telles que : cannelle, gingembre, cubèbe ou piment de Cayenne.

Circulation bloquée

Calculs dans les urines. Prenez des lithontriptiques (plantes supprimant les calculs) tels que : *Zea mays*, Pashana Bheda, herbe à la gravelle, Uva ursi, écorce de chêne blanc, curcuma. En cas d'irritation ou d'hémorragie, prenez un lénifiant tel que : guimauve ou réglisse.

Boire de grandes quantités d'eau.

Tonifier le système

Reins faibles. Prenez des toniques pour les reins tels que : Gokshura, Shilajit, Fu ling, Ashwagandha, salsepareille, guimauve, rehmannia, Shatavari, *Asparagus adcendens*, et musali noir.

Evitez le stress, les voyages, l'anxiété, le surmenage et les exercices physiques excessifs. Suivez une thérapie anti-Vata.

Vata dans Mutravahasrota

Urines sèches, peu abondantes.

Utilisez principalement la thérapie pour tonifier, comme Gokshura et Ashwagandha. Evitez les diurétiques âpres tels que : Uva ursi ou herbe à la gravelle.

Augmentez la quantité de boissons avec des jus augmentant le plasma. Evitez les voyages et les exercices violents. Appliquez de l'huile de sésame sur le bas du dos ou une thérapie de chaleur sur la partie inférieure de l'abdomen.

Pitta dans Mutravahasrota

Infections du système urinaire. Appliquez des diurétiques rafraîchissants tels que : coriandre fraîche, verveine des Indes, bois de santal, salsepareille, Uva ursi, herbe à rhumatisme et plantain. Des toniques rafraîchissants tels que : Shatavari, salsepareille et rehmannia sont bons en cas d'asthénie.

Prenez des fruits et des jus de fruits tels que : melons, pastèques, grenade et airelles tout en augmentant la prise de liquides. Evitez les jus acides.

Kapha dans Mutravahasrota

Mucus dans les urines. Utilisez des diurétiques et des épices tels que : genévrier, cannelle, cubèbe, Shilajit, poivre long, Guggulu et ail.

Evitez tout aliment lourd et collant. Réduisez les liquides. Prenez des plantes sudorifiques ou utilisez la thérapie de sudation (augmenter la sudation soulage les reins).

Svedavahasrota

Il est également lié au plasma et aux systèmes du Prâna. Il fait partie des poumons et de la peau. L'absence de transpiration est le signe de la première phase de maladie et de l'assaut des facteurs de l'environnement, principalement du froid.

Augmenter la circulation

Utilisez des sudorifiques tels que : cannelle, gingembre, girofle, sauge, achillée, menthe, gattilier (*Vitex agnus castus*).

Mangez un régime léger ou jeûnez et évitez les aliments huileux, gras, lourds ou lents à digérer. Prenez des fluides en quantité suffisante. Restez dans un lit chaud ou au chaud.

Prenez des saunas, des bains de vapeur, sortez dans la chaleur ou sous le soleil et faites des exercices vigoureux. Pratiquez un Pranayama vigoureux.

Diminuer la circulation

Utilisez les astringents tels que : sauge (froide), astragale, Schisandra, Ashwagandha, hibiscus, framboise, feuilles de fraises, écorce de chêne. Evitez les tisanes sudorifiques telles que : cannelle, gingembre ou menthe. Les diurétiques sont bons tels que *Zea mays*, Gokshura, persil et coriandre fraîche.

Evitez la chaleur et les activités physiques. Lorsque la transpiration est due à la nervosité et au déséquilibre autonome du système nerveux, suivez une thérapie anti-Vata.

Vata dans Svedavahasrota

Rhumes et grippes de type Vata, circulation faible. Utilisez des sudorifiques tels que : cannelle, gingembre frais, basilic avec des lénifiants tels que réglisse, guimauve et ashwagandha.

Faites une thérapie de sudation douce et prenez assez de liquide ou jus que formant le plasma.

Pitta dans Svedavahasrota

Rhumes et grippes de type Pitta. Utilisez des sudorifiques tels que : achillée, *Sambucus glauca*, menthe, chèvrefeuille, pissenlit, échinacée et bardane.

Evitez les aliments huileux et chauds et prenez beaucoup de liquides.

Kapha dans Svedavahasrota

Rhumes et grippes de type Kapha, congestion. Utilisez de puissants sudorifiques tels que : angélique, girofle, cirier, sauge, cannelle, eucalyptus et faite une thérapie de sudation aussi forte que le patient puisse la supporter. Les plantes antitussives et dégageant les poumons sont efficaces telles que : tussilage, bouillon blanc et thym.

Artavavahasrota

Lié au Rasa Dhatu et Shukra Dhatu et peut être associé à ces thérapies.

Augmenter l'écoulement

Utilisez des emménagogues tels que : curcuma, safran, carthame, pouliot, agripaume, roses, romarin, myrrhe, Dang gui et sauge rouge. Parfois une simple tisane de gingembre ou de cannelle sera suffisante.

Diminuer l'écoulement

Utilisez des astringents tels que : garance, armoise, framboise rouge, Lodhra, Centella, Bhringaraj et racines de lotus. Cela fait partie de la thérapie anti-Pitta.

Tonifier le système

En cas d'écoulement peu abondant. Utilisez des toniques du système reproducteur féminin tels que : Shatavari, Amalaki, Dang gui, rehmannia, lyciet, gel d'aloès ou des décoctions de safran dans du lait. Suivez principalement les régimes pour former le plasma et le sang.

Le régime doit être anti-Vata, composé d'aliments riches, huileux et doux avec des épices douces telles que : gingembre, cardamome et curcuma. Le Ghī au curcuma est bon.

Vata dans Artavavahasrota

Pour éliminer la dysménorrhée ou le syndrome prémenstruel. Utilisez des antispasmodiques tels que : cyperus, valériane, asafoetida, pouliot, Centella, camomille, menthe, buplèvre. Sécheresse, crampes, syndrome prémenstruel douloureux. Utilisez des toniques, sédatifs et emménagogues ainsi que Triphala. Par exemple, Shatavari et Ashwagandha associés à des emménagogues chauffants tels que : cannelle, safran ou romarin. En cas de crampes : valériane, Asafoetida, cyperus ou viorne obier.

Appliquez de l'huile de sésame médicinale pour abaisser l'abdomen.

Pitta dans Artavavahasrota

Menstruations trop abondantes, leucorrhée jaune. Utilisez des emménagogues rafraîchissants tels que : garance, curcuma, rose ou framboise avec des toniques rafraîchissants tels que : Shatavari, rehmannia et gel d'aloès. Des reconstituants tels que : salsepareille, bois de santal et Centella. Des senteurs telles que : rose, lotus, jasmin et gardénia. En cas de condition aiguë, des hémostatiques tels que : garance, framboise, aigremoine, achillée, ortie ou bourse à pasteur.

Kapha dans Artavavahasrota

Leucorrhée blanche. Utilisez des emménagogues chauffants tels que curcuma, safran, gingembre, cannelle et ail. Des amers tels que : gel d'aloès et cirier.

Douches vaginales avec des expectorants et des astringents tels que : cirier, écorce de chêne ou acore vrai. Suivez un régime anti-Kapha en évitant les produits laitiers et les aliments riches, doux et huileux.

Stanyavahasrota

Semblable au précédent Srota, qui en est une extension. Il est également lié au Rasa Dhatu et au système du métabolisme de l'eau et peut se traiter de manière similaire.

Nettoyer le système

Utilisez des expectorants tels que : cardamome, gingembre, fenouil et cannelle.

Régime anti-Kapha, évitez les aliments lourds, riches et gras. Buvez beaucoup d'eau.

Tonifier le système

Production insuffisante de lait maternel. Utilisez des toniques pour le système reproducteur féminin tels que : Shatavari, Dang gui, réglisse, et des aliments tels que : lait, yaourt, Ghī, noix de coco et sésame.

Le régime doit être Kapha avec des aliments riches et huileux, du lait, du sucre et équilibré avec des épices telles que : gingembre, cannelle, safran et curcuma.

Vata dans Stanyavahasrota

Sécheresse, écoulement difficile. Utilisez des toniques : Ashwagandha, Bala, Shatavari, réglisse, fenouil, Dang gui et la thérapie classique d'augmentation.

Le régime doit comprendre beaucoup d'huiles et d'aliments riches. Suivez un régime anti-Vata comprenant beaucoup de liquides, de produits laitiers, de jus de fruits et d'huiles.

Pitta dans Stanyavahasrota

Infections. Utilisez des plantes nettoyantes telles que : pissenlit, violette, hydrastis, berbéris, cyperus et buplèvre.

Suivez ensuite un régime anti-Kapha en évitant le lait, les produits laitiers, le fromage, le beurre, les huiles, les noix, noisettes et amandes, la viande, le sucre et le sel.

Kapha dans Stanyavahasrota

Diminuer l'écoulement. Utilisez des astringents tels que : sauge, écorce de chêne et cirier. Suivez un régime amaigrissant et anti-Kapha en diminuant les liquides.

Mangez des pousses germées de blé, de riz et d'orge avant qu'elles ne deviennent vertes.

Chapitre 7 – Questions d'étude

1. Comment traite-t-on Pitta élevé dans Artavavahasrota ?
2. Comment traite-t-on Pitta élevé dans Mutravahasrota ?
3. Comment traite-t-on Vata élevé dans Majja Dhatu ?
4. Comment traite-t-on Kapha élevé dans Meda Dhatu ?
5. Quelles sont les plantes qui dégagent Medovahasrota ?
6. Comment traite-t-on Vata élevé dans Mamsa Dhatu ?
7. Comment traite-t-on Kapha élevé dans Rasa Dhatu ?
8. Comment traite-t-on Pitta élevé dans Purishavahasrota ?
9. Comment traite-t-on Kapha dans Svedavahasrota ?
10. Comment traite-t-on Pitta dans Ambhuvahasrota ?

Chapitre 8
Les Plantes et Subdoshas

Traitement des Subdoshas

Nous allons examiner le traitement des Subdoshas par les plantes, en considérant leurs conditions d'excès et d'insuffisance. Ce sujet complète le traitement des Dhatus et Srotamsi, systèmes de tissus et de canaux que nous avons déjà abordés.

Un traitement ayurvédique est généralement appliqué selon les Doshas et les Subdoshas et en considérant non seulement le Dosha déséquilibré mais les Subdoshas impliqués dans la pathologie et le degré de leur implication. Le diagnostic ayurvédique examine de manière détaillée les Subdoshas, qui sont un domaine plus subtil de diagnostic.

Lorsque nous sommes à même de définir la condition d'une personne d'après les Dosha, Subdosha, Dhatu et Srotamsi, nous obtenons alors une vue globale avec laquelle nous allons pouvoir travailler. Nous recommandons cependant de la prudence. Les troubles des Subdoshas cités ici sont généraux et des variations existent. Les troubles similaires des Subdoshas peuvent se traiter de façon différente selon leur gravité. Par exemple, la constipation qui est généralement un mouvement insuffisant de Apana Vayu, sera traitée différemment si elle est chronique ou aiguë. Ce même Subdosha peut être localisé. Par exemple, Avalambaka Kapha sera traité différemment s'il est situé dans les poumons ou dans le cœur. Vous devez toujours avoir ces variations à l'esprit.

Bien que nous ayons cité les états élevés et faibles des Subdoshas, selon les principes ayurvédiques, c'est principalement l'état élevé qui sera traité parce que c'est lui qui est à même de provoquer les maladies. Les Subdoshas sont interdépendants. Un Subdosha élevé peut affaiblir un autre. Par exemple, Sleshaka Kapha élevé, comme dans les articulations enflées, peut obstruer ou diminuer Vyana Vayu. Dans ce cas, souvenez-vous du principe qui est de cibler le Subdosha élevé.

Une grande partie de ce matériel possède une valeur de référence qui deviendra plus importante lorsque l'étudiant commencera à examiner l'aspect clinique de l'Ayurvéda. Il vous aidera également à avoir une meilleure compréhension des Subdoshas ainsi que de ses troubles, selon le diagnostic.

Vata Dosha
(Prâna, Udana, Samana, Vyana, Apana)

Vata possède deux principales sortes de symptômes au niveau de ses Subdoshas. Vata, élément sans forme et mobile, a principalement des troubles de mouvement. Il bouge de trop ou pas assez. Ces conditions sont liées parce qu'un mouvement excessif conduit à une insuffisance de mouvements et vice versa. Lorsque l'aspect du vent de Vata est trop élevé, il bouge de trop. Lorsque l'aspect de l'éther est trop élevé, il ne bouge pas assez. Cependant, trop de Kapha peut également affaiblir ses mouvements. C'est la raison pour laquelle Vata est plus difficile à traiter et a des symptômes plus variables que les deux autres Doshas.

Prâna Vayu - Excès de mouvements

Symptômes	Vata élevé, mouvements excessifs ou agitation dans les régions de la tête et du cœur, entraînant un déséquilibre. Respiration rapide, vertiges, hyperventilation, hypersensibilité, désorientation sensorielle, peur, instabilité, tremblements dans la tête, insomnie.
Traitement de phytothérapie	Nervins calmants et tonifiants, principalement de saveur douce et piquante, avec un Virya chauffant.
Plantes	Jatamamsi, valériane, Shankhapushpi, Ashwagandha, Shatavari, muscade, ail, thérapie d'application d'huiles (Snehana).

Prâna Vayu - Insuffisance de mouvements

Symptômes	Vata élevé dans les régions de la tête et du cœur. Respiration superficielle et lente, hyposensibilité, congestion des poumons, congestion des sinus, manque d'enthousiasme, dépression, léthargie, lassitude.
Traitement de phytothérapie	Plantes aromatiques piquantes pour stimuler, ouvrir et faire bouger Prâna Vayu et disperser les blocages.
Plantes	Eucalyptus, Haritaki,, Acore vrai, camphre, sauge, thym, gingembre, poivre long, miel.

Udana Vayu - Excès de mouvements

Symptômes	Vata élevé dans la région de la gorge. Toux, nausée, vomissements possibles, excès de paroles.
Traitement de phytothérapie	Plantes antispasmodiques, sédatives, principalement de saveur douce et piquante avec un Virya légèrement chaud.
Plantes	Vasa, tussilage, Jatamansi, valériane, réglisse, huile de sésame, Ghī, thérapie d'application d'huiles (Snehana).

Udana Vayu - Insuffisance de mouvements

Symptômes	Carence de mouvements Vata ou blocage dans la région de la gorge. Difficulté pour parler ou avaler, constriction de la gorge, manque de motivation, dépression, glandes enflées dans le cou, développement possible de tumeurs.
Traitement de phytothérapie	Plantes pour stimuler la région de la gorge, généralement de goût piquant et doux avec un Virya chaud.
Plantes	Haritaki, cirier, menthe poivrée, eucalyptus, Ashwagandha.

Samana Vayu - Excès de mouvements

Symptômes	Vata élevé ou agitation nerveuse dans le système digestif. Estomac nerveux, vomissements possibles, appétit et digestion variables, peristalsie irrégulière. Ulcères de type Vata, d'hyperacidité, déséquilibre, malaise.
Traitement de phytothérapie	Epices aromatiques et plantes carminatives douces pour calmer et harmoniser l'estomac.
Plantes	Gingembre, cardamome, fenouil, cumin, basilic, Jatamamsi, camomille, thérapie d'application d'huiles (Snehana).

Samana Vayu - Insuffisance de mouvements

Symptômes	Congestion ou blocages dans le système digestif, appétit faible et péristaltisme faible. Manque d'appétit, formation de Āma ou mucus, nausée, céphalées.
Traitement de phytothérapie	Stimulants digestifs et aromatiques pour ouvrir l'estomac et augmenter Agni.
Plantes	Haritaki, gingembre, cardamome, fenouil, cannelle, basilic, laurier, feuille de curry.

Vyana Vayu - Excès de mouvements

Symptômes	Vata élevé dans le système circulatoire et les articulations. Palpitations, palpitations rapides, tremblements des muscles ou des articulations, manque de coordination musculaire et squelettique, froid dans les membres, douleurs articulaires.
Traitement de phytothérapie	Plantes principalement piquantes et douces ayant une action analgésique pour améliorer la circulation.
Plantes	Ashwagandha, Nirgundi, Guggulu, Jatamamsi, valériane, huile de sésame, thérapie d'application d'huiles (Snehana).

Vyana Vayu - Insuffisance de mouvements

Symptômes	Vata élevé ou manque de mouvements dans le système circulatoire. Mauvaise circulation, cholestérol élevé, glandes enflées, kystes.
Traitement de phytothérapie	Stimulants pour la circulation, généralement piquants et chauffants.
Plantes	Haritaki, Guggulu, myrrhe, cannelle, safran, angélique.

Apana Vayu - Excès de mouvements

Symptômes	Vata élevé dans la partie inférieure de l'abdomen et dans les intestins. Selles liquides, diarrhée, péristaltisme accru, aliments non digérés dans les selles, et menstruations excessives chez les femmes.
Traitement de phytothérapie	Nervins calmants et tonifiants, principalement de saveur douce et piquante, avec un Virya chauffant.
Plantes	Jatamamsi, valériane, Shankhapushpi, Ashwagandha, Shatavari, muscade, ail, thérapie d'application d'huiles (Snehana)

Apana Vayu - Insuffisance de mouvements

Symptômes	Carence de mouvements Vata dans le partie inférieure de l'abdomen. Constipation, gonflements, dilatation, élimination difficile, menstruations difficiles, en retard et douloureuses.
Traitement de phytothérapie	Nervins calmants et tonifiants, principalement de saveur douce et piquante, avec un Virya chauffant.
Plantes	Haritaki, valériane, Shankhapushpi, Ashwagandha, muscade, Triphala, huile de ricin, huile de sésame, et Basti.

Pitta Dosha
(Sadhaka, Alochaka, Pachaka, Ranjaka, Bhrajaka)

Tous les Subdoshas Pitta présentent des conditions d'excès de Pitta dans ses états élevés ou d'excès tels que la fièvre, l'inflammation ou les hémorragies et une insuffisance de Pitta dans ses états d'insuffisance, tels que la froideur. Comme pour Kapha, ils seront situés selon la nature, le lieu et la fonction du Subdosha.

Les symptômes généraux de Pitta élevé ou faible se rencontreront dans tout le corps. Etant donné que Pitta implique de la fièvre, la condition peut être aiguë et doit être traitée avec prudence selon l'intensité de la fièvre.

Sadhaka Pitta - En excès

Symptômes	Pitta élevé dans la tête et le cerveau, ainsi que dans le mental et les émotions, conduisent à un déséquilibre nerveux et mental. Fièvre dans la tête, troubles sensoriels, colère, irritabilité, insomnie.
Traitement de phytothérapie	Nervins et sédatifs rafraîchissants, principalement de nature douce ou amère pour calmer le mental et les nerfs.
Plantes	Bacopa, Centella, scutellaire, passiflore, Jatamamsi, graines de zizyphus, réglisse, ghī.

Sadhaka Pitta - En insuffisance

Symptômes	Mauvaise perception et mauvais fonctionnement du mental et du cerveau. Perte d'acuité mentale, somnolence, rêveries, dépression, attachement, peur, anxiété, hallucinations, jugements et discrimination erronés.
Traitement de phytothérapie	Stimulants nervins, principalement de nature piquante et avec un Virya chauffant.
Plantes	Gingembre, Bacopa, Haritaki, Shankhapushpi, Tulasi, Shilajit, eucalyptus, thym, sauge.

Alochaka Pitta - En excès

Symptômes	Pitta élevé et inflammation des yeux et des autres organes des sens. Yeux rouges ou brûlants, allergies, sensibilité à la lumière ou au soleil, céphalées, maux d'oreilles.
Traitement de phytothérapie	Plantes pour rafraîchir et nettoyer les yeux et la tête, principalement de saveur douce et amère avec une énergie rafraîchissante.
Plantes	Euphraise, hydrastis, gel d'aloès, chrysanthème, camomille, santal, Triphala, ghī (en particulier le ghī au Triphala).

Alochaka Pitta - En insuffisance

Symptômes	Perte d'acuité visuelle, yeux larmoyants ou enflés, larmes fréquentes, congestion des sinus, allergies.
Traitement de phytothérapie	Stimulants piquants pour augmenter la circulation dans les yeux et les sens.
Plantes	Cannelle, Bacopa, eucalyptus, cirier, Shilajit, thym, sauge.

Pachaka Pitta - En excès

Symptômes	Pitta élevé ou excès d'acides digestifs, de fluides et de bile dans le système digestif, en particulier dans l'intestin grêle. Production excessive d'acide chlorhydrique, bile, hyperacidité, ulcères, hémorragie dans les intestins, jaunisse, hépatite.
Traitement de phytothérapie	Antiacides et lénifiants, de saveur principalement amère et douce et de nature réduisant l'hyperacidité et rafraîchissant le foie, l'intestin grêle et le pancréas. Virechana Karma en cas de condition grave.
Plantes	Amalaki, guimauve, gel d'aloès, gentiane, berbéris, coriandre, curcuma, réglisse, Shatavari, Avipattikar Churna.

Pachaka Pitta - En insuffisance

Symptômes	Agni faible et formation d'Āma. Manque de sécrétions digestives, manque d'appétit, production d'Āma, impossibilité de digérer les aliments, congestion et froid dans l'estomac.
Traitement de phytothérapie	Principalement des stimulants digestifs épicés pour favoriser Agni, avec des aliments huileux ou des plantes lénifiantes pour le nourrir.
Plantes	Gingembre, piment de Cayenne, poivre noir, poivre long, cannelle, cardamome, Chitrak, Haritaki et ghī.

Ranjaka Pitta - En excès

Symptômes	Pitta élevé et toxicité dans le sang et le foie. Excès de sang, condition de sang toxique, furoncles, hépatite, jaunisse, foie et rate enflés, hémorragies internes.
Traitement de phytothérapie	Diurétiques et cholagogues reconstituants, principalement des plantes amères et douces de nature fraîche. Virechana Karma en cas de condition grave.
Plantes	Phyllanthus, Guduchi, berbéris, gel d'aloès, Centella, Manjishta, hydrastis, racine de rhubarbe, coriandre, curcuma, ghī.

Ranjaka Pitta - En insuffisance

Symptômes	Sang décoloré, sang insuffisant, pâleur, évanouissement, anémie, fonction immunitaire faible et avec un fonctionnement ralenti des organes.
Traitement de phytothérapie	Plantes principalement douces pour tonifier et former du sang, et des plantes piquantes stimulant la fonction du foie.
Plantes	Amalaki, safran, Chitrak, berbéris, Dang gui, rehmannia, curcuma, graines de sésame, ghī.

Bhrajaka Pitta - En excès

Symptômes	Pitta élevé ou inflammation cutanée ainsi que sur la périphérie du corps et dans les articulations. Intolérance à la lumière du soleil, éruption cutanée, rougeur cutanée, sensation de brûlure de la peau, saignements cutanés, saignements sous-cutanés, arthrite rhumatoïde.
Traitement de phytothérapie	Purificateur sanguin et diurétiques reconstituants, principalement de saveur amère, astringente et douce, et avec une énergie rafraîchissante.
Plantes	Gel d'aloès, Manjishta, plantain, ortie, trèfle rouge, pissenlit, curcuma.

Bhrajaka Pitta - En insuffisance

Symptômes	Pâleur, peau froide, faible circulation périphérique, démangeaisons, kyste sous-cutané contenant de l'eau, mycoses cutanées, sécheresse et absence de pigmentation et arthrite de type Kapha ou Vata.
Traitement de phytothérapie	Principalement des stimulants et diaphorétiques épicés, de nature chaude avec une thérapie Svedana.
Plantes	Piment de Cayenne, cannelle, cirier, poivre long, Nirgundi, angélique.

Kapha Dosha
(Tarpaka, Bodhaka, Avalambaka, Kledaka, Sleshaka)

Tous les Subdoshas de Kapha présenteront des conditions de Kapha élevé dans les états élevés ou excessifs, tels que les congestions et les œdèmes, et un Kapha faible dans ses états insuffisants, tels que la sécheresse ou la carence de tissus. Ils seront situés selon la nature, le lieu et la fonction du Subdosha.

Les symptômes généraux de Kapha élevé ou Kapha insuffisant se rencontreront à travers tout le corps. Par exemple, de l'arthrite de type Kapha, avec des articulations enflées, des œdèmes, une douleur sourde et de la léthargie, qui est principalement un excès de Sleshaka Kapha. Autrement dit, Kapha élevé aura tendance à se spécialiser ou à se localiser sous forme d'excès d'un des Subdoshas. Dans les cas aigus, plusieurs Subdoshas seront impliqués, comme dans l'association d'arthrite et de congestion dans le système digestif (Sleshaka et Kledaka Kapha).

Tarpaka Kapha - En excès

Symptômes	Allergies, tête enflée, eau et mucus dans la tête, le cerveau et le système nerveux, lourdeur d'esprit, rêves éveillés, attachement émotionnel, chagrin, dépression. Dans les cas plus graves, accumulation de fluides dans le cerveau et le système nerveux.
Traitement de phytothérapie	Principalement stimulants et diurétiques pour le cerveau et les nerfs, piquants, thérapie de sudation ciblant la tête telle que l'inhalation d'huiles aromatiques comme le camphre ou la menthe.
Plantes	Poivre long, Shilajit, Bacopa, Shankhapushpi, thym, Haritaki, Bibhitaki, Centella, sauge.

Tarpaka Kapha - En insuffisance

Symptômes	Carence de Kapha ou de lubrification dans le cerveau et les nerfs. Mécontentement, détresse mentale, peur, anxiété, hystérie, nervosité, agitation mental et insomnie.
Traitement de phytothérapie	Lénifiants et toniques pour le cerveau et les nerfs, principalement de nature douce et fraîche.

Plantes	Shatavari, Ashwagandha, Jatamansi, igname sauvage, Bala, graines de zizyphus, graines de lotus, Ghī, amandes, lait.

Bodhaka Kapha - En excès

Symptômes	Salivation excessive, mucus dans la bouche et la tête, bave, glandes enflées dans le cou, allergies, congestion des sinus, écoulement nasal, yeux larmoyants, perte d'acuité sensorielle, perte du goût et de l'appétit.
Traitement de Phytothérapie	Principalement des stimulants et expectorants piquants et astringents ciblant la bouche et les sens. Nasya de type Virechana ou nettoyant, surtout avec l'huile poivrée. Inhalation de plantes aromatiques : menthe, eucalyptus ou camphre. Utiliser le pot « Neti » avec du sel.
Plantes	Aunée, cirier, cannelle, cardamome, gingembre, Bibhitaki, menthe poivrée, camphre, thym, sauge.

Bodhaka Kapha - En insuffisance

Symptômes	Bouche sèche, langue et gorge sèche, sinus secs, manque de salivation, difficulté pour parler, toux sèche, yeux, oreilles, cuir chevelu secs et créant de l'hypersensibilité.
Traitement de phytothérapie	Plantes principalement douces et lénifiantes pour favoriser Kapha, application d'huile, telles que sésame ou coco sur la tête, la bouche et les ouvertures sensorielles, utilisation du pot « Neti » avec du sel.
Plantes	Shatavari, ginseng américain, réglisse, Ulmus fulva, igname sauvage, Bala, miel, huile de sésame, huile de noix de coco et Ghī.

Avalambaka Kapha - En excès

Symptômes	Avalambaka Kapha se manifeste par des symptômes situés principalement dans la région de la poitrine, des poumons et du cœur, qui sont les parties servant à lubrifier et à étoffer. Congestion des poumons, glandes enflées dans le cou, mucus, toux prolifique, difficulté à respirer, douleur dans la poitrine, angine de poitrine, cholestérol élevé, maladie coronarienne.
Traitement de phytothérapie	Principalement des expectorants, diaphorétiques, antispasmodiques chauffants et stimulants, surtout piquants mais aussi de saveur amère. L'application d'huiles piquantes sur la poitrine telles que de moutarde.
Plantes	Bibhitaki, poivre long, aunée, cirier, Guggulu, safran, thym, gingembre, piment de Cayenne, cannelle, Vasa, ail, miel.

Avalambaka Kapha - En insuffisance

Symptômes	Sécheresse des poumons, atrophie des poumons, gorge sèche, soif, toux sèche, toux douloureuse, difficulté à respirer, palpitations, battements rapides du cœur, anxiété, insomnie, manque de mucus ou sécheresse, amaigrissement, conditions de nervosité cardiaque et agitation émotionnelle.
Traitement de Phytothérapie	Principalement des plantes lénifiantes, calmantes et antispasmodiques pour augmenter Kapha et réduire la douleur et la friction, de saveur principalement douce et avec une énergie rafraîchissante.
Plantes	Shatavari, réglisse, guimauve, Bala, vasa, Ulmus fulva, igname sauvage, ginseng américain.

Kledaka Kapha - En excès

Symptômes	Production excessive de fluides dans l'estomac, de bruits d'eau ou de gargouillements dans l'estomac, nausée, éructation ou vomissements possibles, faible appétit, une digestion faible et du mucus dans l'estomac, perte de goût, sensation de lourdeur ou lassitude, possibilité de céphalées.
Traitement de Phytothérapie	Surtout des plantes piquantes et des stimulants digestifs pour ouvrir l'estomac, augmenter Agni et diminuer Kapha.
Plantes	Gingembre, cannelle, poivre noir, poivre long, piment de Cayenne, moutarde, cardamome, fenouil, laurier, basilic, Trikatu.

Kledaka Kapha - En insuffisance

Symptômes	Sécheresse stomacale, carence de sécrétions digestives, langue sèche et craquelée, ulcères à l'estomac, douleur d'estomac, perte d'appétit, perte de poids, douleur en mangeant des aliments secs et légers, digestion faible.
Traitement de Phytothérapie	Plantes principalement douces et lénifiantes, de nature légèrement fraîche pour favoriser Kapha et faciliter la digestion. Un régime riche et nutritif avec des aliments doux et huileux, des soupes, des produits laitiers et des céréales douces telles que le riz basmati.
Plantes	Amalaki, Shatavari, réglisse, guimauve, Bala, igname sauvage, ghī.

Sleshaka Kapha - En excès

Symptômes	Articulations enflées, douleur sourde dans les articulations, arthrite de type Kapha, léthargie, lenteur de mouvements, obésité, faiblesse des os.
Traitement de phytothérapie	Principalement des stimulants, diaphorétiques et diurétiques piquants et amers pour réduire Kapha. Résines telles que Guggulu et myrrhe, thérapie de sudation (Svedana) de tous types, saunas, massages avec des poudres de plantes telles qu'Acore vrai.
Plantes	Gingembre, piment de Cayenne, myrrhe, Guggulu, Shallaki, Nirgundi, angélique, curcuma, Chaparral, ginseng sibérien, ail.

Sleshaka Kapha - En insuffisance

Symptômes	Articulations sèches ou craquantes, douleur des articulations, peau sèche, arthrite de type Vata ou Pitta, os fragiles et une mobilité difficile.
Traitement de phytothérapie	Plantes lénifiantes pour apaiser les articulations avec des stimulants circulatoires pour améliorer la circulation du sang dans la région concernée, massages à l'huile (Snehana) de sésame.
Plantes	Ashwagandha, Vidari, Shatavari, Nirgundi, Guggulu, ginseng sibérien, igname sauvage, huile de sésame.

Chapitre 8 – Questions d'étude

1. Quelle est l'importance des Subdoshas dans les traitements ?
2. Comparez les conditions d'excès et d'insuffisance de Avalambaka Kapha.
3. Comparez les conditions d'excès et d'insuffisance de Pachaka Pitta.
4. Comparez les mouvements d'excès et d'insuffisance de Apana Vayu.
5. Quelles sont les plantes qui augmentent Tarpaka Kapha ?
6. Quelles sont les plantes qui augmentent Ranjaka Pitta ?
7. Quelles sont les plantes qui augmentent le mouvement de Vyana Vayu ?
8. Quels sont les symptômes de Kledaka Kapha insuffisant ?
9. Quels sont les symptômes de Alochaka Pitta élevé ?
10. Quels sont les symptômes d'insuffisance de mouvement de Samana Vayu ?

Chapitre 9
Guide Thérapeutique Pour les Formules

Cette section était, à l'origine, publiée pour mes étudiants sous forme de livret accompagnant le manuel de cours « Dravyaguna pour les Occidentaux ». Les étudiants avaient besoin de ce livret pour comprendre les actions des plantes individuelles, leur utilisation et les doses citées dans ces formules. Dans ce livret se trouve également les règles et les explications de l'utilisation des plantes selon l'Ayurvéda. Ces formules sont conçues pour être utilisées en poudres ou Churnas. Les formules peuvent aussi se prendre en infusion, cependant les étudiants doivent revoir les pour et les contre des préparations de plantes mentionnés dans le manuel « Dravyaguna pour les Occidentaux ». De plus, dans ce livret sont expliquées la logique et les règles de l'élaboration des formules.

Protocole pour l'utilisation des plantes médicinales

Utiliser des plantes comme remède n'est pas facile et doit être abordé de manière prudente, logique, systématique et empreint d'une grande humilité et compassion. En un mot, le mot sanskrit correspondant à cet état d'esprit est *Yukti*. La règle de base est la suivante : *il est plus facile d'endommager les gens avec des plantes que de les guérir.*

Le praticien doit maîtriser et être à l'aise avec le diagnostic et doit d'abord prescrire des thérapies de régime alimentaire et d'hygiène de vie avant de donner des formules comme remède. Les plantes et les formules de plantes ne fonctionnent pas si le régime alimentaire et l'hygiène de vie n'ont pas été changés ou modifiés. Le fait de ne pas s'adresser à la personne entière résultera en succès partiel ou en échec total.

Certainement, la meilleure façon d'être formé en phytothérapie est de vivre et de travailler avec un herboriste ou un docteur en médecine traditionnelle pendant plusieurs années. Il est évident que cela s'avère impossible pour la plupart et c'est à cet effet, que je vous présente des formules que j'utilise dans ma pratique clinique depuis plus de vingt ans. Je vous recommande vivement de NE PAS CHANGER les formules citées ici dans cette section.

Commencez par suivre le protocole énuméré ci-dessous :

1. Il est toujours préférable d'utiliser une seule plante lorsque celle-ci peut faire son travail.
2. Lorsque vous ne connaissez pas une plante, il est toujours préférable de l'utiliser seule que dans une formule.
3. Ne donnez pas de formules aux patients ayant une digestion faible.
4. Ne changez pas les formules énumérées ci-après.
5. Ne donnez pas plus d'une formule à la fois.
6. Il est préférable comme thérapeutique de donner la priorité aux troubles et de les traiter un par un plutôt que de prescrire de multiples formules.
7. Si vous n'obtenez pas les résultats escomptés, refaites votre diagnostic.
8. Si le patient a une réaction à une plante ou à une formule, réduisez la dose de moitié.
9. Il est toujours préférable de commencer par des doses plus faibles et de les augmenter lentement.
10. Le protocole général en Ayurvéda est de donner des thérapies Langhana avant les thérapies Brimhana ; cela signifie qu'il est généralement préférable d'éliminer Āma avant d'utiliser des plantes Rasayana.

11. Il est préférable de purifier le corps lentement pour éviter de choquer le Dosha.

12. Provoquer une « crise de guérison » est un autre terme pour Dosha Vriddhi (la pathologie).

13. Lorsque vous choisissez une plante ou une formule de plantes, visez le Dosha causant la pathologie.

14. Si vous ne pouvez pas déterminer le Dosha causal, traitez alors Vata Dosha ; lorsque Vata est stable, refaites le diagnostic et traitez le Dosha qui reste en excès.

15. En général, traitez les Doshas en excès, pas ceux qui sont en insuffisance.

16. Pour les troubles aigus, continuez le traitement trois jours après la disparition des symptômes.

17. Pour les troubles chroniques, continuez le traitement un mois après la disparition de tous les symptômes.

18. La règle générale est de traiter un trouble chronique pendant un mois par chaque année de symptômes (par exemple dix mois de traitement pour des symptômes de maladie présents depuis dix ans). J'ajoute généralement un ou deux mois pour équilibrer Agni et la digestion à cette règle générale, par exemple un an de traitement pour dix ans de symptômes.

19. Mon expérience clinique m'a montré que cela prend un minimum de trois mois pour changer les habitudes métaboliques, par conséquent, j'ai tendance à utiliser les formules en modules de trois, six, neuf et douze mois.

20. Ne donnez pas de formules aux patients atteints de cancer.

21. En général, ne donnez pas de plantes aux patients atteints de cancer car il est possible que cela puisse étendre le cancer dans tout le corps.

Notes sur l'utilisation de l'information de ce chapitre :

Sur le côté gauche de chaque page se trouve la formule. Vous trouverez des mots-clés de troubles, par exemple Arthrite, etc. suivis par les Srotamsi et les Dhatus qui sont généralement impliqués dans ce trouble. Plus important, ce sont les Srota et Dhatu *que la formule cible.*

Cela signifie qu'en utilisant la formule « V » vous traitez une pathologie Vataja – un trouble causé par Vata Dosha en excès et créant la pathologie. En utilisant la formule « P », vous traitez une pathologie Pittaja et en utilisant la formule « K », vous traitez une pathologie Kaphaja. Lorsque vous utilisez une formule « V », « P » ou « K », vous partez du principe que la pathologie est provoquée par le Dosha correspondant et vous ciblez le Srota et le Dhatu indiqués en haut de page. Roga (la maladie), peut être énuméré par fonction, mais tous les Rogas énumérés ici sont par emplacement (Dhatu). Certains numéros de formules ne sont pas dans l'ordre – l'ordre est basé de manière alphabétique par nom. Les troubles Auto-immunes se trouvent à la fin des formules.

La page de droite cherche à donner des indications relatives à quand et dans quel cas utiliser les formules indiquées. Cela nécessite de la pratique et une connaissance approfondie des plantes individuelles. *Notez que ce ne sont pas exactement les mêmes formules que celles présentes dans le manuel « Dravyaguna pour les Occidentaux ».*

101.
ĀMA / anti-toxines (Annavahasrota, Rasadhātu et Medadhātu)

V	P	K	Latin	Nom Commun	Virya	Dosha
3	3	3	Curcuma longa	Curcuma	Chauffant	-KPV
3	3	3	Berberis vulgaris	Berbéris	Chauffant	-PK +V
0	4	3	Gentiana lutea	Gentiane	Rafraîchissant	-PK +V
2	3	2	Taraxacum officinale	Pissenlit	Rafraîchissant	-PK +V
2	1	3	Commiphora myrrha	Myrrhe	Chauffant	-KV +P
1	½	2	Zingiber officinale	Gingembre	Chauffant	-KV +P
1	1	1	Cumimum cyminum	Cumin	Chauffant	=PKV
1	1	1	Elettaria cardamomum	Cardamome	Chauffant	-VK +P
1	1	0	Coriandrum sativum	Coriandre	Chauffant	=PKV
1	1	1	Trigonella foenum-graecum	Fenugrec	Chauffant	-VK +P

Dosage :
Vata 4-8 g par jour
Pitta 6-9 g par jour
Kapha 6-9 g par jour

Anupāna :
Vata – Décoction de gingembre
Pitta – Décoction de gingembre
Kapha – Décoction de gingembre

Description :
Formule standard à utiliser en cas de toxines dans le système digestif.
V101 – Utiliser la formule Vata en cas de signes de Sāma Vata sur la langue ou dans le pouls
P101 – Utiliser la formule Pitta en cas de signes de Sāma Pitta sur la langue ou dans le pouls
K101 - Utiliser la formule Kapha en cas de signes de Sāma Kapha sur la langue ou dans le pouls

Cette formule peut aussi être employée en cas de baisse d'énergie, de syndrome de fatigue chronique (SFC), de faiblesse immunitaire due aux toxines, maux de tête dus aux toxines, flatulence, ballonnements, indigestion due à āma, et tous les autres problèmes liés à āma. Revoir les notes de cours pour vérifier tous les problèmes créés par āma dans le corps. Cette formule a également une action secondaire sur Rasa et Meda et aide à déloger āma de ces lieux et de leurs srotas. Il est également conseillé d'employer la tisane digestive (formule n° 156) faite avec du gingembre frais pour augmenter l'efficacité de cette

formule. Employer la formule n° 117 en cas de condition āma avec inflammation. Utiliser cette formule pendant une durée d'un à trois mois en moyenne, et ne devant pas excéder six mois consécutifs.

Fondamentalement, en l'absence de pathologie ou symptomatologie claire, utiliser alors cette formule selon la couleur de l'āma qui recouvre la langue. Dans quatre-vingt pour cent des cas, cela indique le Dosha en cause dans le problème. C'est, au moins, un bon point de départ, dans la mesure où le problème deviendra plus évident après l'élimination d'āma.

Cette formule a les effets suivants sur les Dosha :

Langhana (Laghu)	VPK
Brimhana (Guru)	

Le syndrome de fatigue chronique (SFC) est le nom le plus commun donné à un ou plusieurs désordres mal compris, débilitants à divers degré, dont les causes sont inconnues. Il est également connu sous le nom d'encéphalomyélite myalgique ou EM. Les symptômes de SFC incluent une douleur généralisée des muscles et des articulations, des difficultés cognitives, l'épuisement mental et physique chroniques souvent graves et d'autres symptômes caractéristiques chez une personne précédemment en bonne santé et active. La fatigue est un symptôme courant dans beaucoup de maladies, mais le SFC, qui est une maladie concernant plusieurs systèmes physiologiques simultanément, est relativement rare par comparaison. Le diagnostic exige qu'un nombre de symptômes caractéristiques soient présents, parmi lesquels le plus courant est l'épuisement mental et physique qui n'est "pas soulagé par le repos", qui empire avec l'exercice physique, et qui dure au moins six mois. Tous les critères du diagnostic exigent que les symptômes ne soient pas dus à d'autres problèmes médicaux.

102.
DÉPENDANCE : ALCOOL, TABAC, etc. (Manovahasrota et Raktadhātu)

V	P	K	Latin	Nom commun	Virya	Dosha
3	4	3	Curcuma longa	Curcuma	Chauffant	-KPV
3	3	3	Berberis vulgaris	Berbéris	Chauffant	-PK +V
0	3	3	Gentiana lutea	Gentiane	Rafraîchissant	-PK +V
2	3	2	Taraxacum officinale	Pissenlit	Rafraîchissant	-PK +V
3	3	2	Centella asiatica	Mandukaparni	Rafraîchissant	=VPK
3	2	2	Valeriana officinalis	Valériane	Chauffant	-VK +P
1	½	1	Acorus calamus	Acore vrai	Chauffant	-VK +P
1	1	1	Cinnamomum zeylanicum	Cannelle	Chauffant	-VK +P
1	1	1	Elettaria cardamomum	Cardamome	Chauffant	-VK +P
1	1	1	Foeniculum vulgare	Fenouil	Chauffant	=VPK
1	1	1	Coriandrum sativum	Coriandre	Chauffant	=VPK

Dosage :
Vata 4-8 g par jour
Pitta 6-9 g par jour
Kapha 6-9 g par jour

Anupana :
Vata – Ghī
Pitta – Ghī
Kapha – Décoction de gingembre

Description :
Formule standard à utiliser dans les cas de dépendance à toute substance, légale ou illégale.
V102 – Utiliser la formule Vata en cas de signes de Vata élevé ou pour Vata Prakriti
P102 – Utiliser la formule Pitta en cas de signes de Pitta élevé ou pour Pitta Prakriti
K102 – Utiliser la formule Kapha en cas de signes de Kapha élevé ou pour Kapha Prakriti

Cette formule peut être aussi utilisée quand le patient est dépendant à n'importe quel médicament et à besoin d'aide pour arrêter d'abuser de la substance. L'action principale porte sur Rakta et secondairement sur la dépendance mentale. Cette formule peut seulement être utilisée comme soutien pour une personne motivée. S'il existe des signes d'une grande faiblesse pulmonaire ou de congestion pulmonaire, utiliser la

formule n° 131 pour les fumeurs de tabac ou de cannabis. Pour toutes les autres formes de dépendance, celle-ci est utile.

Fondamentalement, en l'absence de pathologie ou symptomatologie claire, utiliser alors cette formule quand vous savez que le patient a un problème de dépendance, ou d'abus. Suivre la Vikriti de la personne pour connaître la formule adéquate ou la Prakriti lorsque sa Vikriti n'est pas évidente.

Cette formule a les effets suivants sur les Dosha :

Langhana (Laghu)	VPK - physique
Brimhana (Guru)	VPK - mental

En termes médicaux, une dépendance est un état dans lequel le corps compte sur une substance pour son fonctionnement normal et développe une dépendance physique, comme cela se produits dans la dépendance à la drogue. Quand la drogue ou la substance dont quelqu'un est dépendant est supprimée d'un coup, cela cause un manque, ensemble caractéristique de signes et symptômes. La dépendance est en général associée à une augmentation de la tolérance à la substance. En termes physiologiques, l'addiction n'est pas nécessairement associée avec l'abus d'un stupéfiant parce que cette forme de dépendance peut aussi provenir de l'utilisation d'une médication prescrite par un médecin.

103.
SIDA /VIH (séropositivité) plantes indiennes (Agni et Ojas bas)

V	P	K	Latin	Nom commun	Virya	Dosha
4	3	4	Withania somnifera	Withania	Chauffant	-VK +P
3	4	2	Asparagus racemosus	Shatavari	Rafraîchissant	-VP +K
3	4	3	Curcuma longa	Curcuma	Chauffant	-KPV
3	3	4	Inula helenium	Aunée	Chauffant	-KV +P
2	3	4	Tinispora cordifolia	Guduchi	Chauffant	=VPK
2	2	0	Glycyrrhiza glabra	Réglisse	Rafraîchissant	-VP +K
2	3	2	Centella asiatica	Mandukaparni	Rafraîchissant	=VPK
2	1	2	Terminalia chebula	Haritaki	Chauffant	=VPK
2	1	1	Emblica officinalis	Amalaki	Rafraîchissant	-PVK
1	1	2	Terminalia bellirica	Bibhitaki	Chauffant	-KPV
1	1	1	Cumimum cyminum	Cumin	Chauffant	=VPK
1	0	1	Foeniculum vulgare	Fenouil	Chauffant	=VPK

Dosage :
Vata 4-8 g par jour
Pitta 6-9 g par jour
Kapha 6-9 g par jour

Anupana :
Vata – Ghī
Pitta – Ghī
Kapha – Décoction de gingembre

Description :
Formule standard à utiliser quand une personne est diagnostiquée séropositive au VIH ou a le SIDA.
V103 – Utiliser la formule Vata en cas de signes de Vata élevé ou pour Vata Prakriti
P103 – Utiliser la formule Pitta en cas de signes de Pitta élevé ou pour Pitta Prakriti
K103 – Utiliser la formule Kapha en cas de signes de Kapha élevé ou pour Kapha Prakriti

Cette formule peut aussi être utilisée comme point de départ pour faire remonter l'immunité et augmenter l'absorption des substances nutritives dans les intestins. Cette formule construit Ojas et également Shukra. Il faut prendre en considération agni et āma, quand on donne cette formule qui est lourde à digérer. Il est préférable de commencer avec des doses faibles et de les augmenter progressivement sur une durée d'un mois. Cette formule peut être employée quand il existe une petite quantité d'āma sur la langue parce qu'elle comporte suffisamment de substances digestives pour éliminer āma. Habituellement, tous les Dosha sont impliqués dans cette pathologie, par conséquent, il est recommandé de suivre la Prakriti du patient. L'utilisation de cette formule pendant plusieurs années ne présente aucun danger, le temps minimum d'utilisation pour un traitement est de trois mois.

NOTE : s'il existe un haut niveau d'āma il est préférable de commencer par la formule n° 101 pour diminuer āma avant de commencer à utiliser cette formule. Le régime doit correspondre à la Prakriti du patient.

Cette formule a les effets suivants sur les Dosha :
Langhana (Laghu)
Brimhana (Guru) VPK

Le syndrome d'Immunodéficience Acquise (SIDA) ou virus d'immunodéficience humaine (VIH) est un ensemble de symptômes et d'infections dus à l'affaiblissement du système immunitaire causé par le virus du VIH. Cet état réduit progressivement l'efficacité du système immunitaire et met les individus à la portée des infections opportunistes et des tumeurs. Le VIH est transmis par contact direct entre les muqueuses ou le système sanguin et un fluide corporel contenant le VIH, tel que le sang, le sperme, le fluide vaginal, le fluide pré séminal, et le lait maternel. Bien que les traitements pour le SIDA et le VIH ralentissent la progression de la maladie, il n'existe encore ni vaccin ni remède. Le traitement antirétroviral fait baisser à la fois la mortalité et la morbidité de l'infection au VIH, mais ces médications sont chères, et l'accès courant à la médication antirétrovirale n'est pas disponible dans tous les pays. À cause de la difficulté à traiter l'infection au VIH, la prévention, un objectif crucial afin de contrôler l'épidémie de SIDA, est soutenue par des organisations de santé qui informent sur les rapports sexuels protégés et proposent des programmes d'échanges d'aiguilles pour ralentir la progression du virus.

104.
AMÉNORRHÉE (Ārtavavahasrota et Rasadhātu / Raktadhātu)

V	P	K	Latin	Nom commun	Virya	Dosha
3	0	3	Valeriana officinalis	Valériane	Chauffant	-VK +P
3	2	3	Angelica archangelica	Angélique	Chauffant	-VK +P
2	2	3	Cimicifuga racemosa	Cimicifuga	Rafraîchissant	-PK +V
2	3	2	Centella asiatica	Mandukaparni	Rafraîchissant	=VPK
2	2	2	Hypericum perforatum	Millepertuis	Rafraîchissant	-PK +V
2	2	2	Mentha pulegium	Pouliot	Chauffant	-VK +P
1	3	1	Curcuma longa	Curcuma	Chauffant	-KPV
1	2	2	Taraxacum officinale	Pissenlit	Rafraîchissant	-PK +V
1	0	1	Acorus calamus	Acore vrai	Chauffant	-VK +P
1	1	1	Cumimum cyminum	Cumin	Chauffant	=VPK
1	1	1	Foeniculum vulgare	Fenouil	Chauffant	=VPK
1	1	1	Coriandrum sativum	Coriandre	Chauffant	=VPK

Dosage :
Vata 4-8 g par jour
Pitta 6-9 g par jour
Kapha 6-9 g par jour

Anupana :
Vata – Décoction de gingembre
Pitta – Ghī ou gel d'Aloès
Kapha – Décoction de gingembre

Description :
Formule standard à utiliser dans les cas d'aménorrhée (absence de menstruation).
V104 – Utiliser la formule Vata en cas de signes de Vata élevé dans Ārtavavahasrota
P104 – Utiliser la formule Pitta en cas de signes de Pitta élevé dans Ārtavavahasrota
K104 – Utiliser la formule Kapha en cas de signes de Kapha élevé dans Ārtavavahasrota

Cette formule peut être employée en cas d'absence de menstruation. Si le problème est très chronique, il est alors nécessaire de donner des plantes fortifiantes pour renforcer le Rasadhātu avant d'utiliser cette formule, par exemple la formule n° 155. Ne pas oublier que les menstruations sont un Upadhatu de Rasa et que l'on doit d'abord diagnostiquer et traiter Rasa dans les troubles chroniques. Cette formule agit bien sur les troubles à court terme (six mois ou moins), ou sur une aménorrhée secondaire. Si après trois mois on ne constate pas d'amélioration, le diagnostic du problème est incorrect. Il est recommandé de travailler sur la fonction endocrine (formule n° 154) pour l'aménorrhée primaire. Cesser l'utilisation après quatre mois en cas d'absence de résultat.

Fondamentalement, en l'absence de pathologie ou symptomatologie claire chez, utiliser alors cette formule selon la Vikriti et modifier son alimentation selon sa Prakriti. Un régime pauvre en graisse ou sans graisse peut entraîner une aménorrhée pour deux raisons : 1) les graisses sont les précurseurs de la production hormonale, 2) les graisses sont nécessaires pour produire le Rasadhātu.

Cette formule a les effets suivants sur les Dosha :

Langhana (Laghu)	PK
Brimhana (Guru)	V

L'aménorrhée est l'absence de règles chez une femme en âge de concevoir. Les états physiologiques de l'aménorrhée sont constatés pendant la grossesse et la lactation (en cas d'allaitement), cette dernière étant une forme de contraception connue comme la méthode d'aménorrhée par la lactation. En dehors des années de fertilité, les menstruations sont absentes pendant l'enfance et après la ménopause. L'aménorrhée est un symptôme qui peut avoir de nombreuses causes potentielles. L'aménorrhée primaire (les cycles menstruels qui n'ont jamais commencé) peuvent provenir de problèmes lors du développement, tels que l'absence congénitale d'utérus, ou la difficulté des ovaires à recevoir ou à maintenir en vie les ovules. Également, un retard dans le développement pubertaire va créer une aménorrhée primaire. L'aménorrhée secondaire (cessation des cycles menstruels) est souvent due à des troubles hormonaux de l'hypothalamus et de la glande pituitaire, ou à une ménopause précoce, ou à la formation de cicatrices intra utérines.

105.
ANXIÉTÉ, Stress (Manovaha / Majjāvaha Srotas et Majjādhātu)

V	P	K	Latin	Nom commun	Virya	Dosha
2	3	2	Centella asiatica	Mandukaparni	Rafraîchissant	=VPK
3	2	2	Valeriana officinalis	Valériane	Chauffant	-VK +P
2	4	2	Scutellaria lateriflora	Scutellaire	Rafraîchissant	-PK +V
1	½	1	Acorus calamus	Acore vrai	Chauffant	-VK +P
1	1	1	Cumimum cyminum	Cumin	Chauffant	=VPK
1	1	1	Foeniculum vulgare	Fenouil	Chauffant	=VPK
1	1	1	Coriandrum sativum	Coriandre	Chauffant	=VPK

Dosage :
Vata 4-8 g par jour
Pitta 6-9 g par jour
Kapha 6-9 g par jour

Anupana :
Vata – Lait chaud
Pitta – Ghī
Kapha – Décoction de gingembre

Description :
Formule standard à utiliser dans les cas d'anxiété ou de haut niveau de stress.
V105 – Utiliser la formule Vata en cas de signes de Vata élevé dans le pouls ou en général
P105 – Utiliser la formule Pitta en cas de signes de Pitta élevé dans le pouls ou en général
K105 – Utiliser la formule Kapha en cas de signes de Kapha élevé dans le pouls ou en général

Cette formule peut être employée en cas de condition générale de stress. La formule agit principalement sur le mental, avec comme objectif secondaire, le système nerveux. Si le système nerveux est le problème principal à cause d'une faiblesse de Majjādhātu, ou à cause de la présence d'āma dans le Majjāvahasrota, utiliser alors la formule n° 134 à la place de cette formule. L'anxiété est le résultat des facteurs de stress, et c'est une réponse humaine normale. Quand l'anxiété devient chronique, il est nécessaire de la traiter, et ses causes doivent être évacuées. Cette formule doit être utilisée au minimum deux mois et au maximum douze mois.

Fondamentalement, en l'absence de pathologie ou symptomatologie claire, utiliser alors cette formule selon la Prakriti. Les thérapies d'hygiène de vie sont extrêmement importantes. Les thérapies ayurvédiques telles que le Pranayama, le yoga, l'exercice et la relaxation sont indiquées.

Cette formule a les effets suivants sur les Dosha :
Langhana (Laghu)
Brimhana (Guru) VPK

L'anxiété est un état psychologique et physiologique caractérisé par des composantes cognitives, somatiques, émotionnelle, et comportementales. Ces composantes s'associent pour créer un sentiment déplaisant qui est habituellement associé à l'appréhension, la peur ou l'inquiétude. L'anxiété est un état d'humeur généralisé se produisant sans stimulus identifiable. En tant que telle, l'anxiété se distingue de la peur qui se produit en présence d'une menace extérieure. De plus, la peur est liée aux comportements spécifiques de fuite et d'évitement, alors que l'anxiété est le résultat de menaces qui sont perçues comme incontrôlables ou inévitables. L'anxiété est une réaction normale au stress. Pour aider une personne à traverser une situation difficile, par exemple au travail ou à l'école, il peut être utile de l'inciter à faire face. Quand l'anxiété devient excessive, elle peut entrer dans la catégorie des désordres dus à l'anxiété.

106.
ARTHRITE (Sāma et Asthidhātu)

V	P	K	Latin	Nom commun	Virya	Dosha
3	3	3	Angelica archangelica	Angélique	Chauffant	-VK +P
3	0	2	Valeriana officinalis	Valériane	Chauffant	-VK +P
0	3	3	Arctium lappa	Bardane	Rafraîchissant	-PK +V
0	3	2	Centella asiatica	Mandukaparni	Rafraîchissant	=VPK
2	2	2	Commiphora myrrha	Myrrhe	Chauffant	-VK +P
2	2	2	Taraxacum officinale	Pissenlit	Rafraîchissant	-PK +V
1	0	1	Acorus calamus	Acore vrai	Chauffant	-VK +P
1	0	1	Elettaria cardamomum	Cardamome	Chauffant	-VK +P
0	1	1	Coriandrum sativum	Coriandre	Chauffant	=VPK
0	1	1	Cinnamomum zeylanicum	Cannelle	Chauffant	-VK +P
1	1	1	Cumimum cyminum	Cumin	Chauffant	=VPK
1	1	1	Foeniculum vulgare	Fenouil	Chauffant	=VPK

Dosage :
Vata 4-8 g par jour
Pitta 6-9 g par jour
Kapha 6-9 g par jour

Anupana :
Vata – Décoction de gingembre
Pitta – Ghī
Kapha – Décoction de gingembre

Description :
Formule standard à utiliser dans les cas d'arthrite, d'arthrose (ostéoarthrite), de goutte (arthrite métabolique) et d'arthrite infectieuse.
V106 – Utiliser la formule Vata en cas de signes de Sāma Vata sur la langue ou dans le pouls
P106 – Utiliser la formule Pitta en cas de signes de Sāma Pitta sur la langue ou dans le pouls
K106 – Utiliser la formule Kapha en cas de signes de Sāma Kapha sur la langue ou dans le pouls

Cette formule peut être utilisée pour tous les désordres des articulations, muscles tendons, ligaments dans lesquels āma est la cause principale. Choisir la formule selon l'indication de la Vikriti indiquée sur la langue et dans le pouls, parce qu'ils donnent une indication du Dosha à l'origine de cette pathologie. Cette formule vise le côlon

(Asthidharakala) qui nourrit Asthidhātu. Elle réduit āma et l'inflammation d'Asthidhātu. Elle agit lentement, c'est pourquoi elle doit se prendre de six à douze mois minimum avant de percevoir un changement majeur de la pathologie. L'amélioration symptomatique peut se manifester après quelques semaines d'utilisation.

Fondamentalement, en l'absence de pathologie ou symptomatologie claire, utiliser alors cette formule pour toutes les sortes d'arthrite selon la Vikriti. Le problème principal de la formation d'āma doit être corrigé par le régime alimentaire.

Cette formule a les effets suivants sur les Dosha :
Langhana (Laghu) VPK
Brimhana (Guru)

L'arthrite (du grec arthro- : articulation, -tis : inflammation) est un groupe de troubles dans lesquels entre l'usure des articulations. L'arthrite est la cause principale d'incapacité physique chez les personnes de plus de cinquante-cinq ans. Il existe différentes formes d'arthrite, chacune ayant une cause différente. La forme la plus fréquente d'arthrite, l'arthrose ou ostéoarthrite (maladie dégénérative des articulations) est le résultat de traumatismes articulaires, d'infections articulaires, ou du vieillissement. De plus en plus de preuves suggèrent qu'une anatomie anormale pourrait contribuer à un développement précoce de l'arthrose. D'autres formes d'arthrite sont les arthrites rhumatoïdes, et l'arthropathie mutilante ; maladies auto-immunes dans lesquelles le corps attaque lui-même les articulations. L'arthrite infectieuse ou septique est due à l'infection des articulations. La goutte (arthrite métabolique) est due à un dépôt de cristaux d'acide urique dans les articulations entraînant une inflammation.

107.
ASTHME (Pranavahasrota et Rasadhātu)

V	P	K	Latin	Nom commun	Virya	Dosha
3	2	4	Inula helenium	Aunée	Chauffant	-KV +P
3	3	1	Glycyrrhiza glabra	Réglisse	Rafraîchissant	-VP +K
2	3	3	Curcuma longa	Curcuma	Chauffant	-KPV
2	2	2	Berberis vulgaris	Berbéris	Chauffant	-KP +V
2	2	2	Cinnamomum zeylanicum	Cannelle	Chauffant	-VK +P
2	2	2	Urtica dioica	Orties piquantes	Rafraîchissant	-PK +V
1	2	2	Taraxacum officinale	Pissenlit	Rafraîchissant	-PK +V
1	1	1	Elettaria cardamomum	Cardamome	Chauffant	-VK +P
1	1	1	Cumimum cyminum	Cumin	Chauffant	=VPK
1	1	2	Zingiber officinale	Gingembre	Chauffant	-KV +P

Dosage :
Vata 4-8 g par jour
Pitta 6-9 g par jour
Kapha 6-9 g par jour

Anupana :
Vata – Lait chaud et miel
Pitta – Lait chaud
Kapha – Décoction de gingembre + miel

Description :
Formule standard à utiliser pour tous les types d'asthme.
V107 – Utiliser la formule Vata en cas de signes de Vata élevé dans le Rasadhātu ou dans le pouls
P107 – Utiliser la formule Pitta en cas de signes de Pitta élevé dans le Rasadhātu ou dans le pouls
K107 – Utiliser la formule Kapha en cas de signes de Kapha élevé dans le Rasadhātu ou dans le pouls

Cette formule peut être utilisée en cas d'āma dans le Rasadhātu, le Pranavahasrota ou les poumons. Cette formule vise āma dans ces régions du corps et tonifie les poumons. Elle est inefficace quand la seule cause de l'asthme est psychosomatique. Si la cause est psychosomatique et qu'il n'y a pas de condition āma dans les poumons, utiliser alors la formule n° 115. Cette formule est sans danger pour une utilisation d'un à deux ans.

Fondamentalement, en l'absence de pathologie ou symptomatologie claire utiliser cette formule selon la Vikriti. Comme de nombreuses formes d'asthme sont psychosomatiques (certains considèrent qu'il l'est à 100%), il est possible de devoir changer cette formule après l'élimination des toxines du Rasa et de la région pulmonaire. Dans ce cas, changer pour une formule agissant davantage sur le mental, (formule n° 115), pour contrôler l'aspect psychosomatique. Si la personne a utilisé de la cortisone en spray ou en crème, utiliser cette formule avant toute autre.

Cette formule a les effets suivants sur les Dosha :
Langhana (Laghu) VPK
Brimhana (Guru)

L'asthme est une maladie chronique très courante qui touche le système respiratoire et dans laquelle les voies respiratoires se rétrécissent, s'enflamment, et sont couvertes de quantités excessives de mucus, souvent en réponse à un ou plusieurs facteurs déclencheurs. Ces épisodes peuvent être déclenchés par des évènements tels que l'exposition à un environnement stimulant, comme un allergène, la fumée de tabac, l'air froid ou chaud, le parfum, la litière d'animaux de compagnie, l'air humide, l'exercice physique ou l'effort, ou le stress émotionnel. Chez les enfants, la cause principale concerne les maladies virales, telles que celles entraînant le rhume commun. Ces rétrécissements des voies respiratoires causent des symptômes tels que la respiration sifflante, la respiration courte, le serrement de poitrine, et la toux. La constriction ou rétrécissement des voies respiratoires réagit aux bronchodilatateurs. Entre les crises, la plupart des personnes se sentent bien, mais peuvent avoir de légers symptômes et elles peuvent rester sans souffle après l'exercice pendant plus longtemps que les personnes ne souffrant pas d'asthme. Les symptômes de l'asthme, qui peuvent aller de légers à extrêmement graves, peuvent habituellement être contrôlés par une association de médicaments et de changements environnementaux. L'attention du public a récemment été concentrée sur l'asthme en raison de l'augmentation de sa fréquence, puisqu'il touche jusqu'à un quart des enfants urbains.

108.
ATHÉROSCLÉROSE (Raktadhātu et Raktavahasrota)

V	P	K	Latin	Nom commun	Virya	Dosha
3	1	3	Commiphora mukul	Guggulu	Chauffant	-KV +P
3	3	3	Emblica officinalis	Amalaki	Rafraîchissant	=VPK
2	3	2	Terminalia arjuna	Arjuna	Rafraîchissant	-PK +V
3	2	2	Crataegus laevigata	Aubépine	Chauffant	-V =K +P
2	3	3	Curcuma longa	Curcuma	Chauffant	-KPV
2	2	2	Berberis vulgaris	Berbéris	Chauffant	-KP +V
1	2	2	Taraxacum officinale	Pissenlit	Rafraîchissant	-PK +V
1	2	1	Cinnamomum zeylanicum	Cannelle	Chauffant	-VK +P
1	1	1	Zingiber officinale	Gingembre	Chauffant	-KV +P
1	0	1	Capsicum frutescens	Cayenne	Chauffant	-KV +P

Dosage :
Vata 4-8 g par jour
Pitta 6-9 g par jour
Kapha 6-9 g par jour

Anupana :
Vata – Décoction de gingembre
Pitta – Décoction de gingembre
Kapha – Décoction de gingembre

Description :
Formule standard à utiliser dans des cas d'athérosclérose (durcissement des artères dû à la plaque athéromateuse) ou pour toute forme d'artériosclérose (tout durcissement ou perte d'élasticité des petites artères).
V108 – Utiliser la formule Vata en cas de signes de Sāma Vata sur la langue ou dans le pouls
P108 – Utiliser la formule Pitta en cas de signes de Sāma Pitta sur la langue ou dans le pouls
K108 – Utiliser la formule Kapha en cas de signes de Sāma Kapha sur la langue ou dans le pouls

Cette formule peut être utilisée pour toutes formes d'athérosclérose qui est essentiellement un trouble de type Sāma sauf si l'athérosclérose est un effet secondaire d'un autre désordre. Cette formule vise le Raktadhātu et le Raktavahasrota pour à la fois en éliminer les toxines et les fortifier avec des plantes tonifiantes. Commencer cette formule avec des doses plus faibles, parce qu'elle contient plusieurs plantes stimulantes chauffantes, observer la réponse du patient avant d'augmenter les doses. Cette formule doit être utilisée au minimum trois mois et au maximum douze mois.

Fondamentalement, en l'absence de pathologie ou symptomatologie claire utiliser cette formule selon la Prakriti et faire passer à une alimentation végétarienne et à un régime anti-āma.

Cette formule a les effets suivants sur les Dosha :
Langhana (Laghu) VPK
Brimhana (Guru) VPK

L'athérosclérose est un syndrome qui affecte les vaisseaux sanguins artériels. C'est une réponse inflammatoire chronique des parois internes des artères, due en grande partie à l'accumulation de globules blancs macrophages et favorisée par des lipoprotéines (des protéines du plasma qui transportent le cholestérol et les triglycérides) de faible densité (spécialement les petites particules) qui n'évacuent pas correctement les graisses et le cholestérol des macrophages à l'aide des lipoprotéines fonctionnelles de haute densité (HDL), (cf. Apo A-1, Milan). On l'appelle couramment le durcissement ou épaississement des artères. Ce phénomène provient de la formation de plaques multiples dans les artères. La plaque athéromateuse est composée de trois composants distincts. Les termes suivants sont similaires bien que distincts, tant par leur orthographe que par leur signification, et peuvent facilement être confondus : artériosclérose, artériolosclérose, et athérosclérose. L'artériosclérose est un terme général décrivant tout durcissement (et perte d'élasticité) des artères moyennes ou grosses (du grec artério, qui signifie artère, et sclérosis, qui signifie durcissement); l'artériolosclérose correspond à tout durcissement (ou perte d'élasticité) des artérioles (petites artères); l'athérosclérose est un durcissement de toute artère spécifiquement dû à la plaque athéromateuse. Par conséquent, l'athérosclérose est une forme d'artériosclérose.

109.
OS, faiblesse (Purisadharakāla et Ashtidhātu)

V	P	K	Latin	Nom commun	Virya	Dosha
4	4	4	Commiphora myrrha	Myrrhe	Chauffant	-KV +P
3	0	3	Berberis vulgaris	Berbéris	Chauffant	-PK +V
3	3	3	Curcuma longa	Curcuma	Chauffant	-KPV
3	0	2	Angelica archangelica	Angélique	Chauffant	-VK +P
0	4	2	Gentiana lutea	Gentiane	Rafraîchissant	-PK +V
2	2	2	Arctostaphylos uva ursi	Busserole	Rafraîchissant	-PK +V
2	0	2	Artemisia vulgaris	Armoise	Chauffant	-VK +P
1	1	1	Zingiber officinale	Gingembre	Chauffant	-KV +P
1	1	1	Foeniculum vulgare	Fenouil	Chauffant	=VPK
1	1	1	Cumimum cyminum	Cumin	Chauffant	=VPK
0	2	0	Cimicifuga racemosa	Cimicifuga	Rafraîchissant	-PK +V

Dosage :
Vata 4-8 g par jour
Pitta 6-9 g par jour
Kapha 6-9 g par jour

Anupana :
Vata – Lait chaud
Pitta – Ghī
Kapha – Décoction de gingembre

Description :
Formule standard à utiliser dans les cas de faiblesse osseuse due à un trouble de type Sāma.
V109 – Utiliser la formule Vata en cas de signes de Sāma Vata sur la langue ou dans le pouls
P109 – Utiliser la formule Pitta en cas de signes de Sāma Pitta sur la langue ou dans le pouls
K109 – Utiliser la formule Kapha en cas de signes de Sāma Kapha sur la langue ou dans le pouls

Cette formule peut être utilisée en cas de divers problèmes d'Asthidhātu causés par une accumulation d'āma dans le côlon (Asthidharakāla). Cette formule permet l'évacuation d'āma et ensuite l'augmentation de l'absorption des substances nutritives dans le côlon. Elle a des effets directs sur Asthidhātu, mais c'est secondaire. En cas d'ostéoporose ou de faiblesse osseuse qui ne sont pas dus à un trouble de type Sāma, utiliser la formule n° 140. Cette formule doit être utilisée au minimum quatre mois et au maximum douze mois.

Fondamentalement, en l'absence de pathologie ou symptomatologie claire utiliser cette formule selon la Vikriti et modifier l'alimentation en un régime anti-āma selon la Prakriti.

Cette formule a les effets suivants sur les Dosha :
Langhana (Laghu) VPK
Brimhana (Guru)

Les os supportent les structures corporelles, protègent les organes internes, et (en conjonction avec les muscles) facilitent le mouvement ; ils sont également impliqués dans la formation des cellules sanguïnes, le métabolisme du calcium, et le stockage de minéraux. Ils peuvent jouer un rôle de détoxification, par exemple en fixant le plomb.

Os désigne aussi bien un tissu conjonctif solidifié que l'une de ces structures individuelles, ou les organes, dans lesquels ils sont formés, et que l'on trouve chez de nombreux animaux. Un homme adulte où l'on compte 206 os.

110.
BRONCHITE (Pranavahasrota et Rasadhātu)

V	P	K	Latin	Nom commun	Virya	Dosha
3	2	4	Inula helenium	Aunée	Chauffant	-KV +P
2	1	2	Myrica cerifera	Arbre à suif	Chauffant	-VK +P
3	3	1	Glycyrrhiza glabra	Réglisse	Rafraîchissant	-VP +K
1	1	1	Elettaria cardamomum	Cardamome	Chauffant	-VK +P
2	1	2	Cinnamomum zeylanicum	Cannelle	Chauffant	-VK +P
1	1	1	Foeniculum vulgare	Fenouil	Chauffant	=VPK
1	1	1	Zingiber officinale	Gingembre	Chauffant	-KV +P
1	0	1	Piper longum	Pippali	Chauffant	-VK +P

Dosage :
Vata 4-8 g par jour
Pitta 6-9 g par jour
Kapha 6-9 g par jour

Anupana :
Vata – Lait chaud
Pitta – Lait chaud
Kapha – Décoction de gingembre

Description :
Formule standard à utiliser dans les cas de congestion des bronches.
V110 – Utiliser la formule Vata en cas de signes de Vata élevé dans les poumons
P110 – Utiliser la formule Pitta en cas de signes de Pitta élevé dans les poumons
K110 – Utiliser la formule Kapha en cas de signes de Kapha élevé dans les poumons

Cette formule peut être employée pour tous les cas de problèmes de congestion des poumons qui peuvent aussi présenter un degré d'infection faible ou fort. En cas de toux sèche utiliser la formule Vata, si le mucus est verdâtre ou jaunâtre, utiliser la formule Pitta, si le mucus est blanc, utiliser la formule Kapha. Cette formule est surtout expectorante et anti-inflammatoire. Elle dégage les poumons, fait cesser l'infection et l'inflammation, et elle est utile à la fois pour les bronchites aiguës et pour les bronchites chroniques. Elle doit être utilisée au minimum trois mois et au maximum douze mois.

Fondamentalement, en l'absence de pathologie ou symptomatologie claire utiliser cette formule selon la couleur du phlegme ou mucus expectoré par le patient (Vikriti). Utiliser une alimentation anti-āma et recommander du repos selon la Prakriti.

Cette formule a les effets suivants sur les Dosha :
Langhana (Laghu) VPK
Brimhana (Guru)

La bronchite est une inflammation des voies respiratoires des poumons. Elle se produit quand la trachée, les bronches et bronchioles des poumons sont enflammées à cause d'une infection ou d'une autre raison.

La bronchite aiguë est due à une infection secondaire des bronches par un virus ou une bactérie durant de plusieurs jours à une semaine. Elle est généralement précédée par un rhume commun (coryza), ou une grippe. Certaines complications de la bronchite causent la rougeole et la coqueluche chez les enfants, à cause de l'affaiblissement par le virus des mécanismes de défenses normaux du corps.

La **bronchite chronique** est due à une irritation prolongée de l'épithélium bronchial, consiste en une toux persistante, productive qui dure au moins trois mois deux années consécutives. La bronchite chronique est officiellement définie comme une toux avec expectoration pendant trois mois ou plus pendant deux années consécutives chez un individu.

Dans la bronchite, les membranes internes recouvrant les voies respiratoires les plus importantes (les bronches) sont enflammées (fibrose) et une quantité excessive de mucus est produite. La personne souffrant de bronchite développe une mauvaise toux pour se débarrasser des mucosités à cause de la réduction du nombre et de l'efficacité des cellules ciliées. Ce phénomène augmente le risque d'une infection virale chez la personne atteinte, entraînant parfois une pneumonie. L'air entrant et sortant des poumons est partiellement entravé par l'enflement et par la production supplémentaire de mucus dans les bronches.

111.
CANDIDA (Annavahasrota et Purisavahasrota / trouble Sāma)

V	P	K	Latin	Nom commun	Virya	Dosha
3	3	3	Curcuma longa	Curcuma	Chauffant	-KPV
2	2	3	Berberis vulgaris	Berbéris	Chauffant	-PK +V
2	3	0	Asparagus racemosus	Shatavari	Rafraîchissant	-VP +K
2	3	2	Cyperus rotundus	Musta	Rafraîchissant	-PK =V
3	1	2	Artemisia vulgaris	Armoise	Chauffant	-VK +P
2	2	3	Tabebuia impetiginosa	Lapacho	Rafraîchissant	-PK +V
2	2	2	Taraxacum officinale	Pissenlit	Rafraîchissant	-PK +V
1	1	1	Cumimum cyminum	Cumin	Chauffant	=VPK
1	1	1	Foeniculum vulgare	Fenouil	Chauffant	=VPK
1	1	1	Trigonella foenum-graecum	Fenugrec	Chauffant	-VK +P

Dosage :
Vata 4-6 g par jour
Pitta 4-8 g par jour
Kapha 6-9 g par jour

Anupana :
Vata – Décoction de gingembre
Pitta – Aloès
Kapha – Décoction de gingembre

Description :
Formule standard à utiliser en cas de signes de candidose ou autres déséquilibres de la flore intestinale.
V111 – Utiliser la formule Vata en cas de signes de Vata élevé dans le système digestif
P111 – Utiliser la formule Pitta en cas de signes de Pitta élevé dans le système digestif
K111 – Utiliser la formule Kapha en cas de signes de Kapha élevé dans le système digestif

Cette formule peut être utilisée pour tous les types de déséquilibres digestifs qui impliquent la flore digestive. Dans la plupart des cas, c'est un trouble de type Sāma provenant d'une accumulation à long terme d'āma, qui déséquilibre les bactéries, virus et fungus résidant dans les intestins. Cette condition d'āma peut être causée par n'importe quel Dosha. Cette formule rééquilibre la flore et abaisse le niveau d'āma dans le système digestif. Cette formule peut être utilisée sans danger de trois à six mois.

Fondamentalement, en l'absence de pathologie ou symptomatologie claire utiliser cette formule selon la Vikriti. Après plusieurs mois de traitement, la formule peut être changée pour correspondre à la Prakriti du patient. Le régime alimentaire doit être remplacé par un régime anti-āma adapté à la Prakriti de la personne. Le café, les boissons gazeuses, l'alcool et le sucre doivent être éliminés de l'alimentation, ainsi que la viande rouge. Un régime végétarien est idéal, si possible. L'hygiène de vie doit être conforme à la Vikriti de la personne, surtout dans les cas de Vata Vikriti et de Kapha Vikriti.

Cette formule a les effets suivants sur les Dosha :

Langhana (Laghu)	VPK
Brimhana (Guru)	

Le **Candida** est un genre de levures. De nombreuses espèces de ce genre vivent en endosymbiose avec des hôtes animaux y compris humains. Bien que vivant d'habitude en commensalisme, certains candida ont le potentiel de créer des maladies. Du point de vue clinique, le genre le plus significatif est *Candida albicans*, pouvant entraîner des infections (candidose, mycose, ou muguet) chez l'être humain et chez d'autres espèces animales, surtout chez les personnes dont les défenses immunitaires sont affaiblies. De nombreuses espèces de candida font partie de la flore intestinale animale, y compris C. albicans chez les mammifères hôtes, alors que d'autres vivent en endosymbiose avec des insectes hôtes. Durant la dernière décennie, on a observé une grande quantité d'infections opportunistes causées par différentes espèces de candida, surtout en raison de l'augmentation dans le monde du nombre de personnes immunodéficientes qui sont fortement prédisposées à souffrir de ces infections opportunistes. En attendant, la séquence du génome de plusieurs espèces de candida a été analysée, permettant une recherche détaillée de certains aspects de leur biologie, à l'aide d'approches post-génomiques.

112.
CONSTIPATION (Purisavahasrota)

V	P	K	Latin	Nom commun	Virya	Dosha
0	2	0	Rheum officinalis	Rhubarbe	Rafraîchissant	-PK +V
1	0	3	Cassia alexandrina	Séné	Chauffant	-KV +P
2	3	3	Cyperus rotundus	Musta	Rafraîchissant	-PK =V
0	3	2	Rumex crispus	Patience	Rafraîchissant	-PK +V
2	3	3	Curcuma longa	Curcuma	Chauffant	-KPV
2	2	2	Berberis vulgaris	Berbéris	Chauffant	-KP +V
2	2	2	Taraxacum officinale	Pissenlit	Rafraîchissant	-PK +V
1	1	1	Ferula assa-foetida	Férule persique	Chauffant	-KV +P
1	1	1	Cumimum cyminum	Cumin	Chauffant	=VPK
1	1	1	Foeniculum vulgare	Fenouil	Chauffant	=VPK
1	1	1	Elettaria cardamomum	Cardamome	Chauffant	-VK +P

Dosage :
Vata 4-6 g par jour
Pitta 4-8 g par jour
Kapha 4-9 g par jour

Anupana :
Vata – Décoction de gingembre
Pitta – Gel d'Aloès
Kapha – Décoction de gingembre

Description :
Formule standard à utiliser dans les cas de constipation.
V112 – Utiliser la formule Vata en cas de signes de Vata élevé sur la langue ou dans le pouls
P112 – Utiliser la formule Pitta en cas de signes de Pitta élevé sur la langue ou dans le pouls
K112 – Utiliser la formule Kapha en cas de signes de Kapha élevé sur la langue ou dans le pouls

Cette formule peut être utilisée en cas de constipation. Utiliser de l'huile de ricin pour les constipations de type Vata sur les personnes de type Vata Vikriti et utiliser seulement la formule V112 pour les personnes de type Pitta Prakriti, Kapha Prakriti qui souffrent de pathologie de type Vata Vikriti ou Vataja. La constipation de type Pitta est observable sur la langue qui porte des signes de Sāma Pitta et la constipation Kapha se remarque sur la langue qui porte des signes de Sāma Kapha. Toute sècheresse associée à la constipation doit être traitée soit comme Vata Vikriti, soit comme Vataja. Cette formule est équilibrée mais son utilisation se limite à trois mois. Il est important de rééquilibrer agni et de trouver la cause de ce désordre afin de changer cet état de faits. Utiliser la formule n°156 avec une décoction de gingembre pour soutenir l'action de cette formule.

Fondamentalement, en l'absence de pathologie ou symptomatologie claire utiliser cette formule selon la Prakriti. Un régime alimentaire anti-āma doit être mis en place, en supprimant la viande rouge. Un régime végétarien est idéal, si possible.

Cette formule a les effets suivants sur les Dosha :

Langhana (Laghu)	VPK
Brimhana (Guru)	

La constipation est une difficulté à déféquer. Les selles sont alors généralement dures et de petit volume. Plusieurs définitions médicales coexistent, la plus courante est : « moins de 3 selles par semaine et/ou difficultés à exonérer. »

Il faut d'abord déterminer s'il s'agit d'une véritable constipation ou d'un simple ralentissement du transit intestinal. On peut éventuellement s'aider d'une échelle visuelle, la *Bristol Stool Scale.*

Le principal problème face à une constipation est de différencier constipation bénigne (fonctionnelle) et constipation liée à une maladie organique grave (en particulier le cancer colique). Si une cause grave est suspectée, certains examens doivent être prescrits : coloscopie, abdomen sans préparation, lavement baryté, recherche de sang dans les selles, hémogramme, etc. Ces examens n'ont aucune utilité s'il n'y a pas de signe d'appel et ne doivent pas être faits systématiquement.

En cas de suspicion d'anomalie du tonus du sphincter anal, on pourra effectuer une manométrie anorectale (examen de la pression du sphincter anal au repos et à la défécation).

113.
CYSTITE (Mūtravahasrota)

V	P	K	Latin	Nom commun	Virya	Dosha
3	4	3	Arctostaphylos uva ursi	Busserole	Rafraîchissant	-PK +V
2	2	1	Agropyron repens	Chiendent	Rafraîchissant	-PV +K
1	3	3	Agrimonia eupatoria	Aigremoine	Rafraîchissant	-PK +V
1	2	2	Equisetum arvense	Prèle des Champs	Rafraîchissant	-PK +V
1	3	3	Gentiana lutea	Gentiane	Rafraîchissant	-PK +V
2	2	2	Taraxacum officinale	Pissenlit	Rafraîchissant	-PK +V
2	2	2	Urtica dioica	Orties piquantes	Rafraîchissant	-PK +V
1	1	1	Thymus vulgaris	Thym	Chauffant	-VK +P
1	1	1	Foeniculum vulgare	Fenouil	Chauffant	=VPK
1	1	1	Coriandrum sativum	Coriandre	Chauffant	=VPK
1	1	1	Trigonella foenum-graecum	Fenugrec	Chauffant	-VK +P

Dosage :
Vata 4-6 g par jour
Pitta 6-8 g par jour
Kapha 6-9 g par jour

Anupana :
Vata – Gel d'Aloès + eau chaude
Pitta – Gel d'Aloès + eau fraîche
Kapha – Gel d'Aloès + eau chaude

Description :
Formule standard à utiliser dans les cas d'infection urinaire.
V113 – Utiliser la formule Vata en cas de signes de Vata élevé dans le système urinaire
P113 – Utiliser la formule Pitta en cas de signes de Pitta élevé dans le système urinaire
K113 – Utiliser la formule Kapha en cas de signes de Kapha élevé dans le système urinaire

Cette formule peut être utilisée comme anti-inflammatoire pour le système urinaire dans son ensemble, y compris l'urètre, la vessie et les reins. Très souvent les cystites sont dues à un déséquilibre dans le côlon ou à une quantité excessive d'āma dans le côlon. L'un ou l'autre cas entraîne un déséquilibre de la flore qui affectera la vessie par sa proximité. D'autres causes sont l'hygiène, l'excès de rapports sexuels, le fait de ne pas boire assez de liquides ou de boire trop d'alcool. Pour les femmes, la flore vaginale doit être surveillée également. C'est un problème Pitta classique qui tourmente les personnes de type Pitta Prakriti. Pour les cystites chroniques, utiliser la formule n°150 pour les types Pitta Prakriti après avoir employé cette formule pendant un mois pour faire cesser la crise aiguë. Pour les personnes de type Vata Prakriti ou Kapha Prakriti souffrant de cystite chronique employer la formule n° 129 après avoir utilisé cette formule pendant un mois pour faire cesser la crise aiguë.

Fondamentalement, en l'absence de pathologie ou symptomatologie claire utiliser cette formule selon la Vikriti. Un régime réduisant Pitta est très important pour le traitement de toute infection urinaire. À NOTER : l'utilisation de cette formule doit être limitée à un mois dans la plupart des cas, et le traitement doit durer deux semaines au minimum. En cas de cystite AIGUË utiliser cette formule et une teinture d'*Hydrastis canadensis* (hydrastis) à raison de 25 gouttes 4x/jour pendant dix jours.

Cette formule a les effets suivants sur les Dosha :
Langhana (Laghu) VPK
Brimhana (Guru)

La cystite est une inflammation de la vessie. Cette condition touche plus souvent les femmes, mais peut toucher les personnes des deux sexes et tous les groupes d'âge.

Les symptômes sont différents selon la cause de la cystite, le patient (ou la patiente) peut se plaindre de :

- brûlures mictionnelles (douleurs plus ou moins intenses au moment, à la fin ou après le passage de l'urine).
- pollakiurie (émission excessivement fréquente d'urine en faible quantité).
- impériosité urinaire (besoin d'aller uriner dans l'immédiat, et ce, même s'il n'y a pas d'urine).
- tiraillement voire douleurs hypogastriques et du bassin.
- hématurie (présence de sang dans l'urine).
- pyurie (présence de pus dans l'urine).

114.
KYSTE (Rasavahasrota et Stanyavahasrota)

V	P	K	Latin	Nom commun	Virya	Dosha
3	1	3	Commiphora mukul	Guggulu	Chauffant	-KV +P
2	4	4	Taraxacum officinale	Pissenlit	Rafraîchissant	-PK +V
3	2	3	Vitex agnus-castus	Agnus castus	Chauffant	-VK +P
3	3	3	Curcuma longa	Curcuma	Chauffant	-KPV
2	2	2	Berberis vulgaris	Berbéris	Chauffant	-KP +V
1	3	2	Arctium lappa	Bardane	Rafraîchissant	-PK +V
1	1	1	Foeniculum vulgare	Fenouil	Chauffant	=VPK
1	1	1	Coriandrum sativum	Coriandre	Chauffant	=VPK
1	1	1	Trigonella foenum-graecum	Fenugrec	Chauffant	-VK +P
1	1	2	Zingiber officinale	Gingembre	Chauffant	-KV +P
1	0	1	Capsicum frutescens	Cayenne	Chauffant	-KV +P

Dosage :
Vata 4-6 g par jour
Pitta 4-8 g par jour
Kapha 6-9 g par jour

Anupana :
Vata – Décoction de gingembre
Pitta – Gel d'Aloès
Kapha – Décoction de gingembre

Description :
Formule standard à utiliser dans les cas de kystes, tumeurs, ou autres grosseurs dans le corps.
V114 – Utiliser la formule Vata en cas de signes de Vata élevé en général ou dans le pouls
P114 – Utiliser la formule Pitta en cas de signes de Pitta élevé en général ou dans le pouls
K114 – Utiliser la formule Kapha en cas de signes de Kapha élevé en général ou dans le pouls

Cette formule peut être employée pour toutes les grosseurs qui dépendent des hormones. Le but de cette formule est d'arrêter le déséquilibre endocrine à l'origine du kyste ou de la tumeur. Une fois cela effectué, la formule réduit la taille de la grosseur jusqu'à ce que le kyste ou la tumeur soit réduite et évacuée par les canaux d'évacuation normaux du corps. Cette formule agit efficacement du Rasadhātu jusqu'au Mamsadhātu. Les kystes et les tumeurs dans d'autres niveaux de tissus deviennent très graves et ne sont pas faciles à traiter, mais cette formule peut être utilisée en l'absence de meilleure alternative. Utiliser cette formule de six à dix-huit mois pour en obtenir les meilleurs effets. Si le kyste est à sa phase initiale, alors un traitement d'une durée de quatre à six mois peut guérir le problème. Prévoir une année entière de traitement avec le patient, ainsi, s'il dure moins, cela aura un effet psychologique favorable sur lui.

Fondamentalement, en l'absence de pathologie ou symptomatologie claire utiliser cette formule selon la Vikriti. Un régime réduisant Kapha est très important dans le traitement des kystes. Des thérapies d'hygiène de vie sont extrêmement importantes. Les thérapies ayurvédiques telles que le Pranayama, le yoga, l'exercice et la relaxation sont indiquées.

Cette formule a les effets suivants sur les Dosha :

Langhana (Laghu)	VPK
Brimhana (Guru)	

Un kyste est un sac fermé ayant une membrane distincte et est séparé du tissu voisin. Il peut contenir de l'air, des fluides ou des matières semi-solides. Un amas de pus est un abcès, pas un kyste. Une fois formé, le kyste peut soit s'évacuer seul, soit une intervention chirurgicale est nécessaire pour l'enlever.

115.
DÉPRESSION / antidépresseur (Manovahasrota et Shukradhātu)

V	P	K	Latin	Nom commun	Virya	Dosha
3	4	3	Centella asiatica	Mandukaparni	Rafraîchissant	=VPK
2	2	2	Hypericum perforatum	Millepertuis	Rafraîchissant	-PK +V
1	2	2	Passiflora incarnata	Passiflore	Rafraîchissant	-PK +V
2	3	2	Scutellaria lateriflora	Scutellaire	Rafraîchissant	-PK +V
3	0	2	Valeriana officinalis	Valériane	Chauffant	-VK +P
1	½	1	Acorus calamus	Acore vrai	Chauffant	-VK +P
1	1	1	Trigonella foenum-graecum	Fenugrec	Chauffant	-VK +P
1	1	1	Zingiber officinale	Gingembre	Chauffant	-KV +P

Dosage :
Vata 4-8 g par jour
Pitta 6-9 g par jour
Kapha 6-9 g par jour

Anupana :
Vata – Décoction de gingembre
Pitta – Ghī
Kapha – Décoction de gingembre

Description :
Formule standard à utiliser dans les cas de signes de dépression.
V115 – Utiliser la formule Vata en cas de signes de Vata élevé en général
P115 – Utiliser la formule Pitta en cas de signes de Pitta élevé en général
K115 – Utiliser la formule Kapha en cas de signes de Kapha élevé en général

Cette formule peut être utilisée pour toutes les formes de dépression sauf la dépression clinique qui peut nécessiter des traitements spécifiques et une aide psychologique. Cette formule stimule légèrement l'élimination des blocages dans le Manovahasrota. Elle agit aussi sur le mental et les nerfs, grâce à son action sédative et nervine. Cette formule agit au mieux accompagnée de thérapies par les mantras, de Pranayama et autres méthodes qui réduisent la stagnation mentale. En même temps que cette formule, utiliser la teinture de *Ginkgo biloba* à raison de 20 gouttes 3x/jour pendant le traitement. Cette formule peut être utilisée pendant trois mois au minimum et 12 mois au maximum.

Fondamentalement, en l'absence de pathologie ou symptomatologie claire utiliser cette formule selon la Vikriti. Le Pranayama est recommandé pour obtenir de bons résultats.

Cette formule a les effets suivants sur les Dosha :
Langhana (Laghu)
Brimhana (Guru) VPK

La dépression (également appelée dépression caractérisée, dépression clinique ou dépression majeure) est un trouble mental caractérisé par des épisodes de baisse d'humeur (tristesse) accompagnée d'une faible estime de soi et d'une perte de plaisir ou d'intérêt dans des activités habituellement ressenties comme agréables par l'individu.

- État dépressif majeur (aussi connu sous le nom de dépression clinique, ou dépression majeure).
- Épisode dépressif majeur.
- Dépression atypique, sous-catégorie cyclique de la dépression majeure caractérisée par une impression de normalité concernant le sommeil, l'alimentation, et la perception du plaisir, mais avec une sensation de léthargie.
- Dépression mélancolique, sous-catégorie de la dépression majeure caractérisée par l'incapacité de ressentir du plaisir, associée à l'agitation, l'insomnie, et à un faible appétit.
- Dépression psychotique, sous-catégorie de la dépression majeure associée à des perceptions psychotiques ou délirantes.
- Désordres dépressifs non spécifiés ci-dessus.

116.
DÉSINTOXICATION / antidépresseurs, cannabis, etc. (Manovahasrota)

V	P	K	Latin	Nom commun	Virya	Dosha
3	2	3	Valeriana officinalis	Valériane	Chauffant	-VK +P
3	4	3	Centella asiatica	Mandukaparni	Rafraîchissant	=VPK
3	3	3	Scutellaria lateriflora	Scutellaire	Rafraîchissant	-PK +V
2	3	2	Curcuma longa	Curcuma	Chauffant	-KPV
2	2	2	Berberis vulgaris	Berbéris	Chauffant	-PK +V
2	2	2	Taraxacum officinale	Pissenlit	Rafraîchissant	-PK +V
1	0	1	Acorus calamus	Acore vrai	Chauffant	-VK +P
1	1	1	Zingiber officinale	Gingembre	Chauffant	-KV +P
1	1	1	Elettaria cardamomum	Cardamome	Chauffant	-VK +P
1	1	1	Cumimum cyminum	Cumin	Chauffant	=VPK
1	1	1	Foeniculum vulgare	Fenouil	Chauffant	=VPK

Dosage :
Vata 4-8 g par jour
Pitta 6-9 g par jour
Kapha 6-9 g par jour

Anupana :
Vata – Décoction de gingembre
Pitta – Ghī
Kapha – Décoction de gingembre

Description :
Formule standard à utiliser dans les cas où il est nécessaire de procéder à une désintoxication.
V116 – Utiliser la formule Vata en cas de signes de Vata élevé en général
P116 – Utiliser la formule Pitta en cas de signes de Pitta élevé en général
K116 – Utiliser la formule Kapha en cas de signes de Kapha élevé en général

Cette formule peut être employée pour toutes les dépendances lorsque le patient est prêt à arrêter (ou a déjà arrêté) l'utilisation des substances toxiques et souhaite être aidé pour éliminer les toxines associées à ces substances. Cette formule est efficace à la fois pour les médicaments ou pour les drogues « récréatives ». Elle travaille au renforcement de l'esprit et élimine les toxines du foie et du sang pour soutenir la guérison après l'utilisation à long terme de drogues. Elle est légèrement purifiante et tonifiante pour manas. Après un traitement de trois à six mois, la formule peut être remplacée par les formules de Rasayana (n° 135 à 155) selon la Prakriti et les besoins de la personne concernée.

Fondamentalement, en l'absence de pathologie ou symptomatologie claire, utiliser cette formule selon la Vikriti. Le régime doit être modifié en régime anti-āma approprié et adapté à la Prakriti de la personne. Si possible, éliminer de l'alimentation le café, les boissons gazeuses, l'alcool et le sucre, ainsi que la viande rouge. Un régime alimentaire végétarien est préférable.

Cette formule a les effets suivants sur les Dosha :

Langhana (Laghu)	VPK – légèrement sur le corps
Brimhana (Guru)	VPK – légèrement sur le mental

La désintoxication ou détoxification consiste à éliminer les substances toxiques du corps. En médecine conventionnelle, la désintoxication peut aussi être faite artificiellement au moyen de techniques comme la dialyse et - dans de très rares cas - la chélation. Il existe une base scientifique solide pour la médecine fondée sur les preuves en faveur de ce type de désintoxication. La désintoxication peut aussi s'appliquer pendant la période de manque où le corps de la personne retrouve l'homéostasie après une longue période d'utilisation d'une substance addictive. De nombreux praticiens en médecine traditionnelle favorisent différents types de désintoxication comme le "régime désintoxiquant", mais il n'existe pas de preuve que le régime de désintoxication a de quelconques effets sur la santé.

117.
DIVERTICULITE / COLITE (Annavahasrota et Purisadharākāla/ Sāma)

V	P	K	Latin	Nom commun	Virya	Dosha
3	3	3	Curcuma longa	Curcuma	Chauffant	-KPV
2	3	3	Berberis vulgaris	Berbéris	Chauffant	-PK +V
0	3	2	Gentiana lutea	Gentiane	Rafraîchissant	-PK +V
3	0	2	Valeriana officinalis	Valériane	Chauffant	-VK +P
2	2	2	Taraxacum officinale	Pissenlit	Rafraîchissant	-PK +V
2	2	2	Glycyrrhiza glabra	Réglisse	Rafraîchissant	-VP +K
1	1	1	Cumimum cyminum	Cumin	Chauffant	=VPK
1	1	1	Foeniculum vulgare	Fenouil	Chauffant	=VPK
1	1	1	Trigonella foenum-graecum	Fenugrec	Chauffant	-VK +P
½	½	1	Myristica fragrans	Muscade	Chauffant	-VK +P

Dosage :
Vata 4-8 g par jour
Pitta 6-9 g par jour
Kapha 6-9 g par jour

Anupana :
Vata – Eau chaude + miel
Pitta – Ghī ou Aloès
Kapha – Décoction de gingembre

Description :
Formule standard à utiliser quand āma aggrave les problèmes digestifs.
V117 – Utiliser la formule Vata en cas de signes de Sāma Vata sur la langue ou dans le pouls
P117 – Utiliser la formule Pitta en cas de signes de Sāma Pitta sur la langue ou dans le pouls
K117 – Utiliser la formule Kapha en cas de signes de Sāma Kapha sur la langue ou dans le pouls

Cette formule peut être utilisée pour éliminer āma du système digestif. Elle est anti-inflammatoire et guérit toutes les blessures de la muqueuse. Selon l'Ayurveda la diverticulite, la colite, le syndrome d'irritation cōlonique, et autres problèmes digestifs douloureux qui sont causés par des lésions ou des infections des muqueuses du système digestif ont pour origine āma. Cette formule élimine āma, réduit l'infection, arrête la douleur et l'inflammation. Il est conseillé d'utiliser cette formule pendant au minimum trois mois pour atteindre le meilleur résultat. Normalement la guérison d'un problème chronique prend de trois à six mois. Cette formule soulage la personne rapidement – en cinq à sept jours dans la plupart des cas.

Fondamentalement, en l'absence de pathologie ou symptomatologie claire utiliser cette formule selon la Vikriti. Le régime doit être modifié en régime anti-āma approprié et adapté à la Prakriti de la personne. Si possible on supprimera de l'alimentation le café, les boissons gazeuses, l'alcool et le sucre, de même que la viande rouge. Un régime alimentaire végétarien serait idéal.

Cette formule a les effets suivants sur les Dosha :
Langhana (Laghu) VPK
Brimhana (Guru)

La **diverticulite** est une maladie digestive commune que l'on trouve particulièrement dans le côlon. La diverticulite se développe à partir de la diverticulose, qui consiste en la formation de diverticules, ou cavités en forme de poches, sur l'extérieur du côlon. La diverticulite se présente en cas d'inflammation ou d'infection d'un de ces diverticules.

La **colite** est une maladie digestive courante caractérisée par une inflammation du côlon. La colite fait partie d'un groupe de maladies inflammatoires et auto-immunes, affectant la paroi interne du système gastro-intestinal. Elle est classée en tant que maladie intestinale inflammatoire (inflammatory bowel disease ou IBD).

Le **syndrome du côlon irritable** (irritable bowel syndrom ou IBS) est aussi appelé spasme du côlon, et est un désordre fonctionnel du côlon caractérisé par une douleur abdominale chronique, de l'inconfort, des ballonnement, et une altération du rythme des selles en l'absence de toute cause organique. Les diarrhées ou la constipation peuvent prédominer, ou alterner.

118.
FERTILITÉ/ Femme ou Homme (Shukradhātu)

V	P	K	Latin	Nom commun	Virya	Dosha
4	4	2	Asparagus racemosus	Shatavari	Rafraîchissant	-VP +K
4	3	4	Withania somnifera	Ashwagandha	Chauffant	-VK +P
3	3	3	Tinispora cordifolia	Guduchi	Chauffant	=VPK
3	2	3	Mucuna pruriens	Kapicacchu	Chauffant	-KV +P
1	1	1	Emblica officinalis	Amalaki	Rafraîchissant	-PVK
1	1	1	Terminalia bellirica	Bibhitaki	Chauffant	-KVP
1	1	1	Terminalia chebula	Haritaki	Chauffant	=VPK

Dosage :
Vata 4-8 g par jour
Pitta 6-9 g par jour
Kapha 6-9 g par jour

Anupana :
Vata – Lait chaud
Pitta – Ghī
Kapha – Décoction de gingembre

Description :
Formule standard à utiliser quand la personne souhaite améliorer sa fertilité.
V118 – Utiliser la formule Vata en cas de signes de Vata élevé sur la langue ou dans le pouls
P118 – Utiliser la formule Pitta en cas de signes de Pitta élevé sur la langue ou dans le pouls
K118 – Utiliser la formule Kapha en cas de signes de Kapha élevé sur la langue ou dans le pouls

Cette formule peut être utilisée pour tous les cas d'infertilité inexpliquée chez les patients, hommes ou femmes, n'ayant aucune autre déficience mécanique. Cette formule ne doit pas être utilisée en présence d'āma sur la langue ou dans le corps. Il est bon de l'utiliser après un Pañcakarma ou autres thérapies de purification. Comme de nombreuses formes de stérilité sont causées par la présence d'āma dans le corps et dans les organes reproducteurs, il est préférable de commencer par des formules qui éliminent āma du système comme la formule n° 101. Dans tous les autres cas où la fertilité doit être augmentée, employer cette formule. Cette formule doit être utilisée pendant au minimum six mois et au maximum douze mois.

Fondamentalement, en l'absence de pathologie ou symptomatologie claire utiliser cette formule selon la Prakriti. Pour traiter ce problème, il est important d'équilibrer le fonctionnement de base des Dosha, dans la mesure où les propriétés acides (Pitta) et alcalines (Kapha) des Dosha peuvent être la cause majeure de la mort de l'ovule ou des spermatozoïdes dans leurs régions respectives du Shukradhātu. Par conséquent, il est important de recommander une hygiène de vie et des thérapies nutritionnelles appropriées au patient pour soutenir l'effet de la formule.

Cette formule a les effets suivants sur les Dosha :
Langhana (Laghu)
Brimhana (Guru) VPK

L'infertilité inexpliquée – Dans environ 15% des cas les recherches sur l'infertilité ne montrent aucune anomalie. Dans ces cas les anomalies semblent être présentes mais non détectées par les méthodes actuelles. Les éventuels problèmes peuvent être que l'ovulation ne se produit pas au moment optimal pour la fertilisation, que l'ovule ne pénètre pas dans les trompes de Fallope, que le sperme n'atteint pas l'ovule, que la fertilisation échoue, que le transport du zygote est perturbé, ou que la nidation échoue. Il est de plus en plus reconnu que la qualité de l'ovule est d'une importance cruciale et que les femmes d'un âge avancé pour la maternité ont des ovules d'une capacité réduite pour que la fertilisation soit normale et réussie.

119.
FIBROME UTÉRIN (Raktadhātu)

V	P	K	Latin	Nom commun	Virya	Dosha
3	3	4	Curcuma longa	Curcuma	Chauffant	-KPV
3	3	3	Berberis vulgaris	Berbéris	Chauffant	-PK +V
4	2	4	Angelica archangelica	Angélique	Chauffant	-VK +P
3	3	3	Cimicifuga racemosa	Cimicifuga	Rafraîchissant	-PK +V
3	2	2	Vitex agnus-castus	Gattilier	Chauffant	-VK +P
2	2	2	Commiphora myrrha	Myrrhe	Chauffant	-KV +P
2	2	2	Taraxacum officinale	Pissenlit	Rafraîchissant	-PK +V
1	1	1	Coriandrum sativum	Coriandre	Chauffant	=VPK
1	1	1	Cumimum cyminum	Cumin	Chauffant	=VPK
1	1	1	Foeniculum vulgare	Fenouil	Chauffant	=VPK
0	0	1	Zingiber officinale	Gingembre	Chauffant	-KV +P

Dosage :
Vata 4-8 g par jour
Pitta 6-9 g par jour
Kapha 6-9 g par jour

Anupana :
Vata – Lait chaud
Pitta – Ghī
Kapha – Décoction de gingembre

Description :
Formule standard à utiliser dans les cas de fibromes.
V119 – Utiliser la formule Vata en cas de signes de Vata élevé sur la langue ou dans le pouls
P119 – Utiliser la formule Pitta en cas de signes de Pitta élevé sur la langue ou dans le pouls
K119 – Utiliser la formule Kapha en cas de signes de Kapha élevé sur la langue ou dans le pouls

Cette formule peut être utilisée pour toutes les formes de fibromes, submucosal (au-dessous de la paroi utérine), intramuraux (à l'intérieur de la paroi), subserosal (à l'extérieur de l'utérus), et pédonculés (qui croissent sur une tige). Cette formule permet d'équilibrer le fonctionnement des Dosha et le système endocrinien. Ne pas commencer par donner cette formule s'il existe un niveau élevé d'āma. Pour les conditions d'āma utiliser les formules n° 146, 147, 148, selon le Dosha à l'origine d'āma. Cette formule est plutôt une formule fortifiante pour la fonction endocrine des Majjādhātu et Shukradhātu. Pourtant, en même temps, elle agit sur le rétablissement du métabolisme correct du Raktadhātu et sur la régulation des fonctions Pitta dans l'utérus. Après un certain temps avec cette formule, les fibromes ne reçoivent plus les hormones de croissance et leur taille diminue. Cette formule doit être utilisée pendant six à douze mois pour remédier au problème. Son action est lente et il est souhaitable de suggérer à la personne de se soumettre à des examens tous les trois mois pour surveiller la taille du fibrome. Cette formule peut être prise sans danger pendant plusieurs années si nécessaire. Il est rare d'observer des effets secondaires, mais cela peut se produire quand on ne traite pas le Dosha atteint. Dans ce cas, changer le Dosha à traiter.

Fondamentalement, en l'absence de pathologie ou symptomatologie claire utiliser cette formule selon la Vikriti. Pour ce problème, utiliser un régime alimentaire anti-āma pour Pitta et adapté à la Prakriti.

Cette formule a les effets suivants sur les Dosha :

Langhana (Laghu)	K
Brimhana (Guru)	VP

Les fibromes (fibrome utérin) sont des tumeurs bénignes qui poussent à partir de la couche musculaire de l'utérus. Ce sont les néoplasmes bénins les plus communs chez les femmes. Souvent asymptomatiques, ils produisent des symptômes chez 25% des femmes blanches et 50% des femmes noires. La plupart du temps, les fibromes utérins ne nécessitent pas de traitement, mais quand ils posent des problèmes, ils peuvent être traités chirurgicalement ou à l'aide d'une médication – les interventions chirurgicales possibles sont l'hystérectomie, la thérapie hormonale, la myomectomie, ou l'embolisation de l'artère utérine. Les récepteurs d'œstrogènes dans le fibrome utérin le font croître pendant les années de fertilité et le font décroître de façon importante à la ménopause.

120.
HÉPATITE A, B ou C, plantes occidentales (Raktadhātu)

V	P	K	Latin	Nom commun	Virya	Dosha
4	6	6	Curcuma longa	Curcuma	Chauffant	-KPV
3	4	4	Berberis vulgaris	Berbéris	Chauffant	-PK +V
3	3	3	Taraxacum officinale	Pissenlit	Rafraîchissant	-PK +V
2	3	3	Silybum marianum	Chardon-Marie	Rafraîchissant	-PK +V
1	2	2	Gentiana lutea	Gentiane	Rafraîchissant	-PK V
1	1	1	Foeniculum vulgare	Fenouil	Chauffant	=VPK
1	1	1	Cumimum cyminum	Cumin	Chauffant	=VPK
1	1	1	Zingiber officinale	Gingembre	Chauffant	-KV +P

Dosage :
Vata 4-8 g par jour
Pitta 6-9 g par jour
Kapha 6-9 g par jour

Anupana :
Vata – Décoction de gingembre
Pitta – Ghī
Kapha – Décoction de gingembre

Description :
Formule standard à utiliser dans les cas d'hépatite diagnostiquée.
V120 – Utiliser la formule Vata en cas de signes de Vata élevé sur la langue ou dans le pouls
P120 – Utiliser la formule Pitta en cas de signes de Pitta élevé sur la langue ou dans le pouls
K120 – Utiliser la formule Kapha en cas de signes de Kapha élevé sur la langue ou dans le pouls

Cette formule peut être utilisée pour toutes les formes d'hépatite. Cette formule est efficace à la fois sur les troubles de type Sāma et Nirāma de l'hépatite. C'est un trouble de Pitta et la formule agit principalement sur le Raktadhātu. La formule agit en tant que fortifiant pour le foie et en même temps, elle élimine āma et/ou le virus de l'hépatite, elle est donc à la fois réduisante et fortifiante pour les régions et les tissus Pitta. Quand un tonique hépatique est nécessaire, utiliser plutôt la formule n° 130 à la place de celle-ci. Les personnes de type Vata Prakriti doivent limiter l'utilisation de cette formule à une période de deux mois, qui peut être renouvelée par cycles mensuels de type 2/1/2/1 pendant douze mois. Il n'y a pas de restriction pour les types

Pitta ou Kapha quant à durée d'utilisation de la formule. Un traitement doit habituellement durer six mois ou plus pour guérir le problème. Pour les états chroniques prévoir au minimum une année de traitement.

Fondamentalement, en l'absence de pathologie ou symptomatologie claire utiliser cette formule selon la Vikriti. Il est important de suivre un régime anti-Pitta pour tous les types, modifié selon la Prakriti. Le sucre, les huiles et l'alcool doivent être éliminés de l'alimentation.

Cette formule a les effets suivants sur les Dosha :

Langhana (Laghu)	VPK
Brimhana (Guru)	VPK

L'hépatite implique une lésion du foie caractérisée par la présence de cellules inflammatoires dans les tissus de cet organe. Cette maladie peut s'autolimiter et se guérir d'elle-même, ou peut progresser jusqu'à produire des lésions dans le foie. L'hépatite est aiguë quand elle dure moins de six mois et elle est chronique quand elle dure plus longtemps. Un groupe de virus connus sous le nom de virus de l'hépatite est à l'origine de la plupart des cas de lésions du foie à travers le monde. L'hépatite peut aussi être due aux toxines (notamment l'alcool), à d'autres infections, ou à des processus auto-immuns. Elle peut avoir un développement asymptomatique pendant lequel la personne affectée ne se sent pas forcément malade. Le patient ressent un inconfort et des symptômes quand la maladie empêche les fonctionnements du foie, qui incluent, entre autres fonctions, l'élimination des substances dangereuses, la régulation de la composition du sang, et la production de la bile pour favoriser la digestion.

121.
HERPÈS / oral, génital (Raktadhātu)

V	P	K	Latin	Nom commun	Virya	Dosha
4	3	3	Curcuma longa	Curcuma	Chauffant	-KPV
2	3	3	Berberis vulgaris	Berbéris	Chauffant	-PK +V
1	3	3	Gentiana lutea	Gentiane	Rafraîchissant	-PK +V
1	2	2	Rubia cordifolia	Manjistha	Rafraîchissant	-PK +V
3	2	3	Tabebuia impetiginosa	Pau d'arco	Rafraîchissant	-PK +V
2	2	2	Taraxacum officinale	Pissenlit	Rafraîchissant	-PK +V
1	1	1	Thymus vulgaris	Thym	Chauffant	-VK +P
1	1	1	Cumimum cyminum	Cumin	Chauffant	=VPK
1	1	1	Foeniculum vulgare	Fenouil	Chauffant	=VPK
1	1	1	Trigonella foenum-graecum	Fenugrec	Chauffant	-VK +P

Dosage :
Vata 4-6 g par jour
Pitta 6-8 g par jour
Kapha 6-9 g par jour

Anupana :
Vata – Gel d'Aloès + eau chaude
Pitta – Gel d'Aloès + eau fraîche
Kapha – Gel d'Aloès + eau chaude

Description :
Formule standard à utiliser dans tous les cas d'herpès.
V121 – Utiliser la formule Vata en cas de signes de Vata élevé sur la langue ou dans le pouls
P121 – Utiliser la formule Pitta en cas de signes de Pitta élevé sur la langue ou dans le pouls
K121 – Utiliser la formule Kapha en cas de signes de Kapha élevé sur la langue ou dans le pouls

Cette formule peut être employée dans tous les cas d'herpès, oral ou génital. C'est un désordre Pitta et la formule agit principalement en réduisant Pitta dans le Raktadhātu. Dans la formule, les plantes médicinales ajoutées ont un effet particulier sur le virus de l'herpès. La plupart des herpès viraux se guérissent grâce à la purification du sang. Cette formule peut être utilisée de deux à six mois. L'utilisation à long terme, plus de six mois, doit être évitée.

Fondamentalement, en l'absence de pathologie ou symptomatologie claire utiliser cette formule selon la Vikriti ou si vous ne constatez pas de déséquilibre apparent suivez la Prakriti. Un régime alimentaire visant à réduire Pitta est utile dans le traitement de ce désordre. La formule peut être utilisée à la fois pour les troubles de type Sāma ou Nirāma.

Cette formule a les effets suivants sur les Dosha :
Langhana (Laghu) VPK
Brimhana (Guru)

L'herpès simplex est une maladie virale causée par les virus de l'herpès simplex ; les deux virus, Herpès simplex virus 1 (HSV-1) et Herpès simplex virus 2 (HSV-2), entraînent l'herpès simplex. L'infection au virus de l'herpès est classée dans l'un des nombreux désordres différents basés sur le lieu de l'infection. L'herpès oral, symptôme visible qu'on appelle couramment les boutons de fièvre, infectent le visage et la bouche. L'herpès oral est la forme d'infection la plus courante. L'infection des parties génitales, couramment appelé herpès, est la seconde forme d'herpès la plus courante. D'autres désordres comme le panaris herpétique, l'herpès gladiatorum, l'herpès oculaire (kératite), les infections cérébrales d'herpès encéphaliques, la méningite de Mollaret, l'herpès néonatal, et éventuellement la paralysie de Bell sont dus au virus de l'herpès simplex.

122.
DÉSÉQUILIBRE HORMONAL (Shukradhātu et Majjādhātu - Sāma)

V	P	K	Latin	Nom commun	Virya	Dosha
3	2	3	Angelica archangelica	Angélique	Chauffant	-VK +P
3	4	3	Cimicifuga racemosa	Cimicifuga	Rafraîchissant	-PK +V
3	2	3	Vitex agnus-castus	Gattilier	Chauffant	-VK +P
3	3	4	Curcuma longa	Curcuma	Chauffant	-KPV
2	2	3	Berberis vulgaris	Berbéris	Chauffant	-PK +V
2	2	2	Taraxacum officinale	Pissenlit	Rafraîchissant	-PK +V
2	2	0	Glycyrrhiza glabra	Réglisse	Rafraîchissant	-VP +K
2	2	2	Urtica dioica	Orties piquantes	Rafraîchissant	-PK +V
1	0	1	Acorus calamus	Acore vrai	Chauffant	-VK +P
1	1	1	Cumimum cyminum	Cumin	Chauffant	=VPK
1	1	1	Foeniculum vulgare	Fenouil	Chauffant	=VPK
0	1	0	Coriandrum sativum	Coriandre	Chauffant	=VPK
1	1	1	Trigonella foenum-graecum	Fenugrec	Chauffant	-VK +P
1	0	1	Elettaria cardamomum	Cardamome	Chauffant	-VK +P
1	0	1	Zingiber officinale	Gingembre	Chauffant	-KV +P

Dosage :
Vata 4-8 g par jour
Pitta 6-9 g par jour
Kapha 6-9 g par jour

Anupana :
Vata – Décoction de gingembre
Pitta – Ghī
Kapha – Décoction de gingembre

Description :
Formule standard à utiliser quand le système hormonal a besoin de soutien.
V122 – Utiliser la formule Vata en cas de signes de Vata élevé sur la langue ou dans le pouls
P122 – Utiliser la formule Pitta en cas de signes de Pitta élevé sur la langue ou dans le pouls
K122 – Utiliser la formule Kapha en cas de signes de Kapha élevé sur la langue ou dans le pouls

Cette formule peut être utilisée comme soutien général pour les femmes de tous les âges après l'apparition des menstruations. Elle peut être utilisée en l'abscence de pathologie apparente ou quand la patiente désire retrouver de l'équilibre de ses fonctions endocrines (c'est-à-dire son cycle menstruel). Cette formule est un fortifiant de Majjādhātu et de Shukradhātu et peut être utilisée dans tous les cas où il existe un déséquilibre de ces régions du corps. Cette formule peut aussi être prise avec beaucoup de profit après ou pendant la prise de la pilule anticonceptionnelle, les thérapies de substitution hormonales (HTR, ERT), ou n'importe quelle thérapie hormonale visant à ramener l'équilibre ou à corriger la fonction. C'est une formule sans risque pour les adolescentes réglées. À NOTER : pour le syndrome prémenstruel utiliser la formule n° 143 et pour la pré ménopause, utiliser la formule n° 136. Cette formule doit être utilisée au minimum pendant trois mois, et au maximum douze mois.

Fondamentalement, en l'absence de pathologie ou symptomatologie claire utiliser cette formule selon la Prakriti. À NOTER : en cas de niveau élevé d'āma, il est préférable de commencer par la formule n°101 pour diminuer āma avant de commencer à utiliser cette formule.

Cette formule a les effets suivants sur les Dosha :
Langhana (Laghu)
Brimhana (Guru) VPK

Les hormones sont des substances chimiques libérées par des cellules qui exercent une action sur d'autres cellules du corps. Seule une petite quantité d'hormones est nécessaire pour modifier le métabolisme cellulaire. Ce sont essentiellement des messagers chimiques qui transportent un signal d'une cellule à une autre. Tous les organismes multicellulaires produisent des hormones, les hormones de plantes s'appellent également phytohormones. Ces cellules répondent à une hormone lorsqu'elles ont un récepteur spécifique pour cette hormone. L'hormone se lie à la protéine réceptrice, ce qui entraîne l'activation d'un mécanisme de transduction du signal qui finalement résulte dans le type de réponse spécifique de la cellule.

123.
BOUFFÉES DE CHALEUR (Shukradhātu, Udanavāyu et Pāchakapitta)

V	P	K	Latin	Nom commun	Virya	Dosha
4	4	3	Cimicifuga racemosa	Cimicifuga	Rafraîchissant	-PK +V
4	2	3	Vitex agnus-castus	Gattilier	Chauffant	-VK +P
2	3	2	Leonurus cardiaca	Agripaume	Rafraîchissant	-PK +V
3	0	2	Angelica archangelica	Angélique	Chauffant	-VK +P
2	2	0	Glycyrrhiza glabra	Réglisse	Rafraîchissant	-VP +K
2	2	2	Curcuma longa	Curcuma	Chauffant	-KPV
2	2	2	Berberis vulgaris	Berbéris	Chauffant	-PK +V
1	3	3	Taraxacum officinale	Pissenlit	Rafraîchissant	-PK +V
1	1	1	Cumimum cyminum	Cumin	Chauffant	=VPK
1	1	1	Foeniculum vulgare	Fenouil	Chauffant	=VPK
1	1	1	Trigonella foenum-graecum	Fenugrec	Chauffant	-VK +P
1	0	1	Elettaria cardamomum	Cardamome	Chauffant	-VK +P

Dosage :
Vata 4-8 g par jour
Pitta 6-9 g par jour
Kapha 6-9 g par jour

Anupana :
Vata – Lait chaud
Pitta – Ghī
Kapha – Eau chaude

Description :
Formule standard à utiliser dans les cas de bouffées de chaleur ou de sueurs nocturnes.
V123 – Utiliser la formule Vata en cas de signes de Vata élevé sur la langue ou dans le pouls
P123 – Utiliser la formule Pitta en cas de signes de Pitta élevé sur la langue ou dans le pouls
K123 – Utiliser la formule Kapha en cas de signes de Kapha élevé sur la langue ou dans le pouls

Cette formule peut être utilisée pendant la préménopause ou pendant la ménopause en cas de bouffées de chaleur ou de sueurs nocturnes. Cette formule est efficace pour soutenir Shukradhātu, Majjādhātu, Vata Dosha et Pitta Dosha. Cette formule peut être utilisée au long cours par tout le monde jusqu'à une durée de deux ans.

Fondamentalement, la pathologie de ce problème provient de Vata (Udanavāyu) qui pousse Pitta (Pāchaka) vers le haut et dans la zone de Kapha. Cela se produit le plus souvent avec les femmes Pitta Prakriti et en second, avec les femmes Vata Prakriti. Selon mon expérience, ces symptômes se produisent rarement chez des femmes Kapha Prakriti, ou lorsqu'ils se produisent, ils ne durent pas longtemps. Pour ce problème, le mieux est de suivre la Prakriti de la patiente parce que ces troubles reflètent le changement entre la période Pitta de la vie et la période Vata de la vie, ainsi Udanavayu est la principale cause et la principale cible de ce traitement.

Cette formule a les effets suivants sur les Dosha :
Langhana (Laghu)
Brimhana (Guru) VPK

Les bouffées de chaleur sont un symptôme courant de la ménopause ou péri-ménopause, et sont ressenties habituellement comme une chaleur intense avec sueurs et battements cardiaques rapides, qui peuvent durer de deux à trente minutes à chaque fois qu'elles se produisent. La sensation de chaleur commence habituellement dans le visage ou dans le visage et la poitrine, bien qu'elle puisse apparaître ailleurs comme dans la nuque, et peut se répandre dans tout le corps. Certaines femmes perdent connaissance si les effets sont très forts. En plus d'être une sensation interne, la surface de la peau, spécialement le visage, devient chaude au toucher. Les bouffées de chaleur sont souvent accompagnées d'une rougeur au visage, d'où son nom.

124.
HYPERACIDITÉ (Raktadhātu et Annavahasrota)

V	P	K	Latin	Nom commun	Virya	Dosha
0	3	3	Gentiana lutea	Gentiane	Rafraîchissant	-PK +V
2	3	2	Arctium lappa	Bardane	Rafraîchissant	-PK +V
3	2	1	Symphytum officinale	Consoude	Rafraîchissant	-PV +K
2	3	3	Centella asiatica	Mandukaparni	Rafraîchissant	=VPK
3	2	0	Glycyrrhiza glabra	Réglisse	Rafraîchissant	-VP +K
0	3	2	Rumex crispus	Patience	Rafraîchissant	-PK +V
1	2	3	Taraxacum officinale	Pissenlit	Rafraîchissant	-PK +V
1	1	1	Foeniculum vulgare	Fenouil	Chauffant	=VPK
1	1	1	Coriandrum sativum	Coriandre	Chauffant	=VPK
1	1	1	Cumimum cyminum	Cumin	Chauffant	=VPK

Dosage :
Vata 4-8 g par jour
Pitta 6-9 g par jour
Kapha 6-9 g par jour

Anupana :
Vata – Lait chaud
Pitta – Ghī
Kapha – Eau chaude

Description :
Formule standard à utiliser dans les cas de signes d'hyperacidité.
V124 – Utiliser la formule Vata en cas de signes de Vata élevé sur la langue ou dans le pouls
P124 – Utiliser la formule Pitta en cas de signes de Pitta élevé sur la langue ou dans le pouls
K124 – Utiliser la formule Kapha en cas de signes de Kapha élevé sur la langue ou dans le pouls

Cette formule peut être utilisée toutes les fois qu'il y a des signes de Pitta élevé dans la région digestive. Cette formule traite l'hyperacidité, les ulcères de l'estomac, de l'intestin grêle ou du côlon. La formule vise l'intestin grêle mais agit sur tout le système digestif. Elle est aussi efficace comme tonique de Raktadhātu. Cette formule doit être utilisée au minimum un mois et au maximum six mois.

Fondamentalement, en l'absence de pathologie ou symptomatologie claire utiliser cette formule selon la Vikriti parce que le plus souvent ce type de problème touche les personnes de type Pitta. Par conséquent, il est plus efficace de donner cette formule selon le déséquilibre (Vikriti). Cette formule réduit Pitta dans Raktadhātu et en même temps elle guérit ou reconstruit la muqueuse et les tissus du système digestif. Un régime alimentaire anti-Pitta doit être suivi pour soutenir l'effet de la formule, dans lequel on évitera la viande rouge, les aliments acides et l'alcool. Quand la formule aura contrôlé le problème, le régime alimentaire suffira à continuer le traitement. À NOTER : avertir le patient que la consoude rend la formule gluante.

Cette formule a les effets suivants sur les Dosha :

Langhana (Laghu)	P
Brimhana (Guru)	VPK

L'hyperacidité, connue également sous le nom de dyspepsie ou Amlapitta est une condition dans laquelle on sécrète plus d'acide chlorhydrique que la normale dans l'estomac. Certaines causes de l'hyperacidité sont les ulcères peptiques, les maladies avec reflux gastro-œsophagiques, les raisons psychosomatiques, le stress, le cancer de l'estomac et certains types de régimes comportant des aliments épicés.

125.
HYPERTENSION, tension artérielle élevée (Raktadhātu)

V	P	K	Latin	Nom commun	Virya	Dosha
4	1	3	Crataegus laevigata	Aubépine	Chauffant	-V=K+P
3	3	3	Terminalia arjuna	Arjuna	Rafraîchissant	-PK +V
2	3	3	Arctium lappa	Bardane	Rafraîchissant	-PK +V
1	0	2	Cassia alexandrina	Séné	Chauffant	-KV +P
1	2	2	Passiflora incarnata	Passiflore	Rafraîchissant	-PK +V
1	3	2	Scutellaria lateriflora	Scutellaire	Rafraîchissant	-PK +V
0	3	2	Achillea millefolium	Achillée	Rafraîchissant	-PK +V
2	2	1	Cinnamomum zeylanicum	Cannelle	Chauffant	-VK +P
1	1	1	Zingiber officinale	Gingembre	Chauffant	-KV +P
1	0	1	Capsicum frutescens	Cayenne	Chauffant	-KV +P

Dosage :
Vata 4-8 g par jour
Pitta 6-9 g par jour
Kapha 6-9 g par jour

Anupana :
Vata – Décoction de gingembre
Pitta – Décoction de gingembre
Kapha – Décoction de gingembre

Description :
Formule standard à utiliser dans les cas d'hypertension.
V125 – Utiliser la formule Vata en cas de signes de Vata élevé sur la langue ou dans le pouls
P125 – Utiliser la formule Pitta en cas de signes de Pitta élevé sur la langue ou dans le pouls
K125 – Utiliser la formule Kapha en cas de signes de Kapha élevé sur la langue ou dans le pouls

Cette formule peut être utilisée pour la tension artérielle élevée ou l'hypertension. C'est un problème du Raktavahasrota qui est généralement classé comme trouble de type Pittaroga, bien que n'importe quel Dosha puisse créer ce problème. Cette formule est à la fois nettoyante et fortifiante pour le Raktavahasrota. Elle a également un effet sur le Majjādhātu et les fonctions nerveuses lies à la circulation sanguine. Cette formule a une action stimulante et apaisante à la fois. Elle a pour effet d'éliminer de Raktavahasrota les troubles liées à Sāma. Elle doit être utilisée au minimum pendant trois mois, et au maximum douze mois selon les besoins.

Fondamentalement, en l'absence de pathologie ou symptomatologie claire utiliser cette formule selon la Vikriti. Un régime alimentaire doit être suivi selon la Prakriti du patient. Des thérapies d'hygiène de vie sont extrêmement importantes. Les thérapies ayurvédiques telles que le Pranayama, le yoga, l'exercice et la relaxation sont indiquées.

Cette formule a les effets suivants sur les Dosha :

Langhana (Laghu)	VPK (Raktadhātu)
Brimhana (Guru)	VPK (Majjādhātu)

L'hypertension, également appelée tension artérielle élevée, est un trouble dans lequel la pression sanguine est chroniquement élevée. En utilisation courante, le mot "hypertension" sans qualificatif se réfère normalement à l'hypertension artérielle systémique. L'hypertension peut être classée soit comme primaire, soit comme secondaire. L'hypertension primaire indique qu'aucune cause médicale spécifique n'a été trouvée pour expliquer la condition du patient. L'hypertension secondaire indique que la pression sanguine élevée est un résultat (c'est-à-dire est corollaire) d'un autre trouble, telle qu'une maladie des reins ou une tumeur (phéochromocytome ou chémodectome).

126.
HYPOTENSION, tension artérielle basse (Raktadhātu)

V	P	K	Latin	Nom commun	Virya	Dosha
4	0	3	Crataegus laevigata	Aubépine	Chauffant	-V=K+P
3	3	3	Terminalia arjuna	Arjuna	Rafraîchissant	-PK +V
1	3	2	Arctium lappa	Bardane	Rafraîchissant	-PK +V
1	0	3	Cassia alexandrina	Séné	Chauffant	-KV +P
3	3	3	Curcuma longa	Curcuma	Chauffant	-KPV
2	2	2	Berberis vulgaris	Berbéris	Chauffant	-PK +V
1	2	2	Taraxacum officinale	Pissenlit	Rafraîchissant	-PK +V
2	2	2	Cinnamomum zeylanicum	Cannelle	Chauffant	-VK +P
1	1	1	Elettaria cardamomum	Cardamome	Chauffant	-VK +P
1	1	2	Zingiber officinale	Gingembre	Chauffant	-KV +P
1	0	1	Capsicum frutescens	Cayenne	Chauffant	-KV +P

Dosage :
Vata 4-8 g par jour
Pitta 6-9 g par jour
Kapha 6-9 g par jour

Anupana :
Vata – Décoction de gingembre
Pitta – Décoction de gingembre
Kapha – Décoction de gingembre

Description :
Formule standard à utiliser dans les cas d'hypotension.
V126 – Utiliser la formule Vata en cas de signes de Vata élevé sur la langue ou dans le pouls
P126 – Utiliser la formule Pitta en cas de signes de Pitta élevé sur la langue ou dans le pouls
K126 – Utiliser la formule Kapha en cas de signes de Kapha élevé sur la langue ou dans le pouls

Cette formule peut être utilisée en cas de tension artérielle basse ou hypotension. C'est un problème du Raktavahasrota, généralement classé comme trouble de Pittaroga, bien que n'importe quel Dosha puisse créer ce problème. Cette formule débarrasse et nettoie Raktavahasrota et aussi renforce le cœur dans une certaine mesure. Contrairement à la formule n° 125 elle n'agit pas sur le plexus nerveux. Elle a un effet sur les troubles de type Sāma. Cette formule doit être utilisée au minimum trois mois et au maximum douze mois selon les besoins.

Fondamentalement, en l'absence de pathologie ou symptomatologie claire utiliser cette formule selon la Vikriti. Un régime alimentaire doit être suivi selon la Prakriti du patient. Des thérapies d'hygiène de vie sont extrêmement importantes. Les thérapies ayurvédiques telles que le Pranayama, le yoga, l'exercice et la relaxation sont indiquées.

Cette formule a les effets suivants sur les Dosha :
Langhana (Laghu) VPK
Brimhana (Guru)

En médecine, l'hypotension désigne une tension artérielle anormalement basse. Il est préférable de la considérer comme un état physiologique plutôt que comme une maladie. Elle est souvent associée à un choc, mais n'en est pas nécessairement l'indicateur. L'hypotension est l'opposé de l'hypertension, qui est la tension artérielle élevée. L'hypotension peut mettre la vie en danger.

La tension artérielle est continuellement régulée par le système nerveux autonome qui utilise un réseau élaboré de récepteurs, nerfs, et hormones pour équilibrer les effets du système nerveux sympathique qui tend à élever la tension artérielle, et ceux du système nerveux parasympathique qui la diminue. Les capacités de compensation vastes et rapides du système nerveux autonome permettent aux individus normaux de conserver une tension artérielle acceptable à travers une large gamme d'activités et dans de nombreux cas de maladie.

127.
INSOMNIE (Majjādhātu et Manovahasrota)

V	P	K	Latin	Nom commun	Virya	Dosha
3	1	3	Valeriana officinalis	Valériane	Chauffant	-VK +P
3	3	2	Curcuma longa	Curcuma	Rafraîchissant	-KPV
2	3	3	Centella asiatica	Mandukaparni	Rafraîchissant	=VPK
2	3	2	Passiflora incarnata	Passiflore	Rafraîchissant	-PK +V
2	3	2	Scutellaria lateriflora	Scutellaire	Rafraîchissant	-PK +V
2	0	2	Crataegus laevigata	Aubépine	Chauffant	-V=K+P
1	½	1	Acorus calamus	Acore vrai	Chauffant	-VK +P
1	1	1	Coriandrum sativum	Coriandre	Chauffant	=VPK
1	1	1	Cumimum cyminum	Cumin	Chauffant	=VPK
1	1	1	Foeniculum vulgare	Fenouil	Chauffant	=VPK
1	0	1	Zingiber officinale	Gingembre	Chauffant	-KV +P

Dosage :
Vata 4-8 g par jour
Pitta 6-9 g par jour
Kapha 6-9 g par jour

Anupana :
Vata – Lait chaud
Pitta – Ghī
Kapha – Eau chaude

Description :
Formule standard à utiliser en cas d'insomnie.
V127 – Utiliser la formule Vata en cas de signes de Vata élevé sur la langue ou dans le pouls
P127 – Utiliser la formule Pitta en cas de signes de Pitta élevé sur la langue ou dans le pouls
K127 – Utiliser la formule Kapha en cas de signes de Kapha élevé sur la langue ou dans le pouls

Cette formule peut être utilisée pour toutes les formes d'insomnie et son action est d'éliminer āma présent dans le Majjāvahasrota et les congestions des Dosha, fonctionnant donc comme une formule réductrice. Cependant, c'est également un tonique pour le Majjādhātu et le Manovahasrota, elle a donc un effet Brimhana sur le système nerveux. Elle sera le plus efficace si elle est prise deux fois par jour, le matin et le soir, pendant plusieurs semaines. Son effet complet se ressent généralement après 10 à 14 jours. Cette formule peut être prise en toute sécurité pendant de longues périodes, jusqu'à douze mois, et n'a pas de contre-indication.

Fondamentalement, en l'absence de pathologie ou symptomatologie claire utiliser cette formule selon la Vikriti. Un Abhyanga quotidien est considéré comme un bon complément à cette formule. Utiliser des huiles Vata dans ce cas pour encourager le mouvement correct de Vata. Le régime alimentaire doit suivre la Prakriti du patient. Les thérapies ayurvédiques telles que le Pranayama, le yoga, l'exercice et la relaxation sont indiquées.

Cette formule a les effets suivants sur les Dosha :

Langhana (Laghu)	VPK
Brimhana (Guru)	VPK

L'insomnie est un symptôme des troubles du sommeil caractérisé par des difficultés persistantes à s'endormir ou à rester endormi malgré la situation favorable. L'insomnie est un symptôme, non pas un diagnostic isolé ou une maladie. Par définition, l'insomnie est la "difficulté à s'endormir ou à rester endormi, ou bien les deux" et peut être dû à une qualité ou quantité inadéquate de sommeil. Elle est caractérisée par des troubles du fonctionnement diurnes qui s'ensuivent. Les insomniaques sont connus pour se plaindre d'être incapables de fermer les yeux ou de "reposer leur esprit" pendant plus de quelques minutes à la fois. L'insomnie tant organique que non organique constituent toutes deux un trouble du sommeil. Selon le Ministère de la Santé, l'insomnie touche 25% des adultes. L'insomnie touche 1,4 fois plus de femmes que d'hommes.

128.
DOULEURS ARTICULAIRES (Mamsa et Asthi Dhātus)

V	P	K	Latin	Nom commun	Virya	Dosha
3	3	4	Arctium lappa	Bardane	Rafraîchissant	-PK +V
4	2	3	Angelica archangelica	Angélique	Chauffant	-VK +P
2	2	3	Commiphora myrrha	Myrrhe	Chauffant	-KV +P
4	2	4	Viburnum prunifolium	Viburnum	Chauffant	-VK +P
2	3	3	Taraxacum officinale	Pissenlit	Rafraîchissant	-PK +V
2	2	0	Glycyrrhiza glabra	Réglisse	Rafraîchissant	-VP +K
2	1	2	Cinnamomum zeylanicum	Cannelle	Chauffant	-VK +P
1	2	1	Coriandrum sativum	Coriandre	Chauffant	=VPK
1	1	1	Cumimum cyminum	Cumin	Chauffant	=VPK
1	1	1	Foeniculum vulgare	Fenouil	Chauffant	=VPK

Dosage :
Vata 4-8 g par jour
Pitta 6-9 g par jour
Kapha 6-9 g par jour

Anupana :
Vata – Lait chaud
Pitta – Ghī
Kapha – Décoction de gingembre

Description :
Formule standard à utiliser en cas de douleurs des muscles ou des articulations.
V128 – Utiliser la formule Vata en cas de signes de Vata élevé sur la langue ou dans le pouls
P128 – Utiliser la formule Pitta en cas de signes de Pitta élevé sur la langue ou dans le pouls
K128 – Utiliser la formule Kapha en cas de signes de Kapha élevé sur la langue ou dans le pouls

Cette formule peut être utilisée pour toutes sortes de douleurs qui se manifestent dans les Mamsadhātu, Medadhātu ou Asthidhātu. Ces types de douleurs indiquent en général le développement de la pathologie ou les symptômes d'une pathologie existante. Avant de donner cette formule, vérifier qu'il n'existe pas d'autre problème (par exemple : pour une congestion due à āma utiliser la formule n° 101, pour une tension artérielle basse utiliser la formule n° 126, pour l'arthrite, utiliser la formule n° 106, etc.) Utiliser cette formule lorsqu'il n'y a pas de signe évident qu'un autre problème est à l'origine de la douleur. Cette formule agit pour réduire la douleur et contribue en même temps à l'irrigation correcte de ces tissus par le sang. Par conséquent, cette formule a un léger effet tonique sur les tissus, mais elle a un effet tonique plus puissant sur Vata grâce au contrôle de la douleur par l'utilisation de plantes analgésiques. Elle élimine dans une certaine mesure l'āma des srotas qui nourrissent ces Dhātu. Cette formule doit être utilisée au minimum deux mois pour agir pleinement. Son utilisation ne présente aucun danger pendant des périodes allant jusqu'à un an.

Fondamentalement, en l'absence de pathologie ou symptomatologie claire utiliser cette formule selon la Vikriti. Le régime alimentaire doit suivre la Prakriti du patient. Les thérapies ayurvédiques telles que le Pranayama, le yoga, l'exercice et la relaxation sont indiquées.

Cette formule a les effets suivants sur les Dosha :

Langhana (Laghu)	VPK
Brimhana (Guru)	V

La douleur est une « expérience sensorielle et émotionnelle désagréable », une sensation subjective normalement liée à un message de douleur, un stimulus nociceptif transmis par le système nerveux. On distingue principalement deux types de douleur, aiguë et chronique :

- la douleur aiguë correspond à un « signal d'alarme » de l'organisme pour inciter à une réaction appropriée en cas de remise en cause de son intégrité physique, soit par un traumatisme (brûlure, plaie, choc), soit par une maladie ;
- la douleur chronique, l'installation durable de la douleur, est considérée comme une maladie qui peut notamment être le signe d'un dysfonctionnement des mécanismes de sa genèse, on parle alors de douleur neurogène ou psychogène.

129.
TONIQUE POUR LES REINS (Mūtravahasrota et Medadhātu)

V	P	K	Latin	Nom commun	Virya	Dosha
3	1	3	Boerhaavia diffusa	Punarnava	Chauffant	-KV +P
2	2	1	Agropyron repens	Chiendent commun	Rafraîchissant	-PV +K
2	0	2	Crataegus laevigata	Aubépine	Chauffant	-V =K +P
2	2	0	Althaea officinalis	Guimauve	Rafraîchissant	=VPK
2	3	2	Centella asiatica	Mandukaparni	Rafraîchissant	=VPK
2	2	1	Glycyrrhiza glabra	Réglisse	Rafraîchissant	-VP +K
2	2	2	Urtica dioica	Orties piquantes	Rafraîchissant	-PK +V
2	2	2	Taraxacum officinale	Pissenlit	Rafraîchissant	-PK +V
1	1	1	Foeniculum vulgare	Fenouil	Chauffant	=VPK
1	1	1	Coriandrum sativum	Coriandre	Chauffant	=VPK
1	1	1	Cumimum cyminum	Cumin	Chauffant	=VPK

Dosage :
Vata 4-8 g par jour
Pitta 6-9 g par jour
Kapha 6-9 g par jour

Anupana :
Vata – Décoction de gingembre
Pitta – Eau chaude
Kapha – Décoction de gingembre

Description :
Formule standard à utiliser dans les cas où un fortifiant pour les reins s'avère nécessaire.
V129 – Utiliser la formule Vata en cas de signes de Vata élevé sur la langue ou dans le pouls
P129 – Utiliser la formule Pitta en cas de signes de Pitta élevé sur la langue ou dans le pouls
K129 – Utiliser la formule Kapha en cas de signes de Kapha élevé sur la langue ou dans le pouls

Cette formule peut être utilisée pour fortifier les reins, la vessie, l'urètre et les glandes surrénales. Les reins soutiennent les glandes surrénales selon l'Ayurvéda. Par conséquent, il est important d'utiliser cette formule pour des patients ayant pris de la cortisone comme médication ou ayant utilisé la pilule contraceptive pendant de longues périodes (plus de deux ans – après six années consécutives 60% des patientes montrent des signes d'insuffisance surrénale). En tant qu'organes Vata secondaires les reins "s'assèchent" souvent à cause d'une condition de Vata élevé. En tant qu'organe Kapha, ils sont congestionnés et affaiblis par le surmenage ou le stress du Medadhātu. Les états de surpoids fatiguent les reins de même que les styles de vie très stressants. En même temps que cette formule utiliser la teinture de *Serenoa serrulata* (Sabal) à raison de 20 gouttes 2x/jour pendant tout le traitement. Cette formule peut être utilisée pendant de longues périodes jusqu'à douze mois.

Fondamentalement, en l'absence de pathologie ou symptomatologie claire utiliser cette formule selon la Vikriti. Changer la consommation de liquides – éviter les boissons acides, les liquides fermentés, etc. Le régime alimentaire doit suivre la Prakriti du patient.

Cette formule a les effets suivants sur les Dosha :
Langhana (Laghu)
Brimhana (Guru) VPK

Le rein est un organe du corps de nombreux animaux. Il a de multiples fonctions : hormonales, régulation de la tension, élimination des toxines (avec le foie et le poumon). Il assure, par filtration et excrétion d'urine, l'équilibre hydroélectrolytique (homéostasie) du sang et de l'organisme en général. C'est un organe vital. Les êtres humains possèdent deux reins, mais il est possible de vivre avec un seul rein.

130.
TONIQUE POUR LE FOIE (Raktadhātu et Ranjaka Pitta)

V	P	K	Latin	Nom commun	Virya	Dosha
3	2	3	Curcuma longa	Curcuma	Chauffant	-KPV
3	2	3	Berberis vulgaris	Berbéris	Chauffant	-PK +V
0	3	3	Gentiana lutea	Gentiane	Rafraîchissant	-PK +V
2	2	2	Taraxacum officinale	Pissenlit	Rafraîchissant	-PK +V
2	3	2	Sylibum marianum	Chardon-Marie	Rafraîchissant	-PK =V
1	1	1	Cumimum cyminum	Cumin	Chauffant	=PKV
1	1	1	Foeniculum vulgare	Fenouil	Chauffant	=VPK
1	1	1	Trigonella foenum-graecum	Fenugrec	Chauffant	-VK +P
1	0	2	Zingiber officinale	Gingembre	Chauffant	-KV +P

Dosage :
Vata 4-6 g par jour

Pitta 6-8 g par jour
Kapha 6-9 g par jour

Anupana :
Vata – Décoction de gingembre avec ½ cc de ghī
Pitta – Ghī ou gel d'Aloès
Kapha – Décoction de gingembre avec ½ cc de gel d'Aloès

Description :
Formule standard à utiliser dans les cas où un tonique pour le foie s'avère nécessaire.
V130 – Utiliser la formule Vata en cas de signes de Vata élevé sur la langue ou dans le pouls
P130 – Utiliser la formule Pitta en cas de signes de Pitta élevé sur la langue ou dans le pouls
K130 – Utiliser la formule Kapha en cas de signes de Kapha élevé sur la langue ou dans le pouls

Cette formule peut être utilisée en cas de nécessité de tonique pour le foie. Elle permet de fortifier le foie en éliminant la congestion et en encourageant la production adéquate de bile. Cette formule peut être utilisée pendant de longues périodes, et jusqu'à douze mois pour les types Pitta et Kapha, les personnes de type Vata Prakriti doivent limiter son utilisation à un maximum de trois mois.

Fondamentalement, en l'absence de pathologie ou symptomatologie claire utiliser cette formule selon la Vikriti. Le régime alimentaire doit correspondre à la Prakriti du patient avec une réduction des aliments et des liquides aggravant Pitta. Un régime végétarien est idéal si c'est possible pour le patient.

Cette formule a les effets suivants sur les Dosha :
Langhana (Laghu)
Brimhana (Guru)   VPK

Le foie (ou glande hépatique) est un organe abdominal qui assure trois fonctions vitales : une fonction d'épuration, une fonction de synthèse et une fonction de stockage. Il est impair et asymétrique. Il est logé dans l'hypocondre droit, la loge sous-phrénique droite, la partie supérieure du creux épigastrique puis atteint l'hypochondre gauche. C'est le plus volumineux des viscères humains (deux pour cent du poids corporel, soit une moyenne de 1 500 grammes) et l'organe du corps humain qui effectue le plus grand nombre de transformations chimiques.

131.
POUMONS / arrêt du tabac (Rasadhātu, Manovaha et Pranavahasrota)

V	P	K	Latin	Nom commun	Virya	Dosha
4	2	4	Inula helenium	Aunée	Chauffant	-KV +P
3	3	3	Curcuma longa	Curcuma	Chauffant	-KPV
3	4	1	Glycyrrhiza glabra	Réglisse	Rafraîchissant	-VP +PK
2	2	3	Berberis vulgaris	Berbéris	Chauffant	-PK +PV
2	4	2	Centella asiatica	Mandukaparni	Rafraîchissant	=VPK
2	0	2	Valeriana officinalis	Valériane	Chauffant	-VK +P
1	0	1	Acorus calamus	Acore vrai	Chauffant	-VK +P
1	1	1	Foeniculum vulgare	Fenouil	Chauffant	=VPK
1	1	1	Cumimum cyminum	Cumin	Chauffant	=VPK
1	2	2	Cinnamomum zeylanicum	Cannelle	Chauffant	-VK +P

Dosage :
Vata 4-8 g par jour
Pitta 6-9 g par jour
Kapha 6-9 g par jour

Anupana :
Vata – Lait chaud
Pitta – Ghī
Kapha – Décoction de gingembre

Description :
Formule standard à utiliser dans les cas de poumons endommagés par le tabac.
V131 – Utiliser la formule Vata en cas de signes de Vata élevé sur la langue ou dans le pouls
P131 – Utiliser la formule Pitta en cas de signes de Pitta élevé sur la langue ou dans le pouls
K131 – Utiliser la formule Kapha en cas de signes de Kapha élevé sur la langue ou dans le pouls

Cette formule peut être utilisée lorsqu'un patient a besoin d'aide pour arrêter de fumer ou s'il a cessé de fumer et a besoin d'aide pour régénérer ses poumons. Elle est efficace pour perdre l'habitude de fumer du tabac ou du cannabis. Cette formule agit au niveau psychosomatique pour soutenir l'aspect psychologique de l'addiction au tabac ou au cannabis. Physiquement, elle élimine la congestion et répare les tissus endommagés des poumons. Par conséquent, c'est à la fois une formule tonique et nettoyante, dont l'aspect tonique est plus important que l'action nettoyante. Cette formule agit comme régénérant du corps et de l'esprit quand elle est utilisée chez un patient motivé. Elle est sans danger quand elle est utilisée sur de longues périodes allant jusqu'à douze mois.

Fondamentalement, en l'absence de pathologie ou symptomatologie claire utiliser cette formule selon la Vikriti. Utiliser la formule "V" toutes les fois qu'il y a présence de signes de sècheresse dans les poumons même si la Prakriti est différente. Il est important d'être conscient que Vata est toujours impliqué dans une certaine mesure dans les addictions du fumeur. S'il n'y a pas de signe clair quant à la Prakriti ou à la Vikriti utiliser la formule pour Vataja.

Cette formule a les effets suivants sur les Dosha :

Langhana (Laghu)	PK
Brimhana (Guru)	VPK

Le poumon est un organe invaginé permettant d'échanger des gaz vitaux, notamment l'oxygène et le dioxyde de carbone. L'oxygène est nécessaire au métabolisme de l'organisme, et le dioxyde de carbone doit être évacué.

L'Homme possède deux poumons, gauche et droit, deux organes thoraciques, séparés l'un de l'autre, au centre, par le médiastin. Ils sont posés sur le diaphragme et protégés par la cage thoracique. Le poumon droit est divisé en trois lobes (supérieur, moyen et inférieur), le gauche divisé en deux (supérieur et inférieur). À gauche, la partie lingulaire du lobe supérieur correspond au lobe moyen droit, tandis que la partie culminale (culmen) correspond au lobe supérieur droit. Les lobes sont séparés par des scissures, deux à droite (la grande ou « oblique », et la petite ou « horizontale ») et une à gauche (l'oblique).

132.
POUMONS / Tonique (Rasadhātu et Pranavahasrota)

V	P	K	Latin	Nom commun	Virya	Dosha
2	2	4	Inula helenium	Aunée	Chauffant	-KV +P
3	2	2	Symphytum officinale	Consoude	Rafraîchissant	-PV +K
3	2	1	Glycyrrhiza glabra	Réglisse	Rafraîchissant	-VP +K
2	2	2	Cinnamomum zeylanicum	Cannelle	Chauffant	-VK +P
1	2	2	Taraxacum officinale	Pissenlit	Rafraîchissant	-PK +V
1	1	1	Elettaria cardamomum	Cardamome	Chauffant	-VK +P
1	1	1	Zingiber officinale	Gingembre	Chauffant	-KV +P
1	1	1	Trigonella foenum-graecum	Fenugrec	Chauffant	-VK +P

Dosage :
Vata 4-8 g par jour
Pitta 6-9 g par jour
Kapha 6-9 g par jour

Anupana :
Vata – Lait chaud
Pitta – Ghī
Kapha – Décoction de gingembre

Description :
Formule standard à utiliser en cas de besoin d'un tonique général pour les poumons.
V132 – Utiliser la formule Vata en cas de signes de Vata élevé sur la langue ou dans le pouls
P132 – Utiliser la formule Pitta en cas de signes de Pitta élevé sur la langue ou dans le pouls
K132 – Utiliser la formule Kapha en cas de signes de Kapha élevé sur la langue ou dans le pouls

Cette formule peut être utilisée pour régénérer les poumons et quand ils ont été affaiblis par une maladie, la pollution, le tabac ou des médicaments. La formule est un tonique général qui fortifie et régénère les poumons dans tous les cas de problèmes physiques. S'il existe un aspect psychosomatique au trouble pulmonaire utiliser la formule n° 131, ou, pour l'asthme, utiliser la formule n° 107. Cette formule doit être utilisée au minimum pendant trois mois et peut être utilisée sans danger pendant des périodes allant jusqu'à un an.

Fondamentalement, en l'absence de pathologie ou symptomatologie claire utiliser cette formule selon la Vikriti. À NOTER : s'il existe un niveau élevé d'āma il est préférable d'utiliser d'abord la formule n° 101 pour diminuer āma avant de commencer à prendre la formule. À NOTER : prévenir le patient que la consoude rend la formule gluante.

Cette formule a les effets suivants sur les Dosha :
Langhana (Laghu)
Brimhana (Guru) VPK

133.
INFLAMMATION DE LA LYMPHE (Rasagatapitta / Rasadhātu)

V	P	K	Latin	Nom commun	Virya	Dosha
2	3	3	Rumex crispus	Patience	Rafraîchissant	-PK +V
3	3	3	Curcuma longa	Curcuma	Chauffant	-KPV
3	2	3	Berberis vulgaris	Berbéris	Chauffant	-PK +V
2	3	2	Arctium lappa	Bardane	Rafraîchissant	-PK +V
2	2	2	Taraxacum officinale	Pissenlit	Rafraîchissant	-PK +V
1	2	2	Arctostaphylos uva ursi	Busserole	Rafraîchissant	-PK +V
1	2	1	Coriandrum sativum	Coriandre	Chauffant	=VPK
1	1	1	Cumimum cyminum	Cumin	Chauffant	=VPK
1	1	1	Zingiber officinale	Gingembre	Chauffant	-KV +P

Dosage :
Vata 4-8 g par jour
Pitta 6-9 g par jour
Kapha 6-9 g par jour

Anupana :
Vata – Décoction de gingembre
Pitta – Eau chaude
Kapha – Décoction de gingembre

Description :
Formule standard à utiliser dans les cas d'inflammation dans le Rasadhātu.
V133 – Utiliser la formule Vata en cas de signes de Vata élevé sur la langue ou dans le pouls
P133 – Utiliser la formule Pitta en cas de signes de Pitta élevé sur la langue ou dans le pouls
K133 – Utiliser la formule Kapha en cas de signes de Kapha élevé sur la langue ou dans le pouls

Cette formule peut être utilisée pour tous les types d'inflammation. Elle vise principalement le Rasadhātu et en second lieu le Raktadhātu. La formule est conçue pour éliminer l'excès de Pitta de ces deux Dhātu. Généralement, cela signifie une congestion lymphatique et une inflammation. Cependant, cette formule aura aussi une action efficace sur les poumons (Rasadhātu), sur les muqueuses (Rasadhātu) et sur l'inflammation de l'estomac (Rasadhātu). Pour les inflammations de la peau utiliser la formule n° 150. Cette formule sera efficace en cas de ganglions lymphatiques inflammatoires ou de kystes lymphatiques inflammatoires. Pour ces troubles utiliser les formules anti-āma n° 146, 147, 148 pour réduire les kystes lymphatiques. Le temps d'utilisation normal de cette formule est d'un à quatre mois. Cette formule NE convient PAS aux utilisations à long terme à cause de son action réduisante sur le Rasadhātu.

Fondamentalement, en l'absence de pathologie ou symptomatologie claire utiliser cette formule selon la Vikriti. Le régime alimentaire doit correspondre à la Prakriti du patient. Les thérapies d'hygiène de vie, comme le yoga, l'exercice et la relaxation sont indiquées.

Cette formule a les effets suivants sur les Dosha :
Langhana (Laghu) VPK
Brimhana (Guru)

Un ganglion lymphatique ou glande, est un organe constitué de nombreux types de cellules, faisant partie du système lymphatique. Les ganglions sont présents dans tout le corps et agissent comme des filtres ou des pièges pour les particules étrangères. Ils contiennent des globules blancs. Par conséquent, ils sont importants pour le bon fonctionnement du système immunitaire.

Les ganglions lymphatiques ont aussi une signification clinique. Ils sont enflammés ou enflés dans diverses conditions, depuis les raisons simples comme les infections de la gorge, jusqu'aux raisons pouvant mettre la vie en danger telles que le cancer. Dans ce dernier cas, l'état des ganglions lymphatiques est tellement important qu'il est utilisé pour mesurer l'évolution du cancer, déterminant les modalités de traitement à employer ainsi que le pronostic. Les ganglions lymphatiques peuvent aussi être diagnostiqués par biopsie à tout moment lorsqu'ils sont enflammés. Certaines maladies affectent les ganglions lymphatiques selon des caractéristiques propres de consistance et de localisation.

134.
MAJJĀVAHASROTA / Tonique dans les cas de stress, faiblesse nerveuse, etc. (Manovahasrota)

V	P	K	Latin	Nom commun	Virya	Dosha
3	2	4	Valeriana officinalis	Valériane	Chauffant	-VK +P
2	3	2	Scutellaria lateriflora	Scutellaire	Rafraîchissant	-PK +V
3	3	2	Centella asiatica	Mandukaparni	Rafraîchissant	=VPK
3	3	2	Hypericum perforatum	Millepertuis	Rafraîchissant	-PK +V
2	3	3	Curcuma longa	Curcuma	Chauffant	-KPV
2	2	2	Berberis vulgaris	Berbéris	Chauffant	-PK +V
1	1	1	Cumimum cyminum	Cumin	Chauffant	=VPK
1	1	1	Coriandrum sativum	Coriandre	Chauffant	=VPK
1	1	1	Elettaria cardamomum	Cardamome	Chauffant	-VK +P
1	½	1	Acorus calamus	Acore vrai	Chauffant	-VK +P
½	½	1	Myristica fragrans	Muscade	Chauffant	-VK +P

Dosage :
Vata 4-8 g par jour
Pitta 6-9 g par jour
Kapha 6-9 g par jour

Anupana :
Vata – Lait chaud
Pitta – Ghī
Kapha – Décoction de gingembre

Description :
Formule standard à utiliser dans les cas de stress du système nerveux dû au surmenage.
V134 – Utiliser la formule Vata en cas de signes de Vata élevé sur la langue ou dans le pouls
P134 – Utiliser la formule Pitta en cas de signes de Pitta élevé sur la langue ou dans le pouls
K134 – Utiliser la formule Kapha en cas de signes de Kapha élevé sur la langue ou dans le pouls

Cette formule peut être utilisée pour traiter le système nerveux (Majjāvahasrota) quand il a été affaibli par le surmenage, le stress, le syndrome d'épuisement professionnel et autres facteurs pouvant modifier le mouvement de Vata dans le Majjāvahasrota. Cette formule agit sur les srota et pas sur le Majjādhātu. Par conséquent ce n'est PAS un tonique pour les tissus, mais elle agit plutôt sur le mouvement dans les srota et sur l'esprit (Manovahasrota). Elle agit au niveau psychosomatique et sur le mouvement de Vata Dosha. Elle a de légères propriétés nervines et a une action sédative secondaire. Cette formule élimine également de petites quantités d'āma du Majjāvahasrota et a ainsi une légère action réduisante sur les obstructions et les congestions du srota. Pour augmenter Majjādhātu utiliser respectivement les formules n° 135 et 155 pour les hommes et les femmes. Cette formule peut être utilisée sans danger pendant une période de deux ans maximum pour la gestion du stress.

Fondamentalement, en l'absence de pathologie ou symptomatologie claire utiliser cette formule selon la Vikriti. Le régime alimentaire doit correspondre à la Prakriti du patient.

Cette formule a les effets suivants sur les Dosha :

Langhana (Laghu)	PK (physique)
Brimhana (Guru)	VPK

Le syndrome d'épuisement professionnel ou *burnout* (surmenage) combine une fatigue profonde, un désinvestissement de l'activité professionnelle, et un sentiment d'échec et d'incompétence dans le travail. Le syndrome d'épuisement professionnel est considéré comme le résultat d'un stress professionnel chronique (par exemple, lié à une surcharge de travail) : l'individu, ne parvenant pas à faire face aux exigences adaptatives de son environnement professionnel, voit son énergie, sa motivation et son estime de soi décliner.

135.
TONIQUE POUR LES HOMMES (Shukradhātu et Ojas)

V	P	K	Latin	Nom commun	Virya	Dosha
4	3	3	Withania somnifera	Ashwagandha	Chauffant	-VK +P
3	4	2	Asparagus racemosus	Shatavari	Rafraîchissant	-PV +K
2	3	3	Mucuna pruriens	Kapikacchu	Chauffant	-KV +P
2	2	2	Tinospora cordifolia	Guduchi	Chauffant	=PVK
1	½	2	Zingiber officinale	Gingembre	Chauffant	-KV +P
1	1	1	Foeniculum vulgare	Fenouil	Chauffant	=VPK
1	1	1	Cinnamomum zeylanicum	Cannelle	Chauffant	-VK +P

Dosage :
Vata 4-8 g par jour
Pitta 6-9 g par jour
Kapha 6-9 g par jour

Anupana :
Vata – Lait chaud
Pitta – Ghī
Kapha – Décoction de gingembre

Description :
Formule standard à utiliser dans les cas de faiblesse d'Ojas ou du Shukradhātu.
V135 – Utiliser la formule Vata en cas de signes de Vata élevé sur la langue ou dans le pouls
P135 – Utiliser la formule Pitta en cas de signes de Pitta élevé sur la langue ou dans le pouls
K135 – Utiliser la formule Kapha en cas de signes de Kapha élevé sur la langue ou dans le pouls

Cette formule peut être utilisée comme tonique général pour les hommes. Elle est aussi efficace en cas d'épuisement, de fatigue chronique ou autres désordres réduisant ou détruisant Ojas. Pour les problèmes de fertilité, il est préférable d'utiliser la formule n° 118. Cette formule agit sur la prévention de problèmes de fertilité, l'inflammation de la prostate, le stress, l'épuisement ou la fatigue générale chez les hommes. Selon Caraka, cette formule est recommandée pour tous les hommes de plus de quarante ans. En même temps que cette formule, utiliser *Serenoa serrulata* (Sabal) à raison de 20 gouttes 3x/jour pendant toute la durée du traitement. L'utilisation de cette formule ne présente aucun danger jusqu'à une durée d'utilisation de dix ans.

Fondamentalement, en l'absence de pathologie ou symptomatologie claire utiliser cette formule selon la Prakriti. À NOTER : si l'on constate un niveau élevé d'āma, il est préférable d'utiliser la formule n° 101 pour diminuer le niveau d'āma avant de commencer la prise de cette formule. Le régime alimentaire doit correspondre à la Prakriti du patient.

Cette formule a les effets suivants sur les Dosha :
Langhana (Laghu)
Brimhana (Guru) VPK

Selon Vivekananda : « Les yogins prétendent que, de toutes les énergies que renferme le corps humain, la plus haute est celle qu'ils appellent Ojas. Or, cet Ojas est emmagasiné dans le cerveau, et plus il y a d'Ojas dans la tête d'un homme, plus l'homme est puissant, intelligent, et spirituellement vigoureux. Tel homme peut employer de belles paroles et exprimer de belles pensées sans faire aucune impression sur ceux qui l'écoutent ; tel autre, sans beau langage et sans belles idées, charme par ses paroles. Chacun de ses mouvements a de la puissance. C'est la puissance d'Ojas. Or, en chaque homme se trouve emmagasinée une quantité plus ou moins grande d'Ojas. Toutes les forces qui travaillent dans le corps deviennent à leur degré suprême, des Ojas. Il faut vous rappeler qu'il ne s'agit là que d'une transformation. La même force qui est à l'œuvre en dehors de nous comme électricité ou comme magnétisme se changera en force intérieure ; les mêmes forces qui opèrent comme énergie musculaire se transformeront en Ojas. Les yogins nous disent que la partie de l'énergie humaine qui s'exprime comme énergie sexuelle, comme pensée sexuelle, se transforme facilement en Ojas lorsqu'on la refrène et qu'on la dirige ».

Les Yogas pratiques, Albin Michel, 1988.

136.
MÉNOPAUSE et PRÉMÉNOPAUSE (Shukradhātu et Ojas)

V	P	K	Latin	Nom commun	Virya	Dosha
4	1	3	Vitex agnus-castus	Gattilier	Chauffant	-VK +P
3	3	2	Cimicifuga racemosa	Cimicifuga	Rafraîchissant	-PK +V
4	0	3	Angelica archangelica	Angélique	Chauffant	-VK +P
1	3	3	Leonorus cardiaca	Agripaume	Rafraîchissant	-PK +V
2	2	2	Curcuma longa	Curcuma	Chauffant	-KPV
2	2	2	Berberis vulgaris	Berbéris	Chauffant	-PK +V
2	2	2	Taraxacum officinale	Pissenlit	Rafraîchissant	-PK +V
2	2	0	Glycyrrhiza glabra	Réglisse	Rafraîchissant	-VP +K
1	1	1	Elettaria cardamomum	Cardamome	Chauffant	-VK +P
1	1	1	Cumimum cyminum	Cumin	Chauffant	=VPK
1	1	1	Foeniculum vulgare	Fenouil	Chauffant	=VPK
1	1	1	Trigonella foenum-graecum	Fenugrec	Chauffant	-VK +P

Dosage :
Vata 4-8 g par jour
Pitta 6-9 g par jour
Kapha 6-9 g par jour

Anupana :
Vata – Lait chaud
Pitta – Ghī
Kapha – Miel + eau chaude

Description :
Formule standard à utiliser dans les cas de symptômes de ménopause ou de préménopause.
V136 – Utiliser la formule Vata en cas de signes de Vata élevé sur la langue ou dans le pouls
P136 – Utiliser la formule Pitta en cas de signes de Pitta élevé sur la langue ou dans le pouls
K136 – Utiliser la formule Kapha en cas de signes de Kapha élevé sur la langue ou dans le pouls

Cette formule peut être utilisée pour tous les symptômes de la ménopause et de la préménopause. Cette formule soutient le système endocrine et équilibre à la fois les fonctions de Vata et de Pitta qui sont responsables de ces symptômes Elle soutient aussi le fonctionnement adéquat du foie pour aider à réguler le fonctionnement hormonal correct. Cette formule peut être utilisée sans danger jusqu'à une durée de cinq ans.

Fondamentalement, en l'absence de pathologie ou symptomatologie claire utiliser cette formule selon la Vikriti. Un régime alimentaire excluant tous les stimulants (café, alcool, etc.) est recommandé. Le régime alimentaire doit correspondre à la Prakriti du patient.

Cette formule a les effets suivants sur les Dosha :
Langhana (Laghu)
Brimhana (Guru) VPK

La ménopause est la cessation définitive des menstruations qui se produit très longtemps avant la fin de la vie. Le mot s'est tout d'abord appliqué aux humains parce qu'il signifie littéralement cessation des cycles mensuels ou menstruels, de la racine grecque "meno" (qui signifie mois, en référence aux menstruations mensuelles) et "pausis" (un arrêt). Cependant, le mot est couramment utilisé dans un sens plus large et la ménopause est l'arrêt permanent des cycles reproducteurs féminins de diverses sortes et durées.

137.
DOULEUR NERVEUSE /Névralgie (Majjāvahasrota)

V	P	K	Latin	Nom commun	Virya	Dosha
2	3	2	Scutellaria lateriflora	Scutellaire	Rafraîchissant	-PK +V
2	3	2	Passiflora incarnata	Passiflore	Rafraîchissant	-PK +V
4	0	3	Valeriana officinalis	Valériane	Chauffant	-VK +P
3	2	3	Viburnum prunifolium	Viburnum	Chauffant	-VK +P
3	2	3	Curcuma longa	Curcuma	Chauffant	-KPV
2	2	0	Centella asiatica	Mandukaparni	Rafraîchissant	=VPK
2	2	3	Taraxacum officinale	Pissenlit	Rafraîchissant	-PK +V
3	0	2	Juniperus communis	Genévrier	Chauffant	-KV +P
1	0	1	Acorus calamus	Acore vrai	Chauffant	-VK +P
1	1	1	Trigonella foenum-graecum	Fenugrec	Chauffant	-VK +P
1	1	1	Ocimum basilicum	Basilic	Chauffant	-VK +P
1	1	1	Lavandula officinalis	Lavander	Rafraîchissant	-PK =V
1	½	1	Myristica fragrans	Muscade	Chauffant	-VK +P
1	1	1	Zingiber officinale	Gingembre	Chauffant	-KV +P

Dosage :
Vata 4-8 g par jour
Pitta 6-9 g par jour
Kapha 6-9 g par jour

Anupana :
Vata – Lait chaud
Pitta – Ghī
Kapha – Décoction de gingembre

Description :
Formule standard à utiliser dans les cas de névralgie.
V137 – Utiliser la formule Vata en cas de signes de Vata élevé sur la langue ou dans le pouls
P137 – Utiliser la formule Pitta en cas de signes de Pitta élevé sur la langue ou dans le pouls
K137 – Utiliser la formule Kapha en cas de signes de Kapha élevé sur la langue ou dans le pouls

Cette formule peut être utilisée pour toutes les formes de douleurs nerveuses, elle est fortement analgésique et nervine. La formule agit sur le Majjāvahasrota et sur le mouvement de Vata Dosha dans ce srota. C'est une formule équilibrée pouvant être utilisée pendant plusieurs mois à la fois, mais l'utilisation à long terme doit être évitée.

Le problème de l'utilisation à long terme est qu'elle peut commencer à occulter des pathologies plus graves. Il est important d'essayer de comprendre pourquoi cette pathologie se développe et d'en faire cesser la cause. Cette formule doit être utilisée au minimum un mois et au maximum trois mois.

Fondamentalement, en l'absence de pathologie ou symptomatologie claire utiliser cette formule selon la Vikriti. La Vata Vikriti se manifeste par des douleurs migrantes, des douleurs variables et d'autres symptômes typiquement Vata. La Pitta Vikriti implique de la chaleur et/ou des inflammations. La Kapha Vikriti se manifeste par des signes de congestion et des accumulations de liquides.
À NOTER : si l'on observe un niveau élevé d'āma il est préférable de commencer par la formule n° 101 pour diminuer āma avant de commencer à prendre cette formule. Le régime alimentaire doit correspondre à la Prakriti du patient.

Cette formule a les effets suivants sur les Dosha :
Langhana (Laghu)
Brimhana (Guru) VPK

Une névralgie est une affection douloureuse causée par un nerf. Le principal symptôme est une douleur spontanée ou continue, souvent aiguë, siégeant sur le trajet des nerfs, sans signes extérieurs visibles. Les causes peuvent être

- une névrite,
- un traumatisme,
- une infection (ex: le zona),
- une maladie systémique (ex: le diabète),
- une compression (ex: une hernie discale),
- une inflammation.

138.
OBÉSITÉ / Alimentaire (Medadhātu et Annavahasrota)

V	P	K	Latin	Nom commun	Virya	Dosha
3	3	3	Curcuma longa	Curcuma	Chauffant	-KPV
3	2	3	Berberis vulgaris	Berbéris	Chauffant	-PK +V
0	4	3	Gentiana lutea	Gentiane	Rafraîchissant	-PK +V
2	2	4	Commiphora myrrha	Myrrhe	Chauffant	-KV +P
2	0	2	Angelica archangelica	Angélique	Chauffant	-VK +P
2	3	3	Taraxacum officinale	Pissenlit	Rafraîchissant	-PK +V
0	1	2	Arctostaphylos uva ursi	Busserole	Rafraîchissant	-PK +V
1	0	2	Inula helenium	Aunée	Chauffant	-KV +P
1	1	2	Zingiber officinale	Gingembre	Chauffant	-KV +P
1	2	1	Coriandrum sativum	Coriandre	Chauffant	=VPK
1	1	1	Elettaria cardamomum	Cardamome	Chauffant	-VK +P
1	1	1	Cumimum cyminum	Cumin	Chauffant	=VPK
1	1	1	Foeniculum vulgare	Fenouil	Chauffant	=VPK

Dosage :
Vata 4-8 g par jour
Pitta 6-9 g par jour
Kapha 6-9 g par jour

Anupana :
Vata – Décoction de gingembre
Pitta – Eau chaude
Kapha – Décoction de gingembre

Description :
Formule standard à employer dans les cas d'obésité d'origine diététique.
V138 – Utiliser la formule Vata en cas de signes de Vata élevé sur la langue ou dans le pouls
P138 – Utiliser la formule Pitta en cas de signes de Pitta élevé sur la langue ou dans le pouls
K138 – Utiliser la formule Kapha en cas de signes de Kapha élevé sur la langue ou dans le pouls

Cette formule peut être utilisée pour aider les patients qui essaient de perdre du poids pris pour d'autres raisons que des raisons métaboliques. Pour l'obésité d'origine métabolique utiliser la formule n° 139. Cette formule éliminera l'āma des srota et augmentera le dhātuagni. Elle agit directement sur le Medadhātu et aide à restaurer un métabolisme normal dans les quatre premiers Dhātu. Cette formule doit être utilisée pendant au minimum trois mois et ne présente aucun danger en cas d'utilisation à long terme jusqu'à douze mois.

Fondamentalement, en l'absence de pathologie ou symptomatologie claire utiliser cette formule selon la Vikriti. Le régime alimentaire est extrêmement important dans le traitement de ce désordre. Un régime végétarien est idéal si cela est possible pour le patient. Le régime alimentaire doit correspondre à la Prakriti du patient même si la formule de plantes est donnée selon la Vikriti. Il est important d'éliminer la viande rouge pour que cette formule agisse correctement.

Cette formule a les effets suivants sur les Dosha :
Langhana (Laghu) VPK
Brimhana (Guru)

L'obésité est une condition dans laquelle l'excès de graisse s'est accumulé dans une mesure pouvant affecter la santé. Elle est communément définie comme l'index de masse corporelle de 30 kg/m^2 ou davantage. Elle est distincte de la pré-obésité, ou surpoids, définie comme un index de masse corporelle de 25 kg/m^2, et inférieur à 30 kg/m^2.

Le surpoids est associé à diverses maladies, en particulier les maladies cardiovasculaires, le diabète pancréatique de type 2, les apnées obstructives du sommeil, certains types de cancer, et l'ostéoarthrite. Il en résulte que l'on a constaté que l'obésité réduit l'espérance de vie. La combinaison d'un excès de calories dans l'alimentation, le manque d'activité physique et le terrain génétique semblent expliquer la plupart des cas d'obésité, dont une proportion limitée seulement est due à la génétique, à des raisons médicales, ou à une maladie mentale. Le principal traitement de l'obésité est de suivre un régime alimentaire et de faire de l'exercice physique.

139.
OBÉSITÉ / Hormonale (Medadhātu et Majjādhātu)

V	P	K	Latin	Nom commun	Virya	Dosha
3	3	3	Curcuma longa	Curcuma	Chauffant	-KPV
3	3	4	Berberis vulgaris	Berbéris	Chauffant	-PK +V
0	2	3	Gentiana lutea	Gentiane	Rafraîchissant	-PK +V
2	3	3	Taraxacum officinale	Pissenlit	Rafraîchissant	-PK +V
2	2	4	Commiphora myrrha	Myrrhe	Chauffant	-KV +P
3	2	3	Vitex agnus-castus	Agnus castus	Chauffant	-VK +P
2	2	2	Urtica dioica	Orties piquantes	Rafraîchissant	-PK +V
2	0	3	Inula helenium	Aunée	Chauffant	-KV +P
1	2	2	Hypericum perforatum	Millepertuis	Rafraîchissant	-PK +V
1	0	1	Acorus calamus	Acore vrai	Chauffant	-VK +P
1	1	1	Zingiber officinale	Gingembre	Chauffant	-KV +P
1	1	1	Trigonella foenum-graecum	Fenugrec	Chauffant	-VK +P
1	1	1	Cumimum cyminum	Cumin	Chauffant	=VPK

Dosage :
Vata 4-8 g par jour
Pitta 6-9 g par jour
Kapha 6-9 g par jour

Anupana :
Vata – Décoction de gingembre
Pitta – Eau chaude
Kapha – Décoction de gingembre

Description :
Formule standard à utiliser dans les cas d'obésité due à un désordre métabolique.
V139 – Utiliser la formule Vata en cas de signes de Vata élevé sur la langue ou dans le pouls
P139 – Utiliser la formule Pitta en cas de signes de Pitta élevé sur la langue ou dans le pouls
K139 – Utiliser la formule Kapha en cas de signes de Kapha élevé sur la langue ou dans le pouls

Cette formule peut être utilisée pour aider les patients qui essaient de perdre du poids pris pour des raisons métaboliques. Pour l'obésité d'origine alimentaire utiliser la formule n° 138. Cette formule restaure le métabolisme correct du développement des tissus et agit sur le dhātuagni. Elle agit directement sur le Medadhātu et aide à restaurer le métabolisme normal dans les quatre premiers Dhātu. Cette formule doit être utilisée pendant trois mois au minimum et peut être utilisée sans danger à long terme jusqu'à douze mois.

Fondamentalement, en l'absence de pathologie ou symptomatologie claire utiliser cette formule selon la Vikriti. Le régime alimentaire est extrêmement important dans le traitement de ce désordre. Une alimentation végétarienne est idéale si c'est possible pour le patient. Le régime doit être conforme à la Prakriti du patient, même si la formule est indiquée selon la Vikriti. Il est important d'éliminer la viande rouge et les produits laitiers pour que la formule agisse correctement.

Cette formule a les effets suivants sur les Dosha :
Langhana (Laghu) VPK
Brimhana (Guru)

Il existe de nombreux mécanismes physiopathologiques impliqués dans le développement et le maintien de l'obésité. Ce champ de la recherche était resté pratiquement inexploré jusqu'à la découverte de la leptine en 1994. Depuis cette découverte, de nombreux autres mécanismes hormonaux ont été élucidés, mécanismes qui participent à la régulation de l'appétit et la prise de nourriture, aux caractéristiques d'accumulation des tissus adipeux, et au développement de la résistance à l'insuline. Depuis la découverte de la leptine, la ghreline, l'insuline, l'orexine, la PYY 3-36, la cholécystokinine, l'adiponectine, et de nombreux autres médiateurs ont été étudiés. Les adipokines sont des médiateurs produits par les tissus adipeux, leur action semble modifier de nombreuses maladies liées à l'obésité.

140.
OSTÉOPOROSE (Purisadharakāla et Ashtidhātu)

V	P	K	Latin	Nom commun	Virya	Dosha
1	3	2	Equisetum arvense	Prèle des champs	Rafraîchissant	-PK +V
2	3	3	Urtica dioica	Orties piquantes	Rafraîchissant	-PK +V
3	2	2	Withania somnifera	Ashwagandha	Chauffant	-VK +P
2	2	3	Berberis vulgaris	Berbéris	Chauffant	-PK +V
3	3	3	Curcuma longa	Curcuma	Chauffant	-KPV
3	0	2	Angelica archangelica	Angélique	Chauffant	-VK +P
1	1	1	Zingiber officinale	Gingembre	Chauffant	-KV +P
2	2	1	Emblica officinalis	Amalaki	Rafraîchissant	-PVK
1	1	1	Terminalia bellirica	Bibhitaki	Chauffant	-KPV
1	1	1	Terminalia chebula	Haritaki	Chauffant	=VPK

Dosage :
Vata 4-8 g par jour
Pitta 6-9 g par jour
Kapha 6-9 g par jour

Anupana :
Vata – Lait chaud
Pitta – Ghī
Kapha – Décoction de gingembre

Description :
Formule standard à utiliser dans les cas d'indications d'ostéoporose.
V140 – Utiliser la formule Vata en cas de signes de Vata élevé sur la langue ou dans le pouls
P140 – Utiliser la formule Pitta en cas de signes de Pitta élevé sur la langue ou dans le pouls
K140 – Utiliser la formule Kapha en cas de signes de Kapha élevé sur la langue ou dans le pouls

Cette formule peut être à la fois utilisée en prévention et en traitement de l'ostéoporose. Cette formule restaure les fonctions métaboliques correctes du côlon et aide à augmenter l'absorption correcte des substances nutritives pour Asthidhātu. Elle a également une action qui équilibre agni et élimine āma du Purisavahasrota. C'est une formule nutritive équilibrée. Elle doit être utilisée pendant au minimum trois mois et jusqu'à douze mois.

Fondamentalement, en l'absence de pathologie ou symptomatologie claire utiliser cette formule selon la Vikriti. Le régime alimentaire est extrêmement important dans le traitement de ce désordre. Un régime végétarien est idéal si cela est possible pour le patient. Le régime doit correspondre à la Prakriti même si la formule est indiquée selon la Vikriti. Il est important d'éliminer la viande rouge et les produits laitiers pour que la formule agisse correctement. La façon la plus efficace de traiter ce désordre est un régime basé sur des végétaux à faible teneur en protéines animales. Les céréales complètes font partie des aliments les plus importants à introduire dans l'alimentation du patient.

Cette formule a les effets suivants sur les Dosha :
Langhana (Laghu)
Brimhana (Guru) VPK

L'ostéoporose est une maladie des os qui entraîne une augmentation du risque de fracture. Dans l'ostéoporose, la densité minérale des os est réduite, la microarchitecture de l'os est perturbée, et la quantité et la variété des protéines non collagènes de l'os est altérée. L'ostéoporose est définie par l'Organisation Mondiale de la Santé (OMS) chez la femme comme une ostéodensitométrie minérale inférieure au standard de 2,5 par rapport à celle du maximum de masse d'os (moyenne chez la femme de vingt ans en bonne santé) défini par les mesures selon la méthode DEXA. Le terme "ostéoporose établie" inclut la présence d'une fracture de fragilité. L'ostéoporose est très courante chez la femme après la ménopause, elle est alors appelée ostéoporose postménopause, mais elle peut aussi se développer chez l'homme, et peut se produire chez n'importe qui en présence de désordres hormonaux particuliers et autres maladies chroniques ou encore comme résultat de médicaments, tout spécialement les glucocorticoïdes, dans ce cas la maladie est appelée ostéoporose induite par stéroïdes, ou par glucocorticoïdes (SIOP, steroid induced osteoporosis, ou GIOP, glucocorticoids induced osteoporosis). Étant donnée son influence sur le risque de fracture de fragilité, l'ostéoporose peut diminuer de façon significative l'espérance de vie et la qualité de vie.

141.
PARASITES (Annavahasrota)

V	P	K	Latin	Nom commun	Virya	Dosha
4	3	3	Curcuma longa	Curcuma	Chauffant	-KPV
3	3	3	Berberis vulgaris	Berbéris	Chauffant	-PK +V
0	4	4	Gentiana lutea	Gentiane	Rafraîchissant	-PK +V
1	2	2	Taraxacum officinale	Pissenlit	Rafraîchissant	-PK +V
2	1	2	Artemisia vulgaris	Armoise	Chauffant	-VK +P
1	2	2	Silybum marianum	Chardon-Marie	Rafraîchissant	-PK +V
1	1	1	Cumimum cyminum	Cumin	Chauffant	=VPK
1	1	1	Foeniculum vulgare	Fenouil	Chauffant	=VPK
1	1	1	Elettaria cardamomum	Cardamome	Chauffant	-VK +P
1	0	½	Myristica fragrans	Muscade	Chauffant	-VK +P

Dosage :
Vata 4-8 g par jour
Pitta 6-9 g par jour
Kapha 6-9 g par jour

Anupana :
Vata – Décoction de gingembre
Pitta – Décoction de gingembre
Kapha – Décoction de gingembre

Description :
Formule standard à utiliser dans les cas de parasitose ou dysenterie.
V141 – Utiliser la formule Vata en cas de signes de Vata élevé sur la langue ou dans le pouls
P141 – Utiliser la formule Pitta en cas de signes de Pitta élevé sur la langue ou dans le pouls
K141 – Utiliser la formule Kapha en cas de signes de Kapha élevé sur la langue ou dans le pouls

Cette formule peut être utilisée pour toutes les sortes de troubles dus à des parasites intestinaux, elle élimine les parasites du foie, de la vésicule biliaire et des intestins. Elle élimine aussi les troubles de type Sāma qui peuvent être la cause de l'infestation par parasites dans l'Annavahasrota. Cette formule doit être utilisée au maximum pendant deux mois parce qu'elle est fortement réduisante. La durée moyenne du traitement pour la plupart des personnes est d'un mois. Si nécessaire, après une interruption d'un mois on peut reprendre un second mois de traitement.

Fondamentalement, en l'absence de pathologie ou symptomatologie claire utiliser cette formule selon la Vikriti. Le régime alimentaire est extrêmement important dans le traitement de ce désordre. Un régime végétarien est le plus approprié pour le patient. Il est important d'éliminer la viande rouge et les produits laitiers pour que cette formule agisse correctement.

Cette formule a les effets suivants sur les Dosha :
Langhana (Laghu) VPK
Brimhana (Guru)

Un parasite est un organisme qui vit sur ou à l'intérieur d'un autre organisme au détriment de l'organisme hôte.

La dysenterie est une maladie infectieuse du côlon chez l'humain, qui peut être grave, aiguë ou chronique. Cette maladie est caractérisée par des selles fréquentes et aqueuses (diarrhée), souvent mêlées de sang (rectorragie), de mucus ou de glaires et accompagnées de fortes crampes abdominales. Elle est provoquée par l'ingestion d'aliments contenant certains micro-organismes, qui provoquent une maladie dans laquelle l'inflammation des intestins affecte gravement le corps.

Il y a deux principaux types :

- la dysenterie bacillaire ou dysenterie bactérienne, c'est-à-dire causée par une bactérie, dont la shigellose, causée par l'un des divers types de la bactérie *Shigella*, nommée ainsi en l'honneur du bactériologiste japonais Kiyoshi Shiga qui l'a découverte en 1897.
- la dysenterie amibienne, ou amibiase (amœbose dans la nouvelle nomenclature), causée par l'amibe *Entamoeba histolytica*, un parasite protozoaire microscopique.

142.
MALADIE DE PARKINSON – (Majjādhātu et Majjāvahasrota)

V	P	K	Latin	Nom commun	Virya	Dosha
3	2	3	Mucuna pruriens	Kapikacchu	Chauffant	-KV +P
4	2	3	Withania somnifera	Ashwagandha	Chauffant	-VK +PP
2	4	3	Passiflora incarnata	Passiflore	Rafraîchissant	-PK +V
1	3	2	Scutellaria lateriflora	Scutellaire	Rafraîchissant	-PK +V
2	3	2	Berberis vulgaris	Berbéris	Chauffant	-PK +V
2	2	3	Curcuma longa	Curcuma	Chauffant	-KPV
1	1	1	Zingiber officinale	Gingembre	Chauffant	-KV +P
1	2	1	Emblica officinalis	Amalaki	Rafraîchissant	-PVK
1	1	1	Terminalia bellirica	Bibhitaki	Chauffant	-KPV
1	1	1	Terminalia chebula	Haritaki	Chauffant	=VPK

Dosage :
Vata 4-8 g par jour
Pitta 6-9 g par jour
Kapha 6-9 g par jour

Anupana :
Vata – Lait chaud
Pitta – Ghī
Kapha – Miel et eau chaude

Description :
Formule standard à utiliser dans les cas d'indications de maladie de Parkinson.
V142 – Utiliser la formule Vata en cas de signes de Vata élevé sur la langue ou dans le pouls
P142 – Utiliser la formule Pitta en cas de signes de Pitta élevé sur la langue ou dans le pouls
K142 – Utiliser la formule Kapha en cas de signes de Kapha élevé sur la langue ou dans le pouls

Cette formule peut être utilisée pour toutes les formes de Maladie de Parkinson. Elle agit principalement en réduisant Vata dans le Majjādhātu et le Majjāvahasrota. Le Kapikacchu a une action directe sur la maladie (voir la monographie) et permet la réduction des symptômes dans 90% des cas. Notez que le Kapikacchu est Chauffant et qu'il aggrave Pitta, à moins d'être utilisé dans une formule pour la Pitta Prakriti. Cette formule agit secondairement pour réduire l'āma dans les Srotamsi et le système digestif. Elle a de fortes propriétés nervines et aide à régénérer le système nerveux avec le temps. Cette formule peut être utilisée pendant plusieurs années sans contre-indications. Cette formule doit être utilisée au minimum pendant trois mois, et au maximum pendant 12 mois.

Fondamentalement, en l'absence de pathologie ou symptomatologie claire utiliser cette formule selon la Vikriti. À NOTER : si l'on constate un niveau d'āma élevé, il est préférable de commencer par la formule n° 101 pendant un mois pour diminuer le niveau d'āma avant de prescrire cette formule. Le régime alimentaire doit correspondre à la Prakriti du patient.

Cette formule a les effets suivants sur les Dosha :

Langhana (Laghu)	VPK légèrement
Brimhana (Guru)	V

La maladie de Parkinson est une maladie dégénérative du cerveau (le système nerveux central) qui handicape souvent les capacités de mouvement, de parole et autres fonctions. La maladie de Parkinson appartient à un groupe de troubles appelés désordres du mouvement. Elle se caractérise par une rigidité musculaire, des tremblements, un ralentissement des mouvements physiques, la bradykinésie, et dans certains cas extrêmes, une perte du mouvement physique (akinésie). Les symptômes principaux sont le résultat d'une baisse de la stimulation du cortex moteur par les ganglions basaux, normalement due à une sécrétion et action insuffisantes de la dopamine, qui est produite dans les neurones dopaminergique du cerveau. Les symptômes secondaires peuvent inclure un grave dysfonctionnement cognitif et des problèmes de langage subtils. La maladie de Parkinson est chronique et progressive.

143.
SYNDROME PRÉMENSTRUEL (Ārtavavahasrota et Shukradhātu)

V	P	K	Latin	Nom commun	Virya	Dosha
3	2	3	Angelica archangelica	Angélique	Chauffant	-VK +P
4	2	4	Vitex agnus-castus	Gattilier	Chauffant	-VK +P
2	4	3	Cimicifuga racemosa	Cimicifuga	Rafraîchissant	-PK +V
2	3	2	Hypericum perforatum	Millepertuis	Rafraîchissant	-PK +V
2	4	3	Leonorus cardiaca	Agripaume	Rafraîchissant	-PK +V
3	1	3	Viburnum prunifolium	Viburnum	Chauffant	-KV +P
2	3	2	Curcuma longa	Curcuma	Chauffant	-KPV
2	2	2	Berberis vulgaris	Berbéris	Chauffant	-PK +V
2	2	2	Taraxacum officinale	Pissenlit	Rafraîchissant	-PK +V
2	1	2	Trigonella foenum-graecum	Fenugrec	Chauffant	-VK +P
1	1	1	Cumimum cyminum	Cumin	Chauffant	=PKV
1	1	1	Foeniculum vulgare	Fenouil	Chauffant	=VPK

Dosage :
Vata 4-8 g par jour
Pitta 6-9 g par jour
Kapha 6-9 g par jour

Anupana :
Vata – Lait chaud
Pitta – Ghī
Kapha – Miel

Description :
Formule standard à utiliser dans les cas de signes d'inconfort prémenstruel.
V143 – Utiliser la formule Vata en cas de signes de Vata élevé sur la langue ou dans le pouls
P143 – Utiliser la formule Pitta en cas de signes de Pitta élevé sur la langue ou dans le pouls
K143 – Utiliser la formule Kapha en cas de signes de Kapha élevé sur la langue ou dans le pouls

Cette formule peut être utilisée pour toutes les formes de problèmes prémenstruels et agit en contrôlant l'Apanāvāyu et soutient le Shukradhātu par une action phytostéroïdienne. Le système endocrine reçoit une large gamme de soutiens de cette formule, permettant au corps de choisir les stéroïdes dont il a besoin pour produire toute hormone qui serait déficiente. Les crampes, la dépression et les autres symptômes habituels sont traités à travers la réduction du Vata Dosha. Cette formule est équilibrée et peut être utilisée pendant six mois sans aucun problème. Pour des périodes plus longues d'utilisation, il est nécessaire de faire une évaluation de l'état du patient tous les mois ou tous les deux mois pour vérifier les causes.

Fondamentalement, en l'absence de pathologie ou symptomatologie claire utiliser cette formule selon la Vikriti. La Vata Vikriti se manifeste tous la forme de douleur migrante, de douleur variable et autres symptômes typiquement Vata. La Pitta Vikriti fait intervenir la chaleur et/ou l'inflammation, la Kapha Vikriti est indiquée par des signes de congestion et une accumulation de fluides.

Cette formule a les effets suivants sur les Dosha :

Langhana (Laghu)	VPK légèrement
Brimhana (Guru)	V

Le syndrome prémenstruel (SPM) est un ensemble de symptômes physiques, psychologiques et émotionnels reliés au cycle menstruel féminin. Alors que la plupart des femmes en âge de procréer (environ 80%) ont des symptômes de SPM, la définition officielle limite l'éventail au fait d'avoir des symptômes "d'une gravité suffisante pour interférer avec quelques aspects de la vie". Ces symptômes sont habituellement prévisibles et se produisent régulièrement pendant les deux semaines précédant les règles. Généralement, les symptômes peuvent disparaître soit avant soit après l'arrivée du flux menstruel. Alors que certains experts affirment que toutes les femmes réglées souffrent du symptôme prémenstruel, une position plus récente et intermédiaire montre que seul un faible pourcentage de femmes (de 2 à 5%) souffre de symptômes prémenstruels significatifs qui sont différents de l'inconfort associé aux menstruations. Pour certaines femmes souffrant de SPM, les symptômes sont tellement graves qu'ils sont considérés comme handicapants. Cette forme de SPM a une appellation psychiatrique spéciale : le désordre dysphorique prémenstruel (DDPM).

144.
PROLAPSUS UTÉRIN (Raktadhātu et Ārtavavahasrota)

V	P	K	Latin	Nom commun	Virya	Dosha
3	2	3	Commiphora myrrha	Myrrhe	Chauffant	-KV +P
3	4	3	Rubus idaeus	Framboisier	Rafraîchissant	-PK +V
3	2	3	Angelica archangelica	Angélique	Chauffant	-VK +P
2	3	2	Curcuma longa	Curcuma	Chauffant	-KPV
2	2	2	Viburnum prunifolium	Viburnum	Chauffant	-VK +P
2	2	0	Glycyrrhiza glabra	Réglisse	Rafraîchissant	-VP +K
2	2	2	Urtica dioica	Orties piquantes	Rafraîchissant	-PK +V
2	2	2	Taraxacum officinale	Pissenlit	Rafraîchissant	-PK +V
1	0	1	Acorus calamus	Acore vrai	Chauffant	-VK +P
1	1	1	Cumimum cyminum	Cumin	Chauffant	=VPK
1	1	1	Foeniculum vulgare	Fenouil	Chauffant	=VPK
1	1	1	Elettaria cardamomum	Cardamome	Chauffant	-VK +P

Dosage :
Vata 4-8 g par jour
Pitta 6-9 g par jour
Kapha 6-9 g par jour

Anupana :
Vata – Ghī
Pitta – Ghī
Kapha – Miel

Description :
Formule standard à utiliser dans les cas de prolapsus de l'utérus ou du côlon.
V144 – Utiliser la formule Vata en cas de signes de Vata élevé sur la langue ou dans le pouls
P144 – Utiliser la formule Pitta en cas de signes de Pitta élevé sur la langue ou dans le pouls
K144 – Utiliser la formule Kapha en cas de signes de Kapha élevé sur la langue ou dans le pouls

Cette formule peut être utilisée pour les prolapsus de l'utérus ou du côlon car elle renforce et tonifie les tissus. Cette formule vise la zone pelvienne et fortifie les muscles et les tissus adipeux de cette zone. Elle a une légère action phytostéroïdienne sur le système endocrine. Elle a peu ou pas d'action sur l'élimination d'āma du corps. S'il existe un niveau élevé d'āma dans le corps, il peut-être préférable de commencer par prendre la formule n° 101 pour diminuer āma avant de commercer à prendre cette formule. Cette formule doit être utilisée au minimum trois mois et au maximum douze mois.

Fondamentalement, en l'absence de pathologie ou symptomatologie claire utiliser cette formule selon la Vikriti. Le régime alimentaire est important dans le traitement de ce désordre. Un régime végétarien est idéal. Au minimum, il est important d'éliminer totalement la viande rouge de l'alimentation pour que cette formule agisse correctement. Le régime doit suivre la Prakriti de la patiente. L'exercice constitue aussi une part importante du traitement – la pratique du yoga est très conseillée pour cette condition.

Cette formule a les effets suivants sur les Dosha :
Langhana (Laghu)
Brimhana (Guru) VPK

« Prolapsus » signifie littéralement « tomber de son emplacement ». En médecine le prolapsus est un trouble dans lequel un organe, tel que l'utérus, tombe ou glisse hors de son emplacement. Ce terme est utilisé pour parler des organes qui dépassent du vagin, du rectum, ou bien on l'utilise pour le mauvais alignement des valves du cœur. Une hernie discale sur un disque vertébral est aussi quelque fois appelée un prolapsus discal. En ce qui concerne l'utérus, la condition de prolapsus entraîne l'extension vers le bas de l'organe dans le vagin ce qui affaiblit les muscles.

145.
PROSTATE / Inflammation (Shukradhātu)

V	P	K	Latin	Nom commun	Virya	Dosha
3	2	3	Withania somnifera	Ashwagandha	Chauffant	-VK +P
2	3	3	Curcuma longa	Curcuma	Chauffant	-KPV
0	3	2	Centella asiatica	Mandukaparni	Rafraîchissant	=VPK
2	3	2	Cyperus rotundus	Musta	Rafraîchissant	-PK +V
2	2	2	Berberis vulgaris	Berbéris	Chauffant	-PK +V
1	2	2	Hydrastis canadensis	Hydrastis	Rafraîchissant	-PK +V
2	1	2	Commiphora mukul	Guggulu	Chauffant	-VK +P
1	1	1	Cumimum cyminum	Cumin	Chauffant	=VPK
1	1	1	Foeniculum vulgare	Fenouil	Chauffant	=VPK
1	1	1	Cinnamomum zeylanicum	Cannelle	Chauffant	-VK +P

Dosage :
Vata 4-8 g par jour
Pitta 6-9 g par jour
Kapha 6-9 g par jour

Anupana :
Vata – Lait chaud
Pitta – Ghī
Kapha – Miel

Description :
Formule standard à utiliser dans les cas d'indications d'inflammation de la prostate.
V145 – Utiliser la formule Vata en cas de signes de Vata élevé sur la langue ou dans le pouls
P145 – Utiliser la formule Pitta en cas de signes de Pitta élevé sur la langue ou dans le pouls
K145 – Utiliser la formule Kapha en cas de signes de Kapha élevé sur la langue ou dans le pouls

Cette formule peut être utilisée pour toutes les sortes de désordres de la prostate, y compris l'inflammation, la dilatation, etc. Elle est très efficace en prévention des stades précoces des problèmes de prostate. L'activité sexuelle doit être interrompue pendant la première semaine du traitement, et limitée à une fois par semaine pendant les trois semaines suivantes afin de laisser à la formule le temps d'agir. La formule a une puissante action anti-inflammatoire et est un régénérant de la glande de la prostate à long terme. En même temps que cette formule utiliser la teinture de *Serenoa serrulata* (Sabal) à raison de vingt gouttes 3x/jour pendant toute la durée du traitement. Cette formule doit être prise au minimum pendant trois mois et au maximum pendant douze mois.

Fondamentalement, en l'absence de pathologie ou symptomatologie claire utiliser cette formule selon la Vikriti. Le régime alimentaire est important dans le traitement de ce désordre. Un régime végétarien est idéal pour le patient. Au moins, il est important d'éliminer totalement la viande rouge de l'alimentation pour que cette formule agisse correctement. Le régime correspondra à la Prakriti du patient. L'exercice est aussi une part importante du traitement.

Cette formule a les effets suivants sur les Dosha :

Langhana (Laghu)	P
Brimhana (Guru)	VK

La prostate est une glande exocrine tubo-alvéolaire composée du système reproducteur des mammifères mâles.

La prostatite est l'inflammation de la prostate. Il existe différents types de prostatite, chacune ayant des causes et des conséquences différentes. D'une part la prostatite aiguë et la prostatite bactérienne chronique qui sont traitées aux antibiotiques. D'autre part la prostatite non bactérienne chronique, ou syndrome masculin de douleur pelvienne chronique. À elles deux ces pathologies recouvrent 95% des diagnostics de prostatite.

L'hyperplasie prostatique bénigne (HPB) se produit chez des sujets âgés, la prostate ayant souvent tendance à se dilater au point de rendre la miction difficile. Les symptômes incluent le besoin d'uriner plus souvent (fréquence) ou entraîne un délai avant de commencer (hésitation). Si la prostate devient trop grosse, elle peut comprimer l'urètre et empêcher l'écoulement de l'urine, rendant la miction difficile et douloureuse, et parfois impossible, dans les cas extrêmes.

146.
SĀMA KAPHA (dans Rasadhātu ou Raktadhātu)

V	P	K	Latin	Nom commun	Virya	Dosha
3	1	4	Inula helenium	Aunée	Chauffant	-KV +P
2	1	4	Commiphora myrrha	Myrrhe	Chauffant	-KV +P
0	3	4	Gentiana lutea	Gentiane	Rafraîchissant	-PK +V
3	3	2	Curcuma longa	Curcuma	Chauffant	-KPV
3	3	2	Berberis vulgaris	Berbéris	Chauffant	-PK +V
2	2	2	Taraxacum officinale	Pissenlit	Rafraîchissant	-PK +V
1	1	2	Zingiber officinale	Gingembre	Chauffant	-KV +P
1	1	1	Cumimum cyminum	Cumin	Chauffant	=VPK
1	1	1	Foeniculum vulgare	Fenouil	Chauffant	=VPK
1	1	1	Coriandrum sativum	Coriandre	Chauffant	=VPK

Dosage :
Vata 4-8 g par jour
Pitta 6-9 g par jour
Kapha 6-9 g par jour

Anupana :
Vata – Décoction de gingembre
Pitta – Décoction de gingembre
Kapha – Décoction de gingembre

Description :
Formule standard à utiliser en cas de présence de toxines dans les Rasadhātu et Raktadhātu.
V146 – Utiliser la formule Vata en cas de signes de Sāma Kapha pour une Vata Prakriti
P146 – Utiliser la formule Pitta en cas de signes de Sāma Kapha pour une Pitta Prakriti
K146 – Utiliser la formule Kapha en cas de signes de Sāma Kapha pour une Kapha Prakriti

Cette formule peut être utilisée en cas de présence de Sāma Kapha pour toutes les constitutions (Prakriti) et à chaque fois que Sāma Kapha sort du système digestif, atteignant soit le Rasadhātu soit le Raktadhātu. Elle a en effet une action sur le système digestif et vise les lieux principaux de la production des Dosha dans l'Annavahasrota. L'utilisation de cette formule est préconisée pendant trois mois, et pas plus de six mois. On utilise cette formule parce qu'elle aide à éliminer la condition Sāma et qu'elle réduit le Dosha responsable de l'accumulation, quelle que soit la Prakriti de la personne.

Fondamentalement, en l'absence de pathologie ou symptomatologie claire utiliser cette formule selon la Prakriti. Le régime alimentaire est important dans le traitement de ce désordre. Un régime végétarien est idéal pour le patient. Il est important d'éliminer totalement la viande rouge pour que cette formule agisse correctement. Le régime correspondra à la Prakriti du patient. L'exercice représente aussi une part importante du traitement.

Cette formule a les effets suivants sur les Dosha :
Langhana (Laghu) VPK
Brimhana (Guru)

147.
SĀMA PITTA (dans Rasadhātu ou Raktadhātu)

V	P	K	Latin	Nom commun	Virya	Dosha
3	3	3	Curcuma longa	Curcuma	Chauffant	-KPV
3	4	3	Arctium lappa	Bardane	Rafraîchissant	-PK +V
0	4	3	Gentiana lutea	Gentiane	Rafraîchissant	-PK +V
1	4	2	Sylibum marianum	Chardon-Marie	Rafraîchissant	-PK =V
1	3	2	Rubia cordifolia	Manjistha	Rafraîchissant	-PK +V
1	3	2	Rumex crispus	Patience	Rafraîchissant	-PK +V
2	3	2	Taraxacum officinale	Pissenlit	Rafraîchissant	-PK +V
2	1	2	Zingiber officinale	Gingembre	Chauffant	-KV +P
1	1	1	Coriandrum sativum	Coriandre	Chauffant	=PKV
1	1	1	Foeniculum vulgare	Fenouil	Chauffant	=VPK
1	1	1	Cumimum cyminum	Cumin	Chauffant	=PKV

Dosage :
Vata 4-8 g par jour
Pitta 6-9 g par jour
Kapha 6-9 g par jour

Anupana :
Vata – Décoction de gingembre
Pitta – Gel d'Aloès + eau chaude
Kapha – Décoction de gingembre

Description :
Formule standard à utiliser en cas de présence de toxines dans les Rasadhātu et Raktadhātu.
V147 – Utiliser la formule Vata en cas de signes de Sāma Pitta pour une Vata Prakriti
P147 – Utiliser la formule Pitta en cas de signes de Sāma Pitta pour une Pitta Prakriti
K147 – Utiliser la formule Kapha en cas de signes de Sāma Pitta pour une Kapha Prakriti

Cette formule peut être utilisée en cas de signes de Sāma Pitta pour toutes les constitutions (Prakriti). Elle peut être utilisée à chaque fois que Sāma Pitta sort du système digestif et atteint soit le Rasadhātu soit le Raktadhātu. Elle a en effet une action sur le système digestif et vise les lieux principaux de la production des Dosha dans l'Annavahasrota. L'utilisation de cette formule est préconisée pendant trois mois, et pas plus de six mois. On utilise cette formule parce qu'elle aide à éliminer la condition Sāma et qu'elle réduit le Dosha responsable de l'accumulation, quelle que soit la Prakriti de la personne.

Fondamentalement, en l'absence de pathologie ou symptomatologie claire utiliser cette formule selon la Prakriti. Le régime alimentaire est important dans le traitement de ce désordre. Un régime végétarien est idéal pour le patient. Il est important d'éliminer totalement la viande rouge pour que cette formule agisse correctement. Le régime correspondra à la Prakriti du patient. L'exercice représente aussi une part importante du traitement.

Cette formule a les effets suivants sur les Dosha :

Langhana (Laghu)	PKV
Brimhana (Guru)	

148.
SĀMA VATA (dans Rasadhātu ou Raktadhātu)

V	P	K	Latin	Nom commun	Virya	Dosha
3	0	2	Vitex agnus-castus	Gattilier	Chauffant	-VK +P
2	4	3	Arctium lappa	Bardane	Rafraîchissant	-PK +V
2	3	2	Achillea millefolium	Achillée	Rafraîchissant	-PK +V
3	0	3	Valeriana officinalis	Valériane	Chauffant	-VK +P
3	2	3	Angelica archangelica	Angélique	Chauffant	-VK +P
1	0	1	Acorus calamus	Acore vrai	Chauffant	-VK +P
1	1	1	Cumimum cyminum	Cumin	Chauffant	=VPK
1	1	1	Foeniculum vulgare	Fenouil	Chauffant	=VPK
1	2	1	Coriandrum sativum	Coriandre	Chauffant	=VPK
1	1	1	Zingiber officinale	Gingembre	Chauffant	-KV +P

Dosage :
Vata 4-8 g par jour
Pitta 6-9 g par jour
Kapha 6-9 g par jour

Anupana :
Vata – Décoction de gingembre
Pitta – Décoction de gingembre
Kapha – Décoction de gingembre

Description :
Formule standard à utiliser en cas de présence de toxines dans les Rasadhātu et Raktadhātu.
V148 – Utiliser la formule Vata en cas de signes de Sāma Vata pour une Vata Prakriti
P148 – Utiliser la formule Pitta en cas de signes de Sāma Vata pour une Pitta Prakriti
K148 – Utiliser la formule Kapha en cas de signes de Sāma Vata pour une Kapha Prakriti

Cette formule peut être utilisée en cas de signes de Sāma Vata pour toutes les constitutions (Prakriti). Elle peut être utilisée à chaque fois que Sāma Vata sort du système digestif et atteint soit le Rasadhātu soit le Raktadhātu. Elle a effectivement une action sur le système digestif et vise les lieux principaux de Sāma Vata dans l'Annavahasrota. Cette formule est à prendre pendant trois mois, et pas plus de six mois. Elle est préconisée parce qu'elle aide à éliminer la condition Sāma et qu'elle réduit le Dosha responsable de l'accumulation, quelle que soit la

Prakriti de la personne.

Fondamentalement, en l'absence de pathologie ou symptomatologie claire utiliser cette formule selon la Prakriti. Le régime alimentaire est important dans le traitement de ce désordre. Un régime végétarien est idéal pour le patient. Il est important d'éliminer totalement la viande rouge pour que cette formule agisse correctement. Le régime correspondra à la Prakriti du patient. L'exercice représente aussi une part importante du traitement.

Cette formule a les effets suivants sur les Dosha :

Langhana (Laghu)	VPK
Brimhana (Guru)	

149.
PEAU, SÈCHERESSE (Rasadhātu - Rasagatavata)

V	P	K	Latin	Nom commun	Virya	Dosha
2	2	0	Glycyrrhiza glabra	Réglisse	Rafraîchissant	-VP +K
2	2	2	Althaea officinalis	Guimauve	Rafraîchissant	=VPK
2	3	2	Centella asiatica	Mandukaparni	Rafraîchissant	=VPK
1	1	1	Cinnamomum zeylanicum	Cannelle	Chauffant	-VK +P
1	1	1	Coriandrum sativum	Coriandre	Chauffant	=VPK
1	1	1	Foeniculum vulgare	Fenouil	Chauffant	=VPK
0	0	1	Zingiber officinale	Gingembre	Chauffant	-KV +P

Dosage :
Vata 4-8 g par jour
Pitta 6-9 g par jour
Kapha 6-9 g par jour

Anupana :
Vata – Lait chaud
Pitta – Lait chaud
Kapha – Décoction de gingembre

Description :
Formule standard à utiliser quand Vata envahit le Rasadhātu (Rasagatavata).
V149 – Utiliser la formule Vata en cas de signes de Vata élevé dans le Rasadhātu pour la Vata Prakriti
P149 – Utiliser la formule Pitta en cas de signes de Vata élevé dans le Rasadhātu pour la Pitta Prakriti
K149 – Utiliser la formule Kapha en cas de signes de Vata élevé dans le Rasadhātu pour la Kapha Prakriti

Cette formule peut être utilisée quand Vata envahit le Rasadhātu et produit la symptomatologie typiquement Vata : peau sèche, démangeaisons, gerçures, etc. C'est une formule spécifique à utiliser selon la Prakriti. Cette formule NE convient PAS aux conditions Sāma dans la mesure où elle va créer de l'āma si agni est trop faible ou bien si āma est déjà présent. Si l'on constate un niveau élevé d'āma il est préférable de commencer par la formule n° 101 ou n° 148 pour diminuer āma avant de commencer à prendre cette formule. La durée de l'utilisation doit être limitée à huit semaines pour la Vata Prakriti, quatre semaines pour la Pitta Prakriti, et quatre semaines également pour la Kapha Prakriti.

Le régime alimentaire est important dans le traitement de ce désordre. Un régime végétarien est idéal si cela est possible pour le patient. Le régime correspondra à la Vata Prakriti du patient pendant la durée du traitement, puis elle se conformera à nouveau à sa Prakriti.

Cette formule a les effets suivants sur les Dosha :

Langhana (Laghu)	V
Brimhana (Guru)	PK

La peau (provenant du latin *pellis*) est un organe composé de plusieurs couches de tissus. Elle est la première barrière de protection de l'organisme des êtres humains. Chez l'Homme, elle est l'un des organes les plus importants du corps au regard de sa surface et de sa masse : chez l'adulte, environ 2 m2 pour 5 kg1. La dermatologie est la spécialité médicale qui traite les affections de la peau.

150.
PEAU, INFLAMMATION (Rasadhātu et Raktadhātu - Rasagatapitta)

V	P	K	Latin	Nom commun	Virya	Dosha
3	3	3	Arctium lappa	Bardane	Rafraîchissant	-PK +V
3	3	3	Rumex crispus	Patience	Rafraîchissant	-PK +V
2	2	2	Taraxacum officinale	Pissenlit	Rafraîchissant	-PK +V
2	2	2	Curcuma longa	Curcuma	Chauffant	-KPV
2	2	2	Coriandrum sativum	Coriandre	Chauffant	=VPK
1	1	1	Foeniculum vulgare	Fenouil	Chauffant	=VPK
1	1	1	Cumimum cyminum	Cumin	Chauffant	=VPK

Dosage :
Vata 4-8 g par jour
Pitta 6-9 g par jour
Kapha 6-9 g par jour

Anupana :
Vata – Eau chaude
Pitta – Eau
Kapha – Miel

Description :
Formule standard à utiliser dans les cas d'invasion du Rasadhātu par Pitta (Rasagatapitta).
V150 – Utiliser la formule Vata en cas de signes de Pitta élevé dans le Rasadhātu pour la Vata Prakriti
P150 – Utiliser la formule Pitta en cas de signes de Pitta élevé dans le Rasadhātu pour la Pitta Prakriti
K150 – Utiliser la formule Kapha en cas de signes de Pitta élevé dans le Rasadhātu pour la Kapha Prakriti

Cette formule peut être utilisée quand Pitta envahit le Rasadhātu et produit la symptomatologie typiquement Pitta : inflammation, brûlure, chaleur, rougeurs, etc. C'est une formule spécifique à utiliser pour ce trouble. Cette formule vise à traiter un Pitta élevé et a peu d'effet sur āma. S'il existe un niveau élevé d'āma il est préférable de faire suivre ce traitement de la formule n° 101 ou n° 147 pour diminuer āma et faire cesser la cause de la formation d'āma. La durée d'utilisation doit être limitée à deux semaines pour une Vata Prakriti, huit semaines pour une Pitta Prakriti, et quatre semaines pour une Kapha Prakriti.

Le régime alimentaire est important dans le traitement de ce désordre. Un régime végétarien est idéal si cela est possible pour le patient. Le régime correspondra à la Pitta Prakriti du patient pendant la durée du traitement, puis elle se conformera à nouveau à la Prakriti du patient.

Cette formule a les effets suivants sur les Dosha :

Langhana (Laghu)	P =VK (quand la durée du traitement est respectée)
Brimhana (Guru)	

151.
PEAU, GONFLEMENT / Œdème (Rasadhātu et Ambhuvahasrota - Rasagatakapha)

V	P	K	Latin	Nom commun	Virya	Dosha
2	1	2	Inula helenium	Aunée	Chauffant	-KV +P
2	3	2	Taraxacum officinale	Pissenlit	Rafraîchissant	-PK +V
1	1	1	Salvia officinalis	Sauge	Chauffant	-KV +P
1	1	1	Thymus vulgaris	Thym	Chauffant	-VK +P
1	1	1	Zingiber officinale	Gingembre	Chauffant	-KV +P

Dosage :
Vata 4-8 g par jour
Pitta 6-9 g par jour
Kapha 6-9 g par jour

Anupana :
Vata – Décoction de gingembre
Pitta – Décoction de gingembre
Kapha – Décoction de gingembre

Description :
Formule standard à utiliser dans les cas d'invasion de Rasadhātu par Kapha (Rasagatakapha).
V151 – Utiliser la formule Vata en cas de signes de Kapha élevé dans le Rasadhātu pour Vata Prakriti
P151 – Utiliser la formule Pitta en cas de signes de Kapha élevé dans le Rasadhātu pour Pitta Prakriti
K151 – Utiliser la formule Kapha en cas de signes de Kapha élevé dans le Rasadhātu pour Kapha Prakriti

Cette formule peut être utilisée quand Kapha envahit le Rasadhātu et produit la symptomatologie typiquement Kapha : œdème, gonflement, démangeaisons, etc. C'est une formule spécifique à utiliser selon la Prakriti parce qu'elle réduit Kapha en contrôlant Avalambaka Kapha. Cette formule NE convient PAS aux conditions Sāma parce qu'elle aura peu ou pas d'effet si āma est présent. S'il existe un niveau d'āma élevé il peut être préférable de commencer par la formule n° 101 ou n° 146 pour diminuer āma avant de commencer cette formule. La durée d'utilisation doit être limitée à deux semaines pour la Vata Prakriti, quatre semaines pour la Pitta Prakriti, et huit semaines pour la Kapha Prakriti.

Le régime alimentaire est important dans le traitement de ce désordre. Un régime végétarien est idéal si cela est possible pour le patient. Le régime correspondra à la Kapha Prakriti du patient pendant la durée du traitement, puis le régime se conformera à nouveau à la Prakriti du patient.

Cette formule a les effets suivants sur les Dosha :
Langhana (Laghu)   VK
Brimhana (Guru)

L'œdème connu par le passé sous le nom d'hydropisie est une accumulation anormale de fluide sous la peau, ou dans une ou plusieurs cavités du corps. En général, la quantité de fluide interstitiel est déterminée par l'équilibre homéostatique des fluides, et une augmentation de la sécrétion des fluides dans les tissus interstitiels ou une déficience de leur évacuation peut entraîner un œdème.

152.
PROBLÈMES DE PEAU / psychosomatiques (Manovaha / Majjāvaha Srotas et Rasadhātu / Raktadhātu)

V	P	K	Latin	Nom commun	Virya	Dosha
3	3	3	Centella asiatica	Mandukaparni	Rafraîchissant	=VPK
1	3	2	Arctium lappa	Bardane	Rafraîchissant	-PK +V
3	2	2	Curcuma longa	Curcuma	Chauffant	-KPV
2	2	3	Berberis vulgaris	Berbéris	Chauffant	-PK +V
0	2	2	Rumex crispus	Patience	Rafraîchissant	-PK +V
2	2	2	Taraxacum officinale	Pissenlit	Rafraîchissant	-PK +V
3	0	2	Valeriana officinalis	Valériane	Chauffant	-VK +P
1	3	3	Passiflora incarnata	Passiflore	Rafraîchissant	-PK +V
2	3	3	Scutellaria lateriflora	Scutellaire	Rafraîchissant	-PK +V
1	0	1	Acorus calamus	Acore vrai	Chauffant	-VK +P
1	1	1	Cumimum cyminum	Cumin	Chauffant	=VPK
1	1	1	Foeniculum vulgare	Fenouil	Chauffant	=VPK
1	1	1	Coriandrum sativum	Coriandre	Chauffant	=VPK

Dosage :
Vata 4-8 g par jour
Pitta 6-9 g par jour
Kapha 6-9 g par jour

Anupana :
Vata – Décoction de gingembre
Pitta – Gel d'Aloès + eau chaude
Kapha – Décoction de gingembre

Description :
Formule standard à utiliser dans les cas d'affections cutanées d'origine psychosomatique.
V152 – Utiliser la formule Vata en cas de signes de Vata élevé sur la langue ou dans le pouls
P152 – Utiliser la formule Pitta en cas de signes de Pitta élevé sur la langue ou dans le pouls
K152 – Utiliser la formule Kapha en cas de signes de Kapha élevé sur la langue ou dans le pouls

Cette formule peut être utilisée en cas de problème de peau dû à une raison psychosomatique. C'est souvent le cas chez des patients souffrant d'eczéma, de psoriasis ou autre problème de peau. Si les formules n° 149, 150 et 151 ne fonctionnent pas, c'est que la cause est psychosomatique (généralement par la présence d'un puissant élément de Vata Dosha dans la pathologie). L'utilisation à long terme est possible jusqu'à une année.

Fondamentalement, en l'absence de pathologie ou symptomatologie claire utiliser cette formule selon la Vikriti. Le régime alimentaire est important dans le traitement de ce désordre. Un régime végétarien est idéal pour le patient. Au moins, il est important d'éliminer la viande rouge, le café et l'alcool pour que cette formule agisse correctement. Le régime correspondra à la Prakriti du patient.

Cette formule a les effets suivants sur les Dosha :

Langhana (Laghu)	VPK (physiquement)
Brimhana (Guru)	VPK (mentalement)

L'eczéma est une forme de dermatite, ou inflammation de l'épiderme. Le terme eczéma est largement appliqué à une gamme de troubles persistants de la peau. Ils incluent la sècheresse et les éruptions cutanées récurrentes qui sont caractérisées par un ou plusieurs symptômes suivants : rougeurs, œdème de la peau (gonflement), démangeaisons et sècheresse, apparition de croûtes, d'ampoules, peau qui pèle, gerçures, suintement, ou saignement. Des zones de décoloration temporaire peuvent apparaître et sont quelquefois dues à la cicatrisation des lésions, bien que les cicatrices soient rares. Contrairement au psoriasis, l'eczéma se rencontre souvent de préférence du côté du fléchisseur des articulations.

Le **psoriasis** est une maladie chronique non contagieuse qui affecte la peau et les articulations. Elle cause habituellement l'apparition de taches squameuses rouges sur la peau. Les taches squameuses dues au psoriasis, appelées généralement plaques psoriasiques, sont des zones d'inflammation et de production excessive de peau. La peau s'accumule rapidement dans ces zones et prennent une apparence blanc argent. Les plaques apparaissent fréquemment sur la peau des coudes et des genoux, mais peuvent toucher n'importe quelle région y compris le cuir chevelu et les parties génitales. Contrairement à l'eczéma, le psoriasis se trouve plus souvent du côté du muscle extenseur de l'articulation.

153.
ULCÈRES (Agni, Pachaka Pitta et Annavahasrota)

V	P	K	Latin	Nom commun	Virya	Dosha
3	4	2	Symphytum officinale	Consoude	Rafraîchissant	-PV +K
3	3	3	Curcuma longa	Curcuma	Chauffant	-KPV
0	3	3	Gentiana lutea	Gentiane	Rafraîchissant	-PK +V
2	3	2	Glycyrrhiza glabra	Réglisse	Rafraîchissant	-VP +K
2	0	1	Valeriana officinalis	Valériane	Chauffant	-VK +P
3	2	0	Althaea officinalis	Guimauve	Rafraîchissant	=VPK
1	2	2	Achillea millefolium	Achillée	Rafraîchissant	-PK +V
1	1	1	Foeniculum vulgare	Fenouil	Chauffant	=VPK
1	1	1	Coriandrum sativum	Coriandre	Chauffant	=PKV

Dosage :
Vata 4-8 g par jour
Pitta 6-9 g par jour
Kapha 6-9 g par jour

Anupana :
Vata – Lait chaud
Pitta – Ghī
Kapha – Eau chaude

Description :
Formule standard à utiliser pour traiter les ulcères gastro-duodénaux et autres ulcères.
V153 – Utiliser la formule Vata en cas de signes de Vata élevé sur la langue ou dans le pouls
P153 – Utiliser la formule Pitta en cas de signes de Pitta élevé sur la langue ou dans le pouls
K153 – Utiliser la formule Kapha en cas de signes de Kapha élevé sur la langue ou dans le pouls

Cette formule peut être utilisée pour le traitement des ulcères gastro-duodénaux ou ulcères oraux (par exemple : ulcères aphteux [aphtes] et boutons de fièvre). C'est un trouble Pitta pouvant être causé par le stress (Vata) ou par les émotions (Kapha). Il est donc important de diagnostiquer correctement quel Dosha est à la racine du problème. Cette formule réduit Pitta et guérit la muqueuse.

Fondamentalement, en l'absence de pathologie ou symptomatologie claire utiliser cette formule selon la Pitta Vikriti. Le régime alimentaire est important dans le traitement de ce désordre. Un régime végétarien est idéal pour le patient. Il est important d'éliminer la viande rouge, le café et l'alcool pour que cette formule agisse correctement. Le régime sera anti-Pitta, modifié selon la Prakriti du patient si nécessaire. À NOTER : avertir le patient que la racine de consoude rend la formule gluante.

Cette formule a les effets suivants sur les Dosha :

Langhana (Laghu)	P
Brimhana (Guru)	VK

Ulcus Peticum, ou l'**ulcère gastro-duodénal**, est un ulcère (défini comme une érosion de la muqueuse, égale ou supérieure à 0.5 cm) d'une zone de l'appareil gastro-intestinal qui est généralement un milieu acide et est, par conséquent, extrêmement douloureux. 80% des ulcères sont liés à l'Helicobacter pylori, une bactérie en forme de spirale qui vit dans l'environnement acide de l'estomac. Les ulcères sont aussi dus ou aggravés par la prise de médicaments tels que l'aspirine ou autres médicaments anti-inflammatoires non stéroïdiens. Contrairement à une croyance répandue, les ulcères gastro-duodénaux commencent plus souvent dans le duodénum (première partie de l'intestin grêle, juste après l'estomac) que dans l'estomac. Environ 4% des ulcères de l'estomac sont dus à une tumeur maligne, ainsi de multiples biopsies sont nécessaires pour s'en assurer. Les ulcères du duodénum sont généralement bénins.

Un **ulcère oral** est le nom donné à l'apparition d'une plaie ouverte à l'intérieur de la bouche, due à une rupture de la muqueuse ou de l'épithélium des lèvres ou du pourtour de la bouche. Les types d'ulcères oraux sont divers, et sont associés à des causes diverses qui incluent : un traumatisme physique ou chimique, une infection due à des microorganismes, des troubles médicaux ou des médicaments, des traitements cancéreux et non spécifiques. Une fois formé l'ulcère peut se maintenir par inflammation et/ou à cause d'une infection secondaire. Deux ulcères oraux communs sont l'ulcère aphteux (aphtes) et les boutons de fièvre.

154.
TONIQUE POUR LES FEMMES / Plantes occidentales (Shukradhātu et Ojas)

V	P	K	Latin	Nom commun	Virya	Dosha
4	1	3	Vitex agnus-castus	Gattilier	Chauffant	-VK +P
2	3	2	Cimicifuga racemosa	Cimicifuga	Rafraîchissant	-PK +V
3	0	3	Angelica archangelica	Angélique	Chauffant	-VK +P
2	0	3	Commiphora myrrha	Myrrhe	Chauffant	-KV +P
3	2	2	Curcuma longa	Curcuma	Chauffant	-KPV
2	0	2	Valeriana officinalis	Valériane	Chauffant	-VK +P
2	2	2	Taraxacum officinale	Pissenlit	Rafraîchissant	-PK +V
1	3	2	Leonorus cardiaca	Agripaume	Rafraîchissant	-PK +V
2	3	0	Glycyrrhiza glabra	Réglisse	Rafraîchissant	-VP +K
2	2	2	Urtica dioica	Orties piquantes	Rafraîchissant	-PK +V
1	0	1	Acorus calamus	Acore vrai	Chauffant	-VK +P
1	1	1	Elettaria cardamomum	Cardamome	Chauffant	-VK +P
1	1	1	Cumimum cyminum	Cumin	Chauffant	=VPK
1	1	1	Foeniculum vulgare	Fenouil	Chauffant	=VPK

Dosage :
Vata 4-8 g par jour
Pitta 6-9 g par jour
Kapha 6-9 g par jour

Anupana :
Vata – Lait chaud
Pitta – Ghī
Kapha – Miel et eau chaude

Description :
formule standard à utiliser en cas de signes de Shukradhātu faible ou déséquilibré.
V154 – Utiliser la formule Vata en cas de signes de Vata élevé sur la langue ou dans le pouls
P154 – Utiliser la formule Pitta en cas de signes de Pitta élevé sur la langue ou dans le pouls
K154 – Utiliser la formule Kapha en cas de signes de Kapha élevé sur la langue ou dans le pouls

Cette formule peut être utilisée comme tonique général pour les femmes de tous âges. Cette formule fortifie le Shukradhātu en apportant des phytostéroïdes pour soutenir la production hormonale. C'est un tonique utérin qui soutient une menstruation normale. Pour les problèmes de fertilité il est préférable d'utiliser la formule n° 118. Cette formule agit en prévention de problèmes de syndrome prémenstruel (SPM), de préménopause, etc. Cette formule est recommandée à toutes les femmes de plus de dix-huit ans. Pour les jeunes filles réglées, de moins de dix-huit ans, il peut être préférable d'utiliser la teinture de *Vitex agnus-castus* à la place de cette formule (voir la monographie du *Vitex agnus-castus*). Si la teinture de l'agnus castus ne fonctionne pas, on peut envisager la prise de cette formule mais cela exige que la personne désire prendre la formule au moins deux fois par jour (son goût peut sembler étrange). Cette formule peut être utilisée pendant de nombreuses années sans danger.

Fondamentalement, en l'absence de pathologie ou symptomatologie claire utiliser cette formule selon la Prakriti. À NOTER : s'il existe un niveau élevé d'āma il est préférable de commencer par la formule n°101 pour diminuer āma avant de commencer à prendre cette formule. Le régime doit correspondre à la Prakriti de la patiente.

Cette formule a les effets suivants sur les Dosha :
Langhana (Laghu)
Brimhana (Guru) VPK

155.
TONIQUE POUR LES FEMMES / Plantes indiennes (Shukradhātu et Ojas)

V	P	K	Latin	Nom commun	Virya	Dosha
3	3	2	Asparagus racemosus	Shatavari	Rafraîchissant	-VP +K
2	2	3	Mucuna pruriens	Kapikacchu	Chauffant	-KV +P
2	3	3	Cyperus rotundus	Musta	Rafraîchissant	-PK +V
3	2	3	Withania somnifera	Ashwagandha	Chauffant	-VK +P
1	1	1	Emblica officinalis	Amalaki	Rafraîchissant	-PVK
1	1	1	Terminalia bellirica	Bibhitaki	Chauffant	-KPV
1	1	1	Terminalia chebula	Haritaki	Chauffant	=VPK

Dosage :
Vata 4-8 g par jour
Pitta 6-9 g par jour
Kapha 6-9 g par jour

Anupana :
Vata – Eau chaude + 2 cc de gel d'Aloès
Pitta – Ghī + 3 cc de gel d'Aloès
Kapha – Décoction de gingembre + 3 cc de gel d'Aloès

Description :
Formule standard à utiliser en cas de signes d'Ojas ou de Shukradhātu faibles.
V155 – Utiliser la formule Vata en cas de signes de Vata élevé sur la langue ou dans le pouls
P155 – Utiliser la formule Pitta en cas de signes de Pitta élevé sur la langue ou dans le pouls
K155 – Utiliser la formule Kapha en cas de signes de Kapha élevé sur la langue ou dans le pouls

Cette formule peut être utilisée comme tonique général pour les femmes. Elle est aussi efficace en cas d'épuisement, de fatigue chronique, et autres désordres qui réduisent ou détruisent Ojas. Pour les problèmes de fertilité, il est préférable d'utiliser la formule n° 118. Cette formule agit en prévention des problèmes de fertilité, d'épuisement, de désordres menstruels et de fatigue générale. Selon Caraka, cette formule est recommandée pour toutes les femmes de plus de quarante ans. La prise de cette formule est sans danger jusqu'à une durée de dix ans.

Fondamentalement, en l'absence de pathologie ou symptomatologie claire utiliser cette formule selon la Prakriti. À NOTER : s'il existe un niveau élevé d'āma il est préférable de commencer par la formule n°101 pour diminuer āma avant de commencer à prendre cette formule. Le régime doit correspondre à la Prakriti de la patiente.

Cette formule a les effets suivants sur les Dosha :
Langhana (Laghu)
Brimhana (Guru)   VPK

156.
BOISSON DIGESTIVE POUR ĀMA (Dipana et Pāchana)

V	P	K	Latin	Nom commun	Virya	Dosha
1	1	1	Cumimum cyminum	Cumin	Chauffant	=PKV
1	1	1	Elettaria cardamomum	Cardamome	Chauffant	-VK +P
0	1	0	Coriandrum sativum	Coriandre	Chauffant	=PKV
1	0	1	Trigonella foenum-graecum	Fenugrec	Chauffant	-VK +P
0	1	1	Cinnamomum zeylanicum	Cannelle	Chauffant	-VK +P
1	1	1	Foeniculum vulgare	Fenouil	Chauffant	=VPK
0	0	1	Zingiber officinale	Gingembre	Chauffant	-KV +P

Dosage :
Vata 2-3 g par jour

Pitta 2-3 g par jour

Kapha 2-3 g par jour

Anupana :
Vata – Décoction de gingembre (indications ci-dessous)

Pitta – Décoction de gingembre (indications ci-dessous)

Kapha – Décoction de gingembre (indications ci-dessous)

Décoction de gingembre :
Prendre de 0,5 cm à 1,5 cm de racine de gingembre fraîche et épluchée et la faire bouillir dans un litre d'eau potable filtrée. Laisser frémir la racine de gingembre pendant dix minutes puis éteindre le feu (gaz, électricité, etc.) Ajouter 4 grammes (deux cuillères à café rases) d'épices réduits en poudre indiqués ci-dessus. Couvrir la décoction et laisser infuser les épices 20 minutes. Boire des doses de 10 cl tout au long de la journée. La dose totale est d'un litre par jour.

Description :
Formule standard à utiliser pour augmenter agni et éliminer āma.
V156 – Utiliser la formule Vata en cas de signes de Vata élevé sur la langue ou dans le pouls
P156 – Utiliser la formule Pitta en cas de signes de Pitta élevé sur la langue ou dans le pouls
K156 – Utiliser la formule Kapha en cas de signes de Kapha élevé sur la langue ou dans le pouls

Cette formule peut être utilisée à tout moment quand agni est faible, variable ou instable. Cette formule agit comme Dipana et Pāchana en augmentant agni et en éliminant āma. Elle doit être prise 8 à 10 fois par jour en petites doses plutôt que 2 ou 3 fois par jour en doses plus importantes. La dose moyenne à prendre est de 10 à 15 cl (environ un verre à moutarde). Vous pouvez prendre cette formule sans danger pendant une longue durée pour éliminer āma, mais il faut l'arrêter au bout d'un an.

Fondamentalement, en l'absence de pathologie ou symptomatologie claire utiliser cette formule selon la Vikriti. Le régime alimentaire est important dans le traitement d'āma. Un régime végétarien est idéal pour le patient. Au moins, il est important d'éliminer la viande rouge de l'alimentation pour que cette formule agisse correctement.

Cette formule a les effets suivants sur les Dosha :

Langhana (Laghu)	VPK
Brimhana (Guru)	

157.
LEUCORRHÉE (Ārtavavahasrota et Rasa et Rakta Dhātu)

V	P	K	Latin	Nom commun	Virya	Dosha
3	3	3	Curcuma longa	Curcuma	Chauffant	-KPV
2	2	3	Berberis vulgaris	Berbéris	Chauffant	-KP +V
2	3	2	Rubus idaeus	Framboisier	Rafraîchissant	-PK+V
0	2	3	Arctostaphylos uva ursi	Busserole	Rafraîchissant	-PK +V
1	2	2	Hamamelis virginiana	Hamamélis	Rafraîchissant	-PK+V
2	1	2	Thymus vulgaris	Thym	Chauffant	-VK +P
1	1	1	Cumimum cyminum	Cumin	Chauffant	=PKV
1	0	1	Trigonella foenum-graecum	Fenugrec	Chauffant	-VK +P
1	1	1	Foeniculum vulgare	Fenouil	Chauffant	=VPK

Dosage :
Vata 4-8 g par jour
Pitta 6-9 g par jour
Kapha 6-9 g par jour

Anupana :
Vata – Eau chaude + 2 cc de gel d'Aloès
Pitta – Eau chaude + 3 cc de gel d'Aloès
Kapha – Décoction gingembre + 3 cc de gel d'Aloès

Description :
Formule standard à utiliser dans les cas d'indications de leucorrhée.
V157 – Utiliser la formule Vata en cas de signes de Vata élevé sur la langue ou dans le pouls
P157 – Utiliser la formule Pitta en cas de signes de Pitta élevé sur la langue ou dans le pouls
K157 – Utiliser la formule Kapha en cas de signes de Kapha élevé sur la langue ou dans le pouls

Cette formule peut être utilisée pour tous les types de leucorrhée. Ce désordre est essentiellement un problème Kapha qui est modifié, ou qui est causé par Vata ou par Pitta. Il est nécessaire de vérifier qu'il n'y a pas de problème digestif chronique parce qu'un déséquilibre dans le côlon peut provoquer la leucorrhée. Si c'est le cas commencer par la formule n° 101 pour diminuer l'āma présent dans le système digestif avant de commencer cette formule. Cette formule peut être utilisée pendant une durée d'un à trois mois.

Fondamentalement, en l'absence de pathologie ou symptomatologie claire utiliser cette formule selon la Vikriti. Le régime doit correspondre à la Prakriti du patient.

Cette formule a les effets suivants sur les Dosha :
Langhana (Laghu) VPK
Brimhana (Guru)

La leucorrhée est un terme médical qui décrit une perte vaginale épaisse et blanchâtre. C'est un mécanisme de défense naturel du vagin afin de maintenir son équilibre chimique, ainsi que pour conserver la souplesse des tissus vaginaux. Elle peut aussi provenir d'une inflammation ou d'une congestion de la muqueuse vaginale. Dans les cas où les pertes sont jaunâtres ou nauséabondes, il est nécessaire de consulter un médecin parce que cela peut être le signe d'une MST (Maladie Sexuellement Transmissible).

Les pertes vaginales sont normales chez les femmes, et toutes les femmes sont différentes. Les raisons des changements dans les pertes incluent l'infection, la malignité, et les changements hormonaux. Elles sont habituellement un symptôme secondaire non pathologique d'un état inflammatoire du vagin ou du col de l'utérus. Elles peuvent se produire avant qu'une fille ait ses premières règles, et sont considérées comme un signe de puberté. La leucorrhée peut se produire normalement pendant la grossesse. Elle est due à une augmentation de l'afflux de sang dans le vagin en raison d'une augmentation des oestrogènes.

158.
MALADIES AUTO-IMMUNES – générales (Shukradhātu et Ojas)

V	P	K	Latin	Nom commun	Virya	Dosha
3	3	3	Tinospora cordifolia	Guduchi	Chauffant	=PVK
3	2	2	Withania somnifera	Ashwagandha	Chauffant	-VK +P
3	3	3	Tabebuia impetiginosa	Pau d'arco	Rafraîchissant	-PK+V
2	2	2	Curcuma longa	Curcuma	Chauffant	-KPV
2	2	2	Berberis vulgaris	Berbéris	Chauffant	-KP +V
1	1	1	Cumimum cyminum	Cumin	Chauffant	=PKV
1	1	1	Elettaria cardamomum	Cardamome	Chauffant	-VK +P
1	0	1	Trigonella foenum-graecum	Fenugrec	Chauffant	-VK +P
1	1	1	Foeniculum vulgare	Fenouil	Chauffant	=VPK
0	0	1	Zingiber officinale	Gingembre	Chauffant	-KV +P

Dosage :
Vata 4-8 g par jour
Pitta 6-9 g par jour
Kapha 6-9 g par jour

Anupana :
Vata – Lait chaud
Pitta – Ghī
Kapha – Miel et eau chaude

Description :
Formule standard à utiliser dans les cas d'indications de maladie auto-immune.
V158 – Utiliser la formule Vata en cas de signes de Vata élevé sur la langue ou dans le pouls
P158 – Utiliser la formule Pitta en cas de signes de Pitta élevé sur la langue ou dans le pouls
K158 – Utiliser la formule Kapha en cas de signes de Kapha élevé sur la langue ou dans le pouls

Cette formule peut être utilisée comme formule générale quand une maladie auto-immune a été diagnostiquée. Elle agit pour renforcer et rétablir la fonction immunitaire. L'Ayurveda considère les maladies auto-immunes comme un dysfonctionnement du prâna souvent en interaction avec une condition Sāma. Par conséquent, on recommande au patient de faire du Pranayama tout au long du traitement par cette formule. Il n'y a pas de restriction quant à la durée du traitement avec cette formule tant que l'agni est assez fort pour digérer les plantes.

À NOTER : s'il existe un āma élevé, il est préférable de commencer par la formule n° 101 pour diminuer āma avant de commencer à prendre cette formule.

Fondamentalement, en l'absence de pathologie ou symptomatologie claire utiliser cette formule selon la Vikriti. Le régime est important dans le traitement de ce désordre. Un régime végétarien est idéal pour le patient. Il est important d'éliminer la viande rouge, le café et l'alcool de l'alimentation pour que cette formule agisse correctement. Le régime doit correspondre à la Prakriti du patient.

Cette formule a les effets suivants sur les Dosha :
Langhana (Laghu)
Brimhana (Guru) VPK

Les maladies auto-immunes proviennent d'une réponse immunitaire trop active contre les substances et les tissus qui sont normalement présents dans le corps. En d'autres termes, le corps attaque ses propres cellules. Ce phénomène peut se limiter à quelques organes (par exemple l'inflammation de la thyroïde) ou impliquer un tissu particulier à différents endroits (par exemple le syndrome pneumo-rénal de Goodpasture, ou maladie des anticorps anti-membrane basale glomérulaire, qui affecte à la fois la membrane basale des poumons et des reins). Le traitement des maladies auto-immunes est généralement l'immunosuppression – une médication qui affaiblit la réponse immunitaire.

159.
ENDOMÉTRIOSE (Shukradhātu et Ārtavavahasrota)

V	P	K	Latin	Nom commun	Virya	Dosha
4	2	3	Vitex agnus-castus	Gattilier	Chauffant	-VK +P
3	1	3	Angelica archangelica	Angélique	Chauffant	-VK +P
0	3	2	Cimicifuga racemosa	Cimicifuga	Rafraîchissant	-PK +V
2	2	2	Tinospora cordifolia	Guduchi	Chauffant	=PVK
2	0	3	Commiphora myrrha	Myrrhe	Chauffant	-KV +P
3	3	3	Curcuma longa	Curcuma	Chauffant	-KPV
2	2	2	Berberis vulgaris	Berbéris	Chauffant	-KP +V
2	2	2	Taraxacum officinale	Pissenlit	Rafraîchissant	-PK +V
2	3	3	Rubus idaeus	Framboisier	Rafraîchissant	-PK+V
1	2	2	Urtica dioica	Orties piquantes	Rafraîchissant	-PK +V
1	1	1	Cumimum cyminum	Cumin	Chauffant	=PKV
0	1	0	Coriandrum sativum	Coriandre	Chauffant	=PKV
1	0	1	Trigonella foenum-graecum	Fenugrec	Chauffant	-VK +P
1	1	1	Foeniculum vulgare	Fenouil	Chauffant	=VPK

Dosage :
Vata 4-8 g par jour
Pitta 6-9 g par jour
Kapha 6-9 g par jour

Anupana :
Vata – Miel et Lait chaud
Pitta – Ghī et eau chaude
Kapha – Miel et eau chaude

Description :
Formule standard à utiliser quand une endométriose a été diagnostiquée.
V159 – Utiliser la formule Vata en cas de signes de Vata élevé sur la langue ou dans le pouls
P159 – Utiliser la formule Pitta en cas de signes de Pitta élevé sur la langue ou dans le pouls
K159 – Utiliser la formule Kapha en cas de signes de Kapha élevé sur la langue ou dans le pouls

Cette formule peut être utilisée pour l'endométriose qui est principalement un désordre Kapha. Il est important de limiter les risques environnementaux d'exposition aux produits chimiques qui fonctionnent comme des hormones (plastiques, pesticides, pilule anticonceptionnelle, etc.). Cette formule corrige les déséquilibres hormonaux, réduit le Kapha Dosha et est aussi un tonique pour l'utérus. Cette formule peut être utilisée de six mois à un an. Au bout d'un an de traitement, la patiente doit arrêter la formule et faire une réévaluation de la situation avec le thérapeute.

Fondamentalement, en l'absence de pathologie ou symptomatologie claire utiliser cette formule selon la Vikriti. Le régime alimentaire est important dans le traitement de ce désordre. Pitta est généralement impliqué dans la pathologie de l'endométriose, par conséquent il est important de suivre un régime réduisant Pitta. Au moins, il est important d'éliminer la viande rouge, le café et l'alcool de l'alimentation pour que cette formule agisse correctement.

Cette formule a les effets suivants sur les Dosha :

Langhana (Laghu)	KP
Brimhana (Guru)	V

L'endométriose (de *endo* "à l'intérieur", et *metra* "utérus") est un problème médical chez la femme dans lequel des cellules de l'endomètre se déposent dans des zones extérieures à la cavité utérine. La cavité utérine est recouverte de cellules endométriales qui sont sous l'influence des hormones féminines. Les cellules endométriales déposées dans ces zones extérieures à l'utérus (endométriose) continuent à être influencées par ces changements hormonaux et fournissent une réponse similaire à celle des cellules qui se trouvent dans l'utérus. Les symptômes s'aggravent souvent au moment des cycles menstruels. L'endométriose se produit habituellement pendant les années de fertilité. Il a été évalué qu'elle se produit environ chez 5 à 10% des femmes. Les symptômes dépendent du site d'implantation. Son symptôme principal, mais non universel, est la douleur pelvienne avec des manifestations diverses. L'endométriose se produit souvent chez les femmes infertiles.

160.
SCLÉROSE EN PLAQUES - Auto-immune (Majjādhātu et Majjāvahasrota)

V	P	K	Latin	Nom commun	Virya	Dosha
4	3	4	Withania somnifera	Ashwagandha	Chauffant	-VK +P
3	3	3	Centella asiatica	Mandukaparni	Rafraîchissant	=VPK
3	3	3	Tinospora cordifolia	Guduchi	Chauffant	=PVK
3	1	3	Valeriana officinalis	Valériane	Chauffant	-VK +P
2	3	2	Scutellaria lateriflora	Scutellaire	Rafraîchissant	-PK +V
2	2	2	Curcuma longa	Curcuma	Chauffant	-KPV
2	2	2	Berberis vulgaris	Berbéris	Chauffant	-KP +V
2	2	2	Taraxacum officinale	Pissenlit	Rafraîchissant	-PK +V
1	1	1	Cumimum cyminum	Cumin	Chauffant	=VPK
1	1	1	Coriandrum sativum	Coriandre	Chauffant	=VPK
1	1	1	Elettaria cardamomum	Cardamome	Chauffant	-VK +P
1	½	1	Acorus calamus	Acore vrai	Chauffant	-VK +P

Dosage :
Vata 4-8 g par jour
Pitta 6-9 g par jour
Kapha 6-9 g par jour

Anupana :
Vata – Miel + Lait chaud
Pitta – Ghī + eau chaude
Kapha – Miel + Décoction de gingembre

Description :
Formule standard à utiliser lorsque la sclérose en plaques a été diagnostiquée.
V160 – Utiliser la formule Vata en cas de signes de Vata élevé sur la langue ou dans le pouls
P160 – Utiliser la formule Pitta en cas de signes de Pitta élevé sur la langue ou dans le pouls
K160 – Utiliser la formule Kapha en cas de signes de Kapha élevé sur la langue ou dans le pouls

Cette formule peut être utilisée pour le traitement de la sclérose en plaques. Cette formule fortifie et répare le système nerveux à l'aide de plantes régénérantes. Elle encourage l'immunité correcte en modifiant la chimie du sang et le Raktadhātu. Elle a une légère action réduisant āma dans le corps permettant de soutenir le fonctionnement correct du métabolisme. Cette formule doit être utilisée au minimum pendant trois mois et au maximum deux ans avec des visites régulières chez le thérapeute qui devra évaluer les progrès.

Fondamentalement, en l'absence de pathologie ou symptomatologie claire utiliser cette formule selon la Vikriti. Le régime alimentaire est important dans le traitement de ce désordre. Un régime végétarien est idéal pour le patient. Il est important d'éliminer la viande rouge, le café et l'alcool de l'alimentation pour que cette formule agisse correctement. Le régime doit correspondre à la Prakriti du patient. L'hygiène de vie est extrêmement importante dans le traitement de la sclérose en plaques. Il est très important que le patient ait un rythme de vie calme, régulier, ordonné et comportant un minimum de stress.

Cette formule a les effets suivants sur les Dosha :
Langhana (Laghu)
Brimhana (Guru) VPK

La sclérose en plaques est une maladie auto-immune dans laquelle le système immunitaire attaque le système nerveux central, ce qui entraîne la démyélinisation. La maladie se déclare généralement chez le jeune adulte, et plus couramment chez la femme. La sclérose en plaques affecte la capacité de communiquer entre elles des cellules nerveuses du cerveau et de la moelle épinière. Les cellules nerveuses communiquent en envoyant des signaux électriques appelés actions potentielles le long de longues fibres appelées axones qui sont enveloppées dans une substance isolante appelée myéline. Dans la sclérose en plaques, le système immunitaire lui-même attaque et endommage la myéline. Quand la myéline est détruite, les axones ne peuvent plus transmettre les signaux efficacement. Le nom de sclérose en plaques se réfère aux cicatrices (scléroses – mieux connues sous le nom de plaques ou lésions) de la matière blanche du cerveau et de la moelle épinière, qui est majoritairement composée de myéline. La cause en demeure inconnue. Certaines théories mentionnent la génétique ou les infections. Différents facteurs de risques environnementaux ont aussi été identifiés.

161.
ARTHRITE RHUMATOÏDE - Auto-immune (Asthidhātu et Raktadhātu)

V	P	K	Latin	Nom commun	Virya	Dosha
3	2	3	Vitex agnus-castus	Gattilier	Chauffant	-VK +P
3	3	3	Tinospora cordifolia	Guduchi	Chauffant	=PVK
3	1	3	Angelica archangelica	Angélique	Chauffant	-VK +P
3	3	2	Curcuma longa	Curcuma	Chauffant	-KPV
2	2	2	Berberis vulgaris	Berbéris	Chauffant	-KP +V
2	2	2	Taraxacum officinale	Pissenlit	Rafraîchissant	-PK +V
2	3	2	Tabebuia impetiginosa	Pau d'arco	Rafraîchissant	-PK+V
1	1	1	Cumimum cyminum	Cumin	Chauffant	=PKV
1	1	1	Elettaria cardamomum	Cardamome	Chauffant	-VK +P
1	1	1	Trigonella foenum-graecum	Fenugrec	Chauffant	-VK +P
1	0	1	Zingiber officinale	Gingembre	Chauffant	-KV +P

Dosage :
Vata 4-8 g par jour
Pitta 6-9 g par jour
Kapha 6-9 g par jour

Anupana :
Vata – Décoction de gingembre
Pitta – Décoction de gingembre
Kapha – Décoction de gingembre

Description :
Formule standard à utiliser lorsque l'arthrite rhumatoïde a été diagnostiquée.
V161 – Utiliser la formule Vata en cas de signes de Vata élevé sur la langue ou dans le pouls
P161 – Utiliser la formule Pitta en cas de signes de Pitta élevé sur la langue ou dans le pouls
K161 – Utiliser la formule Kapha en cas de signes de Kapha élevé sur la langue ou dans le pouls

Cette formule peut être utilisée pour le traitement de l'arthrite rhumatoïde. En Ayurveda elle est considérée comme condition Sāma et la formule agit pour éliminer āma et augmenter la fonction immunitaire. La formule réduit l'inflammation et vise à la fois le Raktadhātu et l'Asthidhātu. Cette formule doit être utilisée au minimum pendant trois mois et il est sans danger de l'utiliser pendant des périodes allant jusqu'à un an.

Fondamentalement, en l'absence de pathologie ou symptomatologie claire utiliser cette formule selon la Vikriti. Le régime alimentaire est important dans le traitement de ce désordre. Un régime végétarien est idéal pour le patient. Il est important d'éliminer la viande rouge, le café et l'alcool de l'alimentation pour que cette formule agisse correctement. Le régime doit correspondre à la Prakriti du patient.

Cette formule a les effets suivants sur les Dosha :
Langhana (Laghu) VPK
Brimhana (Guru)

L'arthrite rhumatoïde est un désordre inflammatoire systémique chronique qui peut affecter de nombreux tissus et organes mais principalement il attaque les articulations en produisant une inflammation de la synovie qui évolue souvent en destruction des cartilages articulatoires et ankylose des jointures. L'arthrite rhumatoïde peut aussi produire une inflammation diffuse des poumons, du péricarde, de la plèvre, et également des lésions nodulaires, le plus souvent dans les tissus sous cutanés, sous la peau. Bien que la cause de l'arthrite rhumatoïde soit inconnue, l'auto-immunité joue un rôle central dans sa chronicité et sa progression.

Environ 1% de la population mondiale souffre d'arthrite rhumatoïde, les femmes trois fois plus souvent que les hommes. La maladie se déclare le plus souvent entre 40 et 50 ans, mais aucun âge n'est épargné. Ce désordre peut devenir un état handicapant et douloureux, pouvant entraîner une perte substantielle de fonctionnement et de mobilité. Elle est diagnostiquée principalement par ses symptômes et signes, mais aussi par des analyses de sang (surtout le test appelé facteur rhumatoïde) et par radiologie. Le diagnostic et le traitement à long terme sont habituellement faits par le rhumatologue, expert dans les maladies des articulations et des tissus conjonctifs.

162.
CIRCULATION SANGUINE (Raktadhātu et Raktavahasrota)

V	P	K	Latin	Nom commun	Virya	Dosha
3	3	3	Rubia cordifolia	Manjistha	Rafraîchissant	-PK +V
4	2	3	Crataegus laevigata	Aubépine	Chauffant	-V =K +P
3	1	2	Angelica archangelica	Angélique	Chauffant	-VK +P
3	3	3	Curcuma longa	Curcuma	Chauffant	-KPV
1	2	3	Berberis vulgaris	Berbéris	Chauffant	-KP +V
2	2	2	Tabebuia impetiginosa	Pau d'arco	Rafraîchissant	-PK+V
2	2	2	Taraxacum officinale	Pissenlit	Rafraîchissant	-PK +V
1	1	1	Elettaria cardamomum	Cardamome	Chauffant	-VK +P
1	1	1	Cinnamomum zeylanicum	Cannelle	Chauffant	-VK +P
1	1	1	Foeniculum vulgare	Fenouil	Chauffant	=VPK
1	0	1	Zingiber officinale	Gingembre	Chauffant	-KV +P

Dosage :
Vata 4-8 g par jour
Pitta 6-9 g par jour
Kapha 6-9 g par jour

Anupana :
Vata – Décoction de gingembre
Pitta – Eau chaude + 2 cc de gel d'Aloès
Kapha – Décoction de gingembre

Description :
Formule standard à utiliser dans les cas de problèmes de circulation sanguine.
V162 – Utiliser la formule Vata en cas de signes de Vata élevé sur la langue ou dans le pouls
P162 – Utiliser la formule Pitta en cas de signes de Pitta élevé sur la langue ou dans le pouls
K162 – Utiliser la formule Kapha en cas de signes de Kapha élevé sur la langue ou dans le pouls

Cette formule peut être utilisée pour toutes les sortes de problèmes de circulation tels que thrombose, phlébite, thrombophlébite ou maladies vasculaires périphériques. Cette formule agit sur l'élimination des caillots sanguins du Raktavahasrota et normalise la composition chimique du sang. Elle peut également être utilisée en prévention de ces problèmes. La formule corrige la circulation du sang en terme de mouvement (Vata) et de qualité (Pitta). En même temps que cette formule, utiliser la teinture de *Ginkgo biloba* à raison de 20 gouttes 3x/ jour pendant la durée du traitement. Elle doit être prise au minimum trois mois et peut être utilisée sans danger pendant des périodes allant jusqu'à un an.

Fondamentalement, en l'absence de pathologie ou symptomatologie claire utiliser cette formule selon la Vikriti. Le régime alimentaire est important dans le traitement de ce désordre. Un régime végétarien est idéal pour le patient. Il est important d'éliminer la viande rouge, le café, le sel et l'alcool de l'alimentation pour que cette formule agisse correctement. Un régime anti-Pitta modifié pour le patient sera établi.

Cette formule a les effets suivants sur les Dosha :

Langhana (Laghu)	P
Brimhana (Guru)	VP

La coloration aux troubles modernes

Un **thrombus**, ou caillot sanguin est le produit final de l'étape de la coagulation du sang dans l'hémostase. Un thrombus est normal en cas de blessure, mais pathologique dans les cas de thrombose.

La thrombose est la formation d'un caillot de sang (thrombus) à l'intérieur d'un vaisseau sanguin, qui obstrue le flux sanguin du système circulatoire. Quand un vaisseau sanguin est endommagé, le corps utilise les plaquettes et la fibrine pour former un caillot de sang, parce que la première étape de sa réparation (l'hémostase) est d'empêcher la perte de sang. Si ce mécanisme entraîne la formation de trop de caillots, et que les caillots circulent librement, il se produit une embolie.

La **thrombophlébite** est une phlébite (inflammation des veines) liée à un caillot ou thrombus. Quand ce désordre se produit de façon répétée dans divers emplacements, il porte le nom de septicémie veineuse sub-aiguë.

La **maladie vasculaire périphérique** connue aussi sous le nom de maladie artérielle périphérique ou maladie artérielle périphérique occlusive, recouvre toutes les maladies dues à l'obstruction des grandes artères des bras et des jambes.

163.
L'HYPOTHYROÏDE, possible maladie auto-immune (Majjadhatu)

V	P	K	Latin	Common Name	Virya	Dosha
3	2	3	Withania somnifera	Ashwagandha	Chauffant	-VK +P
3	1	4	Commiphora mukul	Guggulu	Chauffant	-KV +P
2	3	2	Tinospora cordifolia	Guduchi	Chauffant	=PVK
3	2	4	Coleus forskohli	Makandi	Chauffant	-KV =P
4	2	3	Schisandra chinensis	Schisandra	Chauffant	-VK =P
2	4	3	Melissa officinalis	Mélisse	Rafraîchissant	-KP =V
1	3	2	Urtica dioica	Orties	Rafraîchissant	-PK +V
2	3	3	Taraxacum officinale	Pissenlit	Rafraîchissant	-PK +V
2	2	2	Curcuma longa	Curcuma	Chauffant	-KPV
2	2	2	Berberis vulgaris	Berbéris	Chauffant	-KP +V
1	1	1	Cumimum cyminum	Cumin	Chauffant	=VPK
1	1	1	Coriandrum sativum	Coriandre	Chauffant	=VPK
1	1	1	Elettaria cardamomum	Cardamome	Chauffant	-VK +P
1	1	1	Cinnamomum zeylanicum	Cannelle	Chauffant	-VK +P

Dosage :
Vata 4-8 g par jour
Pitta 4-9 g par jour
Kapha 4-9 g par jour

Anupana :
Vata – Miel + Eau chaude
Pitta – Eau chaude + Ghî
Kapha – Miel + Décoction de gingembre

Description :
Formule standard à utiliser dans les cas de l'hypothyroïdie.
V163 – Utiliser la formule Vata en cas de signes de Vata élevé sur la langue ou dans le pouls
P163 – Utiliser la formule Pitta en cas de signes de Pitta élevé sur la langue ou dans le pouls
K163 – Utiliser la formule Kapha en cas de signes de Kapha élevé sur la langue ou dans le pouls

Cette formule peut être utilisée pour le traitement de l'hypothyroïdie. Il s'agit d'un problème de Manda agni (bas ou inhibé) dans le Dhatuagni à Majja Dhatu. Cette formule renforce et répare le Majja Dhatu avec des herbes rajeunissantes tout en augmentant le Dhatuagni. Elle favorise également une immunité correcte en modifiant la chimie du sang, Pitta et

Raktadhātu. La cause de l'hypothyroïdie doit être déterminée ; si c'est Vataja, Pittaja ou Kaphaja pour que cette formule fonctionne correctement. Elle a une légère action réductrice de l'Ama sur le corps pour favoriser un métabolisme correct. Il peut être bon de compléter cette formule avec une préparation à base d'or sous une forme quelconque, soit les oligo-éléments ou du Svarna Bhasma (d'or) pour augmenter l'action thérapeutique. Cette formule doit être utilisée pendant au moins trois mois et pas plus de deux ans, avec des visites régulières chez le praticien qui doit suivre les progrès.

Fondamentalement, en l'absence de pathologie ou symptomatologie claire utiliser cette formule selon la Vikriti. Le régime alimentaire est important dans le traitement de ce désordre. Un régime végétarien est idéal pour le patient. Il est important d'éliminer la viande rouge, le café, le sel et l'alcool de l'alimentation pour que cette formule agisse correctement. Le régime doit correspondre à la Prakriti du patient. Le mode de vie est extrêmement important dans le traitement de l'hypothyroïdie. Il est très important pour le patient de suivre un mode de vie calme, régulier et ordonné avec un minimum de stress.

Cette formule a les effets suivants sur les Dosha :
Langhana (Laghu)
Brimhana (Guru)   VPK

La coloration aux troubles modernes

L'hypothyroïdie, qui vient de l'hypo- ("sous" en grec) et de la thyroïde (la glande thyroïde), souvent appelée thyroïde sous-active ou basse thyroïde et parfois hypothyréose, est un trouble endocrinien courant dans lequel la glande thyroïde ne produit pas suffisamment d'hormones thyroïdiennes. Elle peut provoquer un certain nombre de symptômes, tels que la fatigue, une mauvaise tolérance au froid et une prise de poids. Chez les enfants, l'hypothyroïdie entraîne un retard de croissance et de développement intellectuel, que l'on appelle crétinisme dans les cas graves. Le diagnostic d'hypothyroïdie, lorsqu'il est suspecté, peut être confirmé par des analyses sanguines mesurant les taux d'hormone de stimulation de la thyroïde (TSH) et de thyroxine.

Dans le monde entier, une alimentation trop pauvre en iode est la cause la plus fréquente de l'hypothyroïdie. Dans les pays où l'iode alimentaire est en quantité suffisante, la cause la plus fréquente d'hypothyroïdie est la maladie auto-immune de la thyroïdite de Hashimoto.

164.
L'HYPERTHYROÏDIE, possible maladie auto-immune (Majjadhatu)

V	P	K	Latin	Common Name	Virya	Dosha
4	3	3	Withania somnifera	Ashwagandha	Chauffant	-VK +P
2	3	3	Centella asiatica	Mandukaparni	Rafraîchissant	=VPK
3	2	2	Tinospora cordifolia	Guduchi	Chauffant	=PVK
4	0	3	Valeriana officinalis	Valériane	Chauffant	-VK +P
2	3	3	Lycopus europaeus	Lycope	Rafraîchissant	-PK =V
1	3	3	Leonurus cardiaca	Agripaume	Rafraîchissant	-PK +V
2	3	4	Melissa officinalis	Mélisse	Rafraîchissant	-KP =V
2	3	3	Verbena officinalis	Verveine	Rafraîchissant	-PK +V
2	2	2	Scutellaria lateriflora	Scutellaire	Rafraîchissant	-PK +V
2	2	2	Curcuma longa	Curcuma	Chauffant	-KPV
2	2	2	Berberis vulgaris	Berbéris	Chauffant	-KP +V
2	2	2	Taraxacum officinale	Pissenlit	Rafraîchissant	-PK +V
1	1	1	Coriandrum sativum	Coriandre	Chauffant	=VPK
1	1	1	Elettaria cardamomum	Cardamome	Chauffant	-VK +P
1	1	1	Cumimum cyminum	Cumin	Chauffant	=VPK

Dosage:
Vata 3-5 g par jour
Pitta 3-6 g par jour
Kapha 3-7 g par jour

Anupana:
Vata – Miel + Eau chaude
Pitta – Eau chaude + Ghî
Kapha – Miel + Décoction de gingembre

Description :
Formule standard à utiliser dans les cas de l'hyperthyroïdie.
V164 – Utiliser la formule Vata en cas de signes de Vata élevé sur la langue ou dans le pouls
P164 – Utiliser la formule Pitta en cas de signes de Pitta élevé sur la langue ou dans le pouls
K164 – Utiliser la formule Kapha en cas de signes de Kapha élevé sur la langue ou dans le pouls

Cette formule peut être utilisée pour le traitement de l'hyperthyroïdie. Cette formule renforce et répare le Majja Dhatu avec des herbes rajeunissantes. Elle favorise également une immunité correcte grâce à des herbes immunomodulatrices. Elle a une légère action réductrice de l'Ama sur le corps pour soutenir un métabolisme correct. Je suggère d'utiliser la teinture mère de *Lycopus europaeus* à la dose de 20 gouttes X2 par jour en plus de cette formule. Même si la formule contient du *Lycopus europaeus* sous forme séchée, j'ai constaté une meilleure réponse thérapeutique lorsque la teinture est également utilisée avec les herbes en poudre. Cette formule doit être utilisée pendant au moins trois mois et pas plus de deux ans, avec des visites régulières chez le praticien qui doit suivre les progrès.

Fondamentalement, en l'absence de pathologie ou symptomatologie claire utiliser cette formule selon la Vikriti. Le régime alimentaire est important dans le traitement de ce désordre. Un régime végétarien est idéal pour le patient. Il est important d'éliminer la viande rouge, le café, le sel et l'alcool de l'alimentation pour que cette formule agisse correctement. Le régime doit correspondre à la Prakriti du patient. Le mode de vie est extrêmement important dans le traitement de l'hyperthyroïdie. Il est très important pour le patient de suivre un mode de vie calme, régulier, ordonné et avec un minimum de stress.

Cette formule a les effets suivants sur Dosha :
Langhana (Laghu)
Brimhana (Guru) VPK

La coloration aux troubles modernes

L'hyperthyroïdie, souvent appelée thyroïde hyperactive et parfois hyperthyréose, est un état dans lequel la glande thyroïde produit et sécrète des quantités excessives d'hormones thyroïdiennes - triiodothyronine (T3) et/ou thyroxine (T4). La maladie de Basedow est la cause la plus fréquente de l'hyperthyroïdie. Le contraire est l'hypothyroïdie ("thyroïde lente"), qui est la production et la sécrétion réduites de T3 et/ou de T4.

L'hyperthyroïdie peut être asymptomatique, mais lorsqu'elle ne l'est pas, les symptômes sont dus à un excès d'hormone thyroïdienne. L'hormone thyroïdienne est importante au niveau cellulaire, car elle affecte presque tous les types de tissus de l'organisme. L'hormone thyroïdienne fonctionne comme un contrôleur du rythme de tous les processus de l'organisme. Ce rythme est appelé le taux métabolique. S'il y a trop d'hormones thyroïdiennes, toutes les fonctions de l'organisme ont tendance à s'accélérer. Par conséquent, certains des symptômes de l'hyperthyroïdie peuvent être la nervosité, l'irritabilité, des battements de cœur, etc.

165.
L'ARTHROSE (Sāma & Ashtidhatu)

V	P	K	Latin	Common Name	Virya	Dosha
4	4	4	Boswellia serrata	Shallaki	Chauffant	-KP=V
3	4	3	Harpagophytum procumbens	Griffe-du-diable	Rafraîchissant	-PK+V
3	2	3	Withania somnifera	Ashwagandha	Chauffant	-VK +P
2	3	3	Curcuma longa	Curcuma	Chauffant	-KPV
2	2	2	Taraxacum officinale	Pissenlit	Rafraîchissant	-PK +V
2	2	2	Berberis vulgaris	Berbéris	Chauffant	-KP +V
2	2	1	Cinnamomum zeylanicum	Cannelle	Chauffant	-VK +P
1	1	2	Zingiber officinale	Gingembre	Chauffant	-KV +P
1	1	1	Emblica officinalis	Amalaki	Rafraîchissant	-PVK
1	1	1	Terminalia bellirica	Bibhitaki	Chauffant	-KPV
1	1	1	Terminalia chebula	Haritaki	Chauffant	=VPK

Dosage:
Vata 4-6 g par jour
Pitta 4-7 g par jour
Kapha 4-8 g par jour

Anupana:
Vata – Décoction de gingembre
Pitta – Eau chaude + Ghî
Kapha – Décoction de gingembre

Description :
Formule standard à utiliser dans les cas de problèmes d'arthrose.
V165 – Utiliser la formule Vata en cas de signes de Vata élevé sur la langue ou dans le pouls
P165 – Utiliser la formule Pitta en cas de signes de Pitta élevé sur la langue ou dans le pouls
K165 – Utiliser la formule Kapha en cas de signes de Kapha élevé sur la langue ou dans le pouls

Cette formule peut être utilisée comme une formule générale lorsque le patient a été diagnostiqué comme souffrant d'arthrose.

Fondamentalement, en l'absence de pathologie ou symptomatologie claire utiliser cette formule selon la Vikriti. Le régime alimentaire est important dans le traitement de ce désordre. Un régime végétarien est idéal pour le patient. Il est important d'éliminer la viande rouge, le café, le sel et l'alcool de l'alimentation pour que cette formule agisse correctement. Le régime doit correspondre à la Prakriti du patient.

Cette formule a les effets suivants sur Dosha :
Langhana (Laghu) PK
Brimhana (Guru) V

La coloration aux troubles modernes

L'arthrose est la forme d'arthrite la plus courante, qui touche des millions de personnes dans le monde. Elle se produit lorsque le cartilage protecteur des extrémités des os s'use avec le temps.

Bien que l'arthrose puisse endommager n'importe quelle articulation de votre corps, elle affecte le plus souvent les articulations des mains, des genoux, des hanches et de la colonne vertébrale.

Les symptômes de l'arthrose peuvent généralement être gérés efficacement, bien que le processus sous-jacent ne puisse être inversé. Le fait de rester actif, de maintenir un poids sain et d'autres traitements peuvent ralentir la progression de la maladie et contribuer à améliorer la douleur et le fonctionnement des articulations.

Les symptômes de l'arthrose se développent souvent lentement et s'aggravent avec le temps. Parmi les signes et les symptômes de l'arthrose, on peut citer

- **La douleur**. L'articulation peut être douloureuse pendant ou après un mouvement.
- **Sensibilité**. Votre articulation peut être sensible lorsque vous exercez une légère pression sur elle.
- **Raideur**. La raideur articulaire peut être plus marquée au réveil le matin ou après une période d'inactivité.
- **Perte de souplesse**. Il se peut que vous ne puissiez pas faire bouger votre articulation dans toute son amplitude de mouvement.
- **Sensation de grincement**. Vous pouvez entendre ou ressentir une sensation de grincement lorsque vous utilisez l'articulation.
- **Éperons osseux**. Ces morceaux d'os supplémentaires, qui ressemblent à des grosseurs dures, peuvent se former autour de l'articulation touchée.

166.
RÉDUIRE VATA (Nirâma Vâta, Mulasthana & Majjavahasrota)

V	P	K	Latin	Common Name	Virya	Dosha
3	0	3	Valeriana officinalis	Valériane	Chauffant	-VK +P
2	3	3	Bacopa monnieri	Bacopa	Rafraîchissant	=PKV
3	3	1	Evolvulus alsinoides	Shankhpushpi	Rafraîchissant	-VP =K
2	2	3	Angelica archangelica	Angélique	Chauffant	-VK +P
3	0	2	Crataegus laevigata	Aubépine	Chauffant	-V =K +P
2	2	1	Tribulus terrestris	Gokshura	Rafraîchissant	-VP =K
2	2	2	Withania somnifera	Ashwagandha	Chauffant	-VK +P
2	2	0	Glycyrrhiza glabra	Réglisse	Rafraîchissant	-VP+K
1	0	1	Acorus calamus	Acore vrai	Chauffant	-VK +P
1	1	1	Cumimum cyminum	Cumin	Chauffant	=VPK
1	1	1	Foeniculum vulgare	Fenouil	Chauffant	=VPK
1	1	1	Coriandrum sativum	Coriandre	Chauffant	=VPK
1	0	1	Zingiber officinale	Gingembre	Chauffant	-KV +P

Dosage:
Vata 4-6 g par jour
Pitta 4-7 g par jour
Kapha 4-8 g par jour

Anupana:
Vata – Décoction de gingembre
Pitta – Décoction de gingembre
Kapha – Décoction de gingembre

Description :
Formule standard à utiliser dans les cas de problèmes de Vata élevé, stress, nervosité, etc.
V166 – Utiliser la formule Vata en cas de signes de Vata élevé sur la langue ou dans le pouls
P166 – Utiliser la formule Pitta en cas de signes de Pitta élevé sur la langue ou dans le pouls
K166 – Utiliser la formule Kapha en cas de signes de Kapha élevé sur la langue ou dans le pouls

Cette formule peut être utilisée comme une formule générale lorsque le patient a été diagnostiqué avec Vata élevé, stress, nervosité, etc.

Fondamentalement, en l'absence de pathologie ou symptomatologie claire utiliser cette formule selon la Vikriti. Le régime alimentaire est important dans le traitement de ce désordre. Un régime végétarien est idéal pour le patient. Il est important d'éliminer la viande rouge, le café, le sel et l'alcool de l'alimentation pour que cette formule agisse correctement. Le régime alimentaire doit suivre le Vikriti du patient.

Cette formule a les effets suivants sur Dosha :
Langhana (Laghu)
Brimhana (Guru)   VPK

167.
RETENTION DE L'EAU ou ŒDÈMES (Ambhuvahasrota, Raktadhatu & Rasadhatu)

V	P	K	Latin	Common Name	Virya	Dosha
4	2	4	Boerhaavia diffusa	Punarnava	Chauffant	-KV=P
2	2	3	Inula helenium	Aunée	Chauffant	-KV +P
3	0	1	Crataegus laevigata	Aubépine	Chauffant	-V=K +P
3	1	3	Commiphora myrrha	Myrrhe	Chauffant	-KV +P
2	3	3	Taraxacum officinale	Pissenlit	Rafraîchissant	-PK +V
2	3	2	Terminalia Arjuna	Arjuna	Rafraîchissant	-PK+V
1	1	1	Thymus vulgaris	Thym	Chauffant	-VK +P
1	1	1	Salvia officinalis	Sauge	Chauffant	-KV +P
1	2	1	Coriandrum sativum	Coriandre	Chauffant	=VPK
2	1	1	Cinnamomum zeylanicum	Cannelle	Chauffant	-VK +P
1	1	2	Zingiber officinale	Gingembre	Chauffant	-KV +P

Dosage:
Vata 3-6 g par jour
Pitta 3-7 g par jour
Kapha 3-8 g par jour

Anupana:
Vata – Décoction de gingembre
Pitta – Décoction de gingembre
Kapha – Décoction de gingembre

Description :
Il s'agit d'une formule standard à utiliser lorsque le Kapha augmente dans le Rasadhatu et qu'Ambhuvahasrota ne métabolise pas correctement les liquides.
V166 – Utiliser la formule Vata en cas de signes de Vata élevé sur la langue ou dans le pouls
P166 – Utiliser la formule Pitta en cas de signes de Pitta élevé sur la langue ou dans le pouls
K166 – Utiliser la formule Kapha en cas de signes de Kapha élevé sur la langue ou dans le pouls

Cette formule peut être utilisée comme formule générale lorsque le patient a été diagnostiqué avec un œdème ou une rétention d'eau. Il existe plusieurs raisons pour lesquelles le corps commence à retenir du liquide. Un type Vataja provoquera des symptômes variables et une peau sèche même en retenant l'eau ; un type Pittaja provoquera des signes de chaleur ou d'acidité dans la digestion ; Kaphaja sera progressif, lent à se développer et congestif. Ce trouble présente deux aspects principaux, le premier étant le dysfonctionnement de l'Ambhuvahasrota, qui est responsable du métabolisme des liquides. La deuxième raison est un problème au Rasadhatu ou Raktadhatu qui comprend les systèmes lymphatiques et le sang. L'œdème peut être le symptôme d'une pathologie plus profonde et plus complexe, il est donc important d'avoir un bon diagnostic. Cette formule permettra de traiter un œdème non spécifique qui ne fait pas partie d'une pathologie plus profonde. N'utilisez pas cette formule si le problème est d'origine endocrinienne - utilisez plutôt la formule 154 car elle contient de la myrrhe. Si vous n'êtes pas sûr d'utiliser une formule, utilisez Punarnava (*Boerhaavia diffusa*) seul comme une seule herbe.

Fondamentalement, en l'absence de pathologie ou symptomatologie claire utiliser cette formule selon la Vikriti. Le régime alimentaire est important dans le traitement de ce désordre. Un régime végétarien est idéal pour le patient. Il est important d'éliminer la viande rouge, le café, le sel et l'alcool de l'alimentation pour que cette formule agisse correctement. Le régime alimentaire doit suivre le Vikriti du patient.

Cette formule a les effets suivants sur le Dosha :
Langhana (Laghu) VPK
Brimhana (Guru)

La coloration aux troubles modernes

L'œdème est un gonflement causé par un excès de liquide emprisonné dans les tissus de votre corps. Bien que l'œdème puisse toucher n'importe quelle partie de votre corps, il se manifeste le plus souvent au niveau des mains, des bras, des pieds, des chevilles et des jambes. L'œdème peut être le résultat de médicaments, d'une grossesse ou d'une maladie sous-jacente comme une insuffisance cardiaque, une maladie rénale ou une cirrhose du foie. Le traitement consiste à éliminer l'excès de liquide et à réduire la quantité de sel dans l'alimentation. Lorsque l'œdème est le signe d'une maladie sous-jacente, la maladie elle-même nécessite un traitement direct.

Appendice

Glossaire Sanskrits

Abhimana : vanité
Abhinivesha : attachement à la vie
Adhyavasaya : détermination, constatation
Agni : feu ; feu digestif
Ahamkara : je ; ego
Ahimsa : non-violence
Alochaka Pitta : forme de Pitta qui régit la vision
Āma : nourriture non digérée
Amla : goût acide
Ananda : extase ; béatitude
Anna : nourriture
Antahkarana : organe interne (l'esprit)
Antar Marga : chemin de la maladie interne (appareil digestif)
Anu : atome
Anutva : atomique
Apana : mouvement descendant des cinq Vayus
Arogya : santé
Artava : fluide menstruel
Artha : but pour parvenir à la richesse ou les possessions
Asana : postures de Yoga
Asmita : égoïsme
Asthi : os
Atman : le Soi Véritable ou la conscience pure
Aushada : plante médicinale, médicament
Avalambaka Kapha : forme de Kapha dans la poitrine

Avaleha : gelée de plantes médicinales
Avidya : ignorance
Ayurvéda : la science de la vie (complément des Védas ou Vedanga)

Basti : thérapie de lavement ; vessie
Bahya Marga : chemin extérieur des maladies (plasma, etc.)
Bhagavad Gita : enseignement de Krishna
Bhakti Yoga : Yoga de la dévotion
Bhasma : cendre ou préparation d'oxyde, de minéraux ou de métaux
Bhishaka : médecin ayurvédique
Bhrajaka Pitta : forme de Pitta qui régit le teint
Bhuta : élément
Bhutagni : feu digestif qui digère les Bhutas
Bodhaka Kapha : forme de Kapha qui confère le sens du goût
Brahma : créateur cosmique
Brahmacharya : contrôle de l'énergie sexuelle
Brahman : réalité spirituelle, l'Absolu
Brahmana : un Brahman ou personne possédant des valeurs spirituelles
Brimhana : thérapie pour tonifier
Buddhi : intelligence, principe de discernement ou de raisonnement

Chakra : centres d'énergie subtile
Chala : mobile, instable, agité
Chikitsa : traitement, thérapie (dispenser des soins)
Chit : conscience
Chitta : esprit inconscient, l'esprit en général

Darshana : voir, percevoir ; observation
Dhanvantari : Dieu de la médecine et de la guérison
Dharana : concentration de Buddhi vers l'intérieur, attention
Dharma : but vers le pouvoir ou le prestige, loi de sa propre nature
Dhatu : tissus du corps, au nombre de sept au total
Dhyana : état « d'êtreté », méditation
Dvesha : répulsion

Ganesh : Dieu de la sagesse, sciences, mathématiques et compétences
Gati : mouvement, qualité du pouls
Gunas : attributs, qualités principales de la nature
Guru : enseignant, en tant que qualité : lourd

Hatha Yoga : Yoga du corps physique, discipline psychologique et purification

Jiva : Âme individuelle
Jnana Yoga : Yoga de la connaissance
Jnanendriya : organe des sens
Jyotish : astrologie védique

Kala : membrane de nutrition pour les tissus
Kali : Déesse de la destruction
Kama : désir
Kapha : Dosha d'eau et de terre
Karma : action
Karma Yoga : Yoga de service
Karmendriya : organe moteur
Kashaya : saveur astringente
Katu : saveur piquante, épicée
Kaya Kalpa : rajeunissement, régénérescence du corps
Kledaka Kapha : forme de Kapha qui gouverne la digestion
Kosha : enveloppe
Kshatriya : personne possédant des valeurs politiques

Laghu : léger
Lakshmi : Déesse de la dévotion et de la prospérité
Langhana : thérapie pour alléger
Laya Yoga : Yoga qui fusionne dans le courant des sons

Madhyama Marga : chemin central des maladies (dans les tissus profonds)
Majja : moelle des os et des tissus nerveux
Mala : déchets du corps
Mamsa : muscle
Manas : mental quotidien, esprit en tant que principe de pensée
Manasa : qui se rapporte à l'esprit, psychologique
Mantra : sons sacrés
Mantra Yoga : Yoga qui pratique les sons sacrés
Marga : chemin
Marma : points vitaux du corps
Maya : illusion cosmique
Meda : graisse
Mutra : urine (Mala)

Nadi : nom ayurvédique du pouls ; canaux
Nasya : thérapies par administration nasale
Nirama : condition sans Âma
Niyama : la purification extérieure, la conscience de l'action

Ojas : principale réserve d'énergie du corps et de l'esprit
Oshadhi : plante

Pachaka Pitta : forme de Pitta qui régit la digestion
Pancha Karma : cinq actions nettoyantes : le vomissement, les purges, les lavements, la saignée et les médications nasales
Pariksha : examen, diagnostic
Phala : fruit
Pitta : Dosha du feu et l'eau
Prabhava : action spécifique de nourriture et plantes
Prajnaparadha : échec de sagesse ou d'intelligence
Prakriti : Nature Première, état naturel, constitution
Prâna : 1. Force vitale ou souffle en général,
2. mouvement vers l'intérieur des cinq Vayu
Prashna : interrogation
Pranayama : contrôle de la respiration
Pratyahara : contrôle des sens et de l'esprit
Prasad : offrandes purifiées offertes après un rituel, en général des sucreries
Prash : gelée à base de plantes médicinales
Purisha : les fèces (Mala)
Purusha : Esprit Originel ou le Soi

Rajas : principe intermédiaire d'énergie des trois qualités de la nature (Prakriti)
Rjasique : de la nature de Rajas
Rakta : l'hémoglobine
Rakta Moksha : saignée thérapeutique
Ranjaka Pitta : forme de Pitta qui digère le sang
Rasa : 1. plasma, Dhatu 2. saveur
Roga : maladie

Sadhaka Pitta : forme de Pitta qui gouverne le cerveau
Sama : condition des Doshas avec des résultats d'indigestion
Samadhi : ré-identification avec le Soi
Samana : forme équilibrante des cinq Vayu
Samkalpa : conception, volonté, motivation, intention
Samkhya : système indien qui énumère les principaux principes cosmiques
Sarasvati : Déesse de la sagesse et des arts
Sat : être, réalité
Sattva : le principe d'harmonie le plus élevé des trois qualités de la nature (Prakriti)
Sattvique : qui a la nature de Sattva
Satya : vérité
Shakti : énergie de la conscience pure

Shamana : thérapie palliative
Sharira : corps physique
Shiva : être pur ou conscience pure, destructeur cosmique
Shodhana : thérapie de purification
Shudra : personne ayant des valeurs perçues par les sens
Shukra : sperme, fluide reproducteur
Siddhi : pouvoir psychique
Sleshaka Kapha : forme de Kapha qui lubrifie les articulations
Sleshma : autre nom pour Kapha ou mucus
Smriti : mémoire
Snehana : thérapie par les huiles, massages à l'huile
Soma : béatitude ou principe du plaisir à l'origine de l'esprit et des sens, empirique
Sparshana : palpation, examen par le toucher
Srota : différents systèmes de canaux physiologiques, le pluriel en Sanskrit est Srotamsi
Sutra : axiome utilisé dans l'enseignement védique
Sveda : sueur (Mala)
Svedana : vapeur ou thérapie par la transpiration
Svaha- Swaha : mantra védique pour les offrandes de feu

Tamas : principe d'inertie parmi les trois qualités de la nature (Prakriti)
Tamasique : qui a la nature de Tamas
Tanmatra : les cinq principaux principes sensoriels (l'ouïe, le toucher, la vue, le goût et l'odorat) à l'origine des organes et des éléments
Tantra : vénération du principe féminin cosmique
Tapas : discipline, autodiscipline
Tarpaka Kapha : forme de Kapha qui gouverne le cerveau et les nerfs
Tattva : principe d'évolution cosmique
Tejas : feu mental
Tikta : saveur amère

Udana : mouvement ascendant des cinq vayus
Upadhatu : tissus secondaires du corps
Upanishads : anciens textes védiques sacrés de l'Inde
Upaveda : sous-Véda

Vaidya : médecin ayurvédique
Vaishya : personne possédant des valeurs commerciales
Vamana : vomissement thérapeutique
Vata : Dosha de vent (air) et d'éther ; Vayu
Vayu : autre nom pour Vata, vent
Vedanga : branche des Védas

Vedas : livre de la connaissance qui présente la science spirituelle de la conscience
Vedanta : point culminant des Védas dans la philosophie de la réalisation du Soi
Vijnana : intelligence
Vikara : diversification, maladie
Vikriti : état de maladie, ou qui recouvre la nature
Vipaka : effet post digestif
Virechana : thérapie par la purge, toute action puissante de purification
Vishnu : sauveur cosmique
Virya : effet énergétique des plantes médicinales
Viveka : discernement
Vyana : mouvement diffuseur des cinq Vayu

Yama : la purification intérieure, la conscience du conditionnement
Yoga : pratiques psychologiques et physiques qui visent à la connaissance de Soi ; union

Bibliographie

Ayurvéda / Textes Classiques en anglais :

Astanga Hrdayam, vols; I - III, trans. Murthy, Prof. K.R. Srikantha, Varanasi, India; Krishnadas Academy, 3rd ed. 1996

Caraka Samhitā, Dash, Dr. Bhagwan & Sharma, Dr. R.K., Varanasi, India; Chowkhamba Series Office, 1992, 7 vols.

Suśruta Samhitā, vols; I - III, trans. K.K. Bhishagratna, Varanasi, India; Chaukhamba Sanskrit Pratishthan, 1998- 2002

Madhava Nidhana, trans. Murthy, Prof. K.R. Srikantha, Varanasi, India; Chowkhamba Series Office, 2004

Bhāvaprakāśā, vols; I - II, trans. Murthy, Prof. K.R. Srikantha, Varanasi, India; Krishnadas Academy, 1998

Ayurvéda / Textes Modernes en français :

Atreya, *Anatomie et Physiologie Ayurvédiques*, Éditions Turiya, 2014
Atreya, *Ayurvéda et Nutrition*, Éditions Turiya, 2011
Atreya, *Dravyaguna pour les Occidentaux*, Éditions Turiya, 2013
Atreya, *La Psychologie de la Transformation en Yoga*, Éditions Turiya, 2002
Atreya, *L'Ayurvéda pour les Femmes*, Éditions Turiya, 2007
Atreya, *Traité de Diététique Ayurvédique*, Éditions Turiya, 2004
Atreya, *Application des traitements āyurvédiques*, Éditions Turiya, 2020
Frawley, Dr David, *Yoga et Ayurvéda*, Éditions Turiya, 2002
Frawley, Dr David, *La Santé par L'Ayurvéda*, Éditions Turiya, 2003
Frawley, Dr David, et Dr Vasant Lad. *La Divinité des Plantes*. Editions Turiya, 2004.
Joshi, Dr Sunil V., *Ayurvéda et Panchakarma*, Éditions Turiya, 2009
Svoboda, Dr Robert, *Prakriti, Votre Constitution Ayurvédique*, Éditions Turiya, 2005

Pour les livres veuillez contacter :
InnerQuest Tél. 01 42 58 79 82
www.inner-quest.org/Livres_3.htm

Index

D

E

F

G

H

I

J

K

R

S

À propos de l'auteur

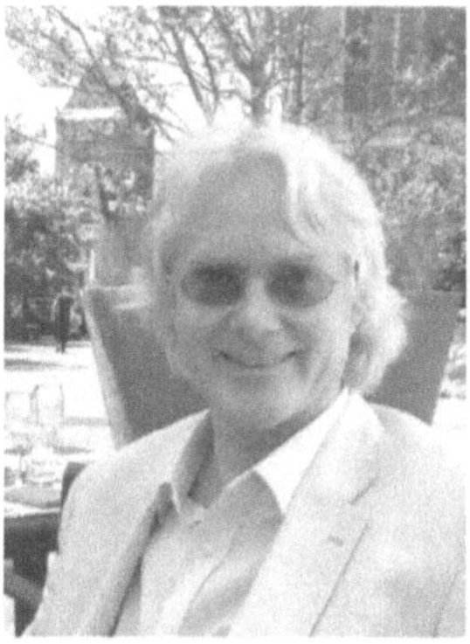

Vaidya Ātreya Smith est né en Californie en 1956. Il s'intéresse dès l'âge de 17 ans à l'étude des Upanishads et du Védanta. Cette passion grandissante le conduit en Inde où il vit de nombreuses années et où il choisit de consacrer sa vie au Védanta. Depuis 1987, il pratique les médecines alternatives dont l'Ayurvéda, continue d'étudier, enseigne et forme des praticiens à travers le monde. Il travaille avec des milliers de patients dans plusieurs pays. Il a obtenu son diplôme de biologie en 2003 et un master en Ayurveda en 2005. Diplômé en Āyurvéda aux Etats-Unis et en Inde, Ātreya enseigne les cours à l'European Institute of Vedic Studies qu'il a fondé en 1998 en Suisse. En 2005, ses professeurs de Varanasi (Inde) lui ont décerné le titre de *Vaidya* ou docteur, étymologiquement : « celui qui connaît l'Āyurvéda ». Par ses travaux de recherche et d'enseignement, il souhaite permettre au plus grand nombre d'accéder à cette science et à cette pratique, tout en les adaptant au mode de vie occidental d'aujourd'hui. Il est herboriste professionnel et membre de plusieurs organisations réputées dont l'American Herbalist Guild. Expérimenté en Jyotish (astrologie védique), il est membre professionnel à vie de l'American College of Vedic Astrology.

Il est l'auteur de quinze livres sur l'Ayurvéda publiés à travers le monde et traduits en neuf langues. Il a aussi rédigé sept manuels pour les écoles d'Āyurvéda qui sont publiés en quatre langues.

www.atreya.com
www.eivs.org

Vaidya Ātreya Smith offre une formation d'Āyurveda sur trois niveaux ouverte à tous. La première partie du programme est enseignée par Vaidya Ātreya Smith. Après avoir terminé cette première partie, les étudiants peuvent suivre le deuxième niveau qui consiste en trois semaines d'études cliniques avec le Dr Sunil V. Joshi en Inde, à Nagpur. Le troisième niveau se concentre sur le Dravyaguna. Pour toute information supplémentaire, consulter le site internet :

www.atreya.com
www.eivs.org

Pour les livres veuillez contacter :
InnerQuest
Tél. 01 42 58 79 82
www.inner-quest.org

www.ingramcontent.com/pod-product-compliance
Lightning Source LLC
Chambersburg PA
CBHW020723180526
45163CB00001B/82
9781505451672